家庭保健必备手册

肝病
中医食养方

主编 柴瑞震

江西科学技术出版社

图书在版编目（CIP）数据

肝病中医食养方 / 柴瑞震主编. -- 南昌：江西科学技术出版社, 2014.1（2024.11重印）

ISBN 978-7-5390-4883-3

Ⅰ.①肝… Ⅱ.①柴… Ⅲ.①肝疾病—食物疗法 Ⅳ.①R247.1

中国版本图书馆CIP数据核字（2013）第283185号

肝病中医食养方

柴瑞震　主编

GANBING ZHONGYI SHIYANGFANG

出版 发行	江西科学技术出版社
社址	南昌市蓼洲街2号附1号 邮编：330009　电话：（0791）86623491　86639342（传真）
印刷	天津禹阳世纪印务有限公司
经销	各地新华书店
开本	787 mm × 1092 mm　1/16
字数	210千字
印张	12
版次	2014年1月第1版
印次	2024年11月第2次印刷
书号	ISBN 978-7-5390-4883-3
定价	49.00元

国际互联网（Internet）地址：http://www.jxkjcbs.com

选题序号：ZK2013153　　　　　赣版权登字：-03-2013-178

责任编辑：王凯勋　　　　　装帧设计：春浅浅

版权所有　侵权必究

（赣科版图书凡属印装错误，可向承印厂调换）

目 录

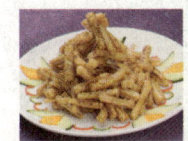 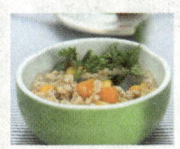 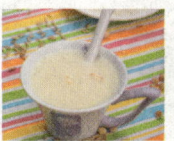 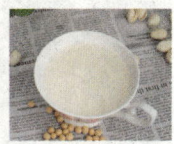

Part 1 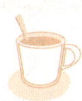 庞大而可怕的肝病家族

急性病毒性肝炎

甲肝 008
戊肝 012

慢性病毒性肝炎

乙肝 016
丙肝 020
丁肝 024

酒精性肝病

酒精性脂肪肝 028
酒精性肝炎 032
酒精性肝硬化 036
酒精性肝纤维化 040

其他常见肝病

脂肪肝 044
肝硬化 048
原发性肝癌 052
药物性肝炎 056
肝性脑病 060
肝血管瘤 062
肝囊肿 064
肝纤维化 066

Part 2 常见养肝食材

补气补肝类

牛肚 070
牛肉 071
猪腰 072
鸡肉 073
鹅肉 074
鸽肉 075
泥鳅 076
莲藕 077
莴笋 078
香菇 079
黄豆 080
花生 081

补血补肝类

牛蹄筋 082
猪肝 083

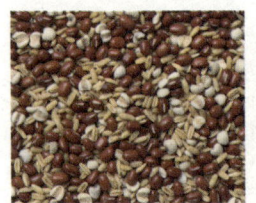
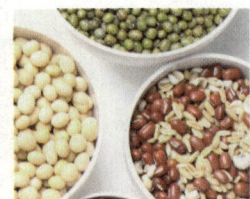
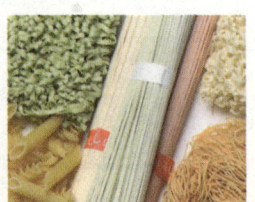
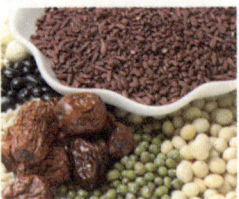

目录 contents

鸡肝 084
带鱼 085
花生 086
桂圆 087

温补肝阳类

狗肉 088
虾 089
核桃 090
韭菜 091

滋补肝阴类

猪蹄 092
猪肉 093
鸭肉 094
鸡蛋 095
海参 096
蛤蜊 097
枸杞子 098
梨 099

清肝泻火类

西红柿 100
包菜 101
绿豆芽 102
黄豆芽 103
黄瓜 104
苦瓜 105

芦笋 106
绿豆 107
小米 108
猕猴桃 109
苹果 110
西瓜 111

利湿护肝类

田螺 112
海蜇 113
扁豆 114
包菜 115
薏米 116
红小豆 117

疏肝理气类

白萝卜 118
韭菜 119
芹菜 120
荞麦 121
柚子 122
乌梅 123

活血散结类

油菜 124
海带 125
牡蛎 126
黑豆 127

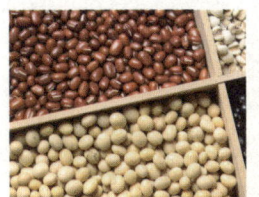
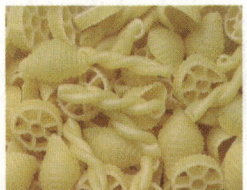
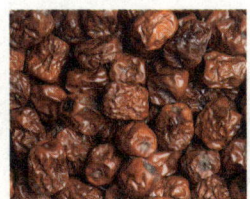
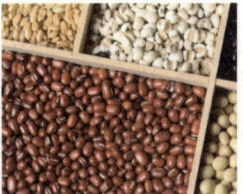

增强肝脏免疫力类

南瓜	128
生菜	129
荠菜	130
花菜	131
竹笋	132
芦荟	133
茭白	134
金针菇	135
猴头菇	136
魔芋	137
猪血	138
鹌鹑	139
枇果	140
黑加仑	141
蓝莓	142
红枣	143
鱿鱼	144
青鱼	145
鲤鱼	146
草鱼	147
酸奶	148

Part 3 常见养肝中药材

补气补肝类

灵芝	150
西洋参	151
党参	152
人参	153
黄芪	154
白术	155
甘草	156
五味子	157

清肝泻火类

板蓝根	158
决明子	159
菊花	160
金银花	161
茵陈	162
马齿苋	163
大黄	164
黄芩	165

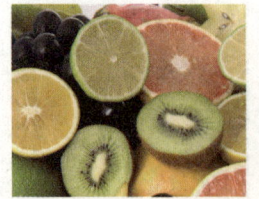
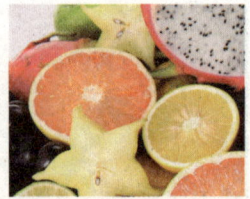
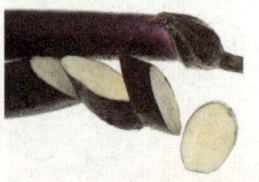
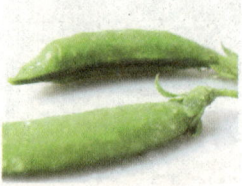

目录 contents

连翘 ……………………………… 166	鹿茸 ……………………………… 179
生地黄 …………………………… 167	
垂盆草 …………………………… 168	**补血活血类**

利湿护肝类

芡实 ……………………………… 169	益母草 …………………………… 180
茯苓 ……………………………… 170	阿胶 ……………………………… 181
柴胡 ……………………………… 171	何首乌 …………………………… 182
土茯苓 …………………………… 172	熟地黄 …………………………… 183
	丹参 ……………………………… 184

滋补肝阴类

	白芍 ……………………………… 185
鳖甲 ……………………………… 173	赤芍 ……………………………… 186
女贞子 …………………………… 174	川芎 ……………………………… 187
黄精 ……………………………… 175	三七 ……………………………… 188
天门冬 …………………………… 176	牛膝 ……………………………… 189
	当归 ……………………………… 190

温补肝阳类

增强肝脏免疫力类

冬虫夏草 ………………………… 177	猪苓 ……………………………… 191
天麻 ……………………………… 178	杜仲 ……………………………… 192

Part

1

庞大而可怕的肝病家族

◎ 肝脏是重要的人体器官。由于肝脏没有痛感神经分布，肝病患者很少会有疼痛的症状，这就造成了很多患者在肝病早期无法察觉，在发现疾病时已经是晚期。因此，在日常生活中我们应该多加注意，要有预防肝病的意识。本章为读者详细介绍了四种重要的肝病类型，包括其患病原因、病症以及预防措施等，帮助患者纠正不良的饮食习惯，选择正确的生活方式，以回归健康的生活轨迹上来。

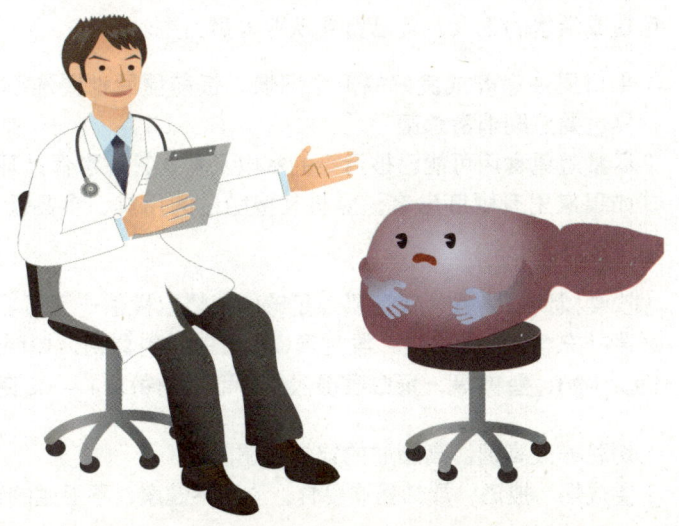

急性病毒性肝炎

● 急性病毒性肝炎是肝脏感染了肝炎病毒后的急性炎症病变,症状多为畏寒、发热、纳差、恶心、呕吐等黄疸前期症状,且血清谷丙转氨酶显著升高。临床一般根据黄疸的有无而分为急性黄疸型肝炎和急性无黄疸型肝炎。

甲肝

患病原因	甲型肝炎病毒(HAV)经口腔进入体内,再经过肠道进入血液,引起病毒血症,约一周后病毒会到达肝脏,随后通过胆汁排入肠道,出现在粪便中。HAV侵害的主要器官是肝脏,肝脏损伤是由HAV感染肝细胞的免疫病理反应而引起的。
主要症状	甲肝的潜伏期大约为30天,分为急性黄疸型和急性无黄疸型。急性无黄疸型主要表现为食欲不振、腹泻等症状,可伴有便色变浅、皮肤瘙痒、肝肿大等现象。急性黄疸型会在此基础上出现黄疸的现象。
传染途径	①日常接触了被污染的物品很容易感染甲肝,多发生在学校、工厂等集体单位和家庭。 ②甲肝病人的粪便、唾液、呕吐物等排泄物通过水源污染周围环境,健康人群饮用后很容易被感染甲肝。 ③不小心食用了被甲肝病毒污染的食物。
易患人群	主要为儿童、青少年和与儿童接触较多的工作者,成人中则以处理污物或污水的工人、食品行业从业人员为主。
预防方法	①平日里注意养成良好的卫生习惯,饭前便后都要洗手,盛食物的餐具也要定期消毒杀菌。 ②尽量避免食用可能已被污染的水以及食物,注意保持环境卫生。 ③如果家里有甲肝患者,应将其接触过的用具、食品及其排泄物做消毒处理。
饮食之宜	①饮食以清淡为宜,保证摄入足够的热量以提供一天所需的能量。 ②多补充含B族维生素、维生素C和蛋白质的食物,如西红柿、猕猴桃、牛奶、鱼肉等,蛋白质摄入量争取达到每日1~1.5克/千克。
饮食之忌	①切忌养成高糖、高脂肪的饮食习惯。 ②要戒烟、戒酒,严禁暴饮暴食,改正不健康、不卫生的饮食方式。

对症食疗 香菇烧平鱼

- **材料** 平鱼3条，香菇适量
- **调料** 盐3克，味精2克，白酒、生抽、醋、糖、料酒、香油各适量
- **做法**

①香菇洗净；平鱼去鳞，去腮，去内脏，洗净，两侧划刀口，用盐、料酒腌渍片刻。
②油锅烧热，放入平鱼，两面煎至金黄色，加入白酒、醋、生抽，倒入少量水烧沸。
③放入香菇，加盐、味精、糖、香油调味，盖上锅盖焖至汤汁浓稠即可。

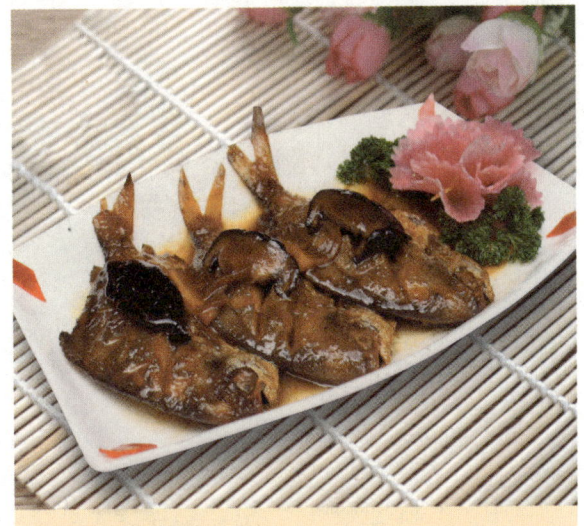

- **食疗功效**

患有甲肝的人经常食用香菇能够补气养身，增强自身免疫力，而且香菇中所含的葡聚糖具有抗病毒和保护肝脏的作用。平鱼的鱼肉富含蛋白质，有利于肝脏细胞的修复。适当食用本品能够减轻甲肝患者乏力虚弱的症状。

对症食疗 醋焖多宝鱼

- **材料** 多宝鱼300克
- **调料** 盐3克，料酒10毫升，陈醋15毫升、葱花15克
- **做法**

①多宝鱼去鳞，去腮，去内脏，洗净，在鱼身上划上花刀，加盐、料酒腌渍10分钟。
②油锅烧热，放入多宝鱼，煎至两面金黄，注入少量清水烧沸。
③倒入陈醋焖煮至汤汁浓稠，撒上葱花即可。

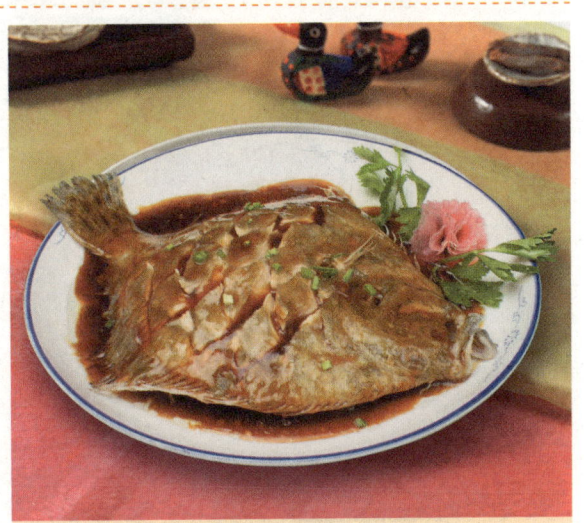

- **食疗功效**

多宝鱼的胶质蛋白含量很高，营养丰富，经常食用可以滋补养肝，帮助受损肝脏细胞修复和再生，能够为食欲不振的甲肝病人补充营养，并能提高其抗疾病的能力。本品适合患甲肝的病人经常食用。

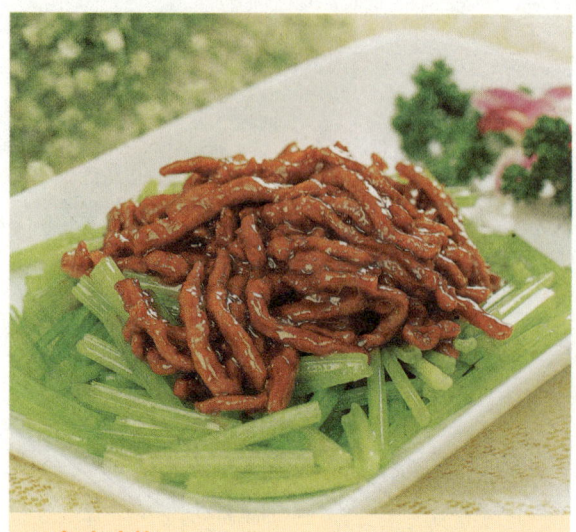

对症食疗 肉丝芹菜

● **材料** 猪肉200克，芹菜250克
● **调料** 盐3克，料酒、老抽、水淀粉各适量，香油10毫升
● **做法**

① 猪肉洗净切丝，用料酒、老抽腌渍片刻，再以水淀粉抓匀上浆；芹菜取梗洗净，切段。
② 锅内注水烧沸，加盐，放入芹菜焯熟，捞出沥水，装盘。
③ 另起锅烧油，放入猪肉滑炒至熟，捞出盛在芹菜上，最后淋上香油即可。

● **食疗功效**

猪肉中含有丰富的蛋白质，有滋阴润燥、补虚强身的作用。甲肝患者摄入蛋白质可以满足肝细胞再生的需要。芹菜具有清热养肝、滋阴泻火的功效。本品能够促进消化，对甲肝病患者有滋补肝阴的调理作用。

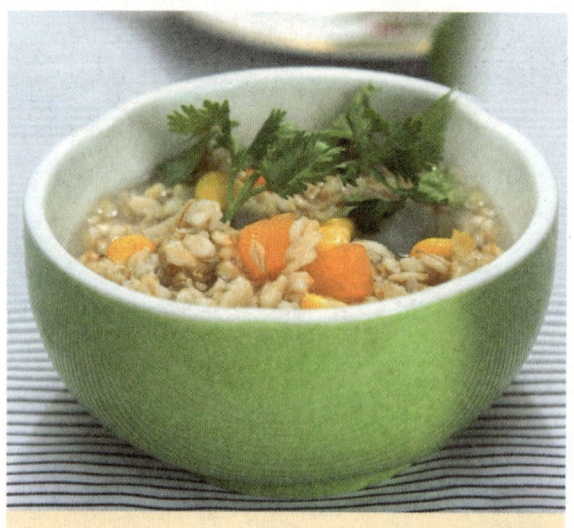

对症食疗 水果燕麦牛奶粥

● **材料** 椰果丁、木瓜、玉米粒、牛奶各适量，燕麦片40克

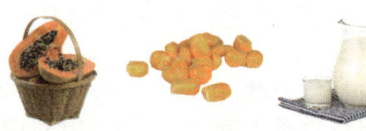

● **调料** 白糖3克
● **做法**

① 燕麦片泡发，洗净；木瓜去皮洗净，切丁；玉米粒洗净。
② 锅置火上，倒入清水，放入燕麦片，以大火煮开。
③ 加入椰果丁、木瓜丁、玉米粒、牛奶同煮至浓稠状，调入白糖拌匀即可。

● **食疗功效**

甲肝患者会因为食欲不振而导致营养不良，适量多喝牛奶能起到补充营养的作用。燕麦含有丰富的蛋白质，有助于甲肝患者减轻病症，增强抵抗力和改善血液循环。本品有助于肝细胞的修复和再生，适合甲肝患者食用。

对症食疗 苦瓜苹果牛奶

- **材料** 苦瓜200克,苹果1个,鲜奶120毫升,蜂蜜30克

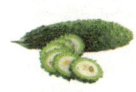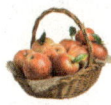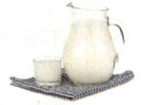

- **做法**
① 苦瓜洗净,对切,去籽后切小块。
② 苹果洗净,去皮、籽,切小块。
③ 将所有材料放入榨汁机中榨汁,倒入杯中即可。

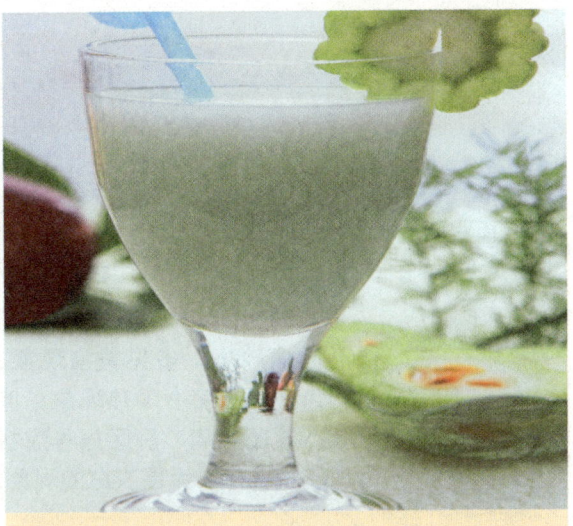

- **食疗功效**
苦瓜富含膳食纤维和维生素,可促进甲肝患者的消化吸收,并具有清肝泻火的作用。苹果中的果胶能促进胃肠道内铅、汞、锰及铍的排放,并能促进肝脏解毒,有清肝泻火的作用。本品是甲肝患者可以经常食用的一道食疗佳品。

对症食疗 沙田柚草莓汁

- **材料** 沙田柚100克,草莓20克,酸奶200毫升

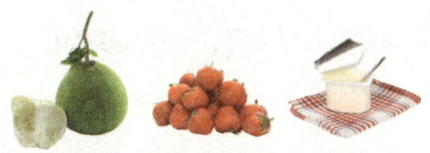

- **做法**
① 沙田柚去皮,切成小块。
② 草莓洗净,去蒂,切成大小适当的小块。
③ 将所有材料放入榨汁机内榨成汁,倒入杯中即可。

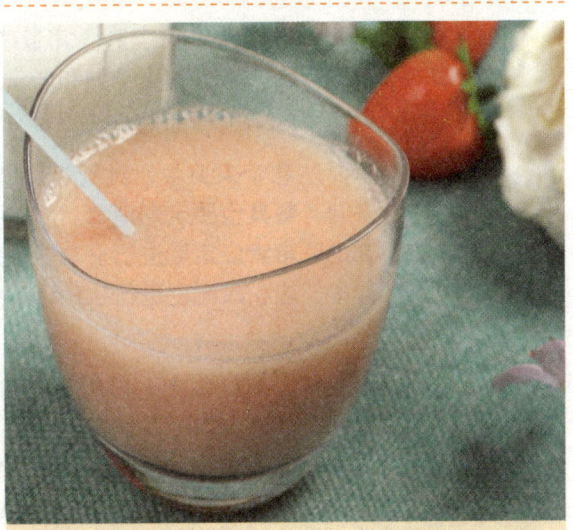

- **食疗功效**
草莓含有丰富的维生素C,能促进肠道对铁和维生素B_{12}的吸收,起到利尿的作用,有利于减轻甲肝患者尿色变深等症状。常喝酸奶可以促进肠道的消化和吸收。本品有利于改善甲肝患者食欲不振和恶心呕吐的症状。

戊肝

患病原因	戊型肝炎病毒（HEV）是经口腔进入体内，再由肠道侵入肝脏进行复制，经过一段潜伏期，引发病变，最后由粪便排出。
主要症状	戊肝起病较急，多见黄疸现象，主要表现为尿黄、眼睛黄、皮肤黄。大多数患者有发热现象，伴有乏力、食欲不振、厌油、恶心、呕吐、腹胀腹痛、肝区痛等症状，热退后症状加重；部分患者还会出现皮肤发痒、大便灰白的现象，严重者则表现为淤胆型肝炎。
传染途径	①主要通过粪—口传播的途径传染。 ②通过饮用被粪便、病毒污染的水而感染病毒，这种情况在暴雨与洪水发生之后常常大暴发。在环境与水源卫生状况差的地区更易传染。 ③在日常生活中，如果食用了未洗净的蔬果、未煮熟的食物等，都有可能感染戊肝。
易患人群	一般人群皆能感染戊肝。儿童感染后多表现为亚临床型，成人则多表现为临床型，其中孕妇和老年人的病死率较高。
预防方法	①要注意个人卫生，做到饭前便后洗手，在外出吃饭时尽量实行分餐制，餐具也要定期消毒。 ②戊肝患者应定期进行肝功能、病毒DNA、B超检测，一旦发现指标异常，应积极配合进行抗病毒治疗。
饮食之宜	①饮食以清淡为主，多补充富含维生素的食物，脂肪的摄入不宜限制过严，适当均衡饮食。 ②多补充高蛋白质食品，有利于改善机体的免疫功能，增加肝糖原贮存，且要以产氨低的蛋白质食物为主，如乳制品，避免因蛋白质的增加而导致血氨增高。
饮食之忌	①生食蔬菜、水果时一定要清洗干净，不吃放置时间过久、不新鲜的食物，不喝生水。 ②尽量少吃街头小吃，不要去卫生条件差的饭店吃饭。

对症食疗 蛋包西红柿

- **材料** 西红柿250克，鸡蛋3个，牛奶50毫升
- **调料** 黄油30克，洋葱末、盐各适量
- **做法**

① 鸡蛋打入碗内，加牛奶、盐搅成蛋糊；西红柿洗净，稍烫，去皮切末。
② 黄油入锅烧融，下洋葱末，加西红柿末炒透，盛入碗内。
③ 油烧热，倒蛋糊两面煎透，将西红柿末、洋葱末放在蛋饼中间，将蛋饼卷起呈椭圆形，煎至两面发黄且熟即可。

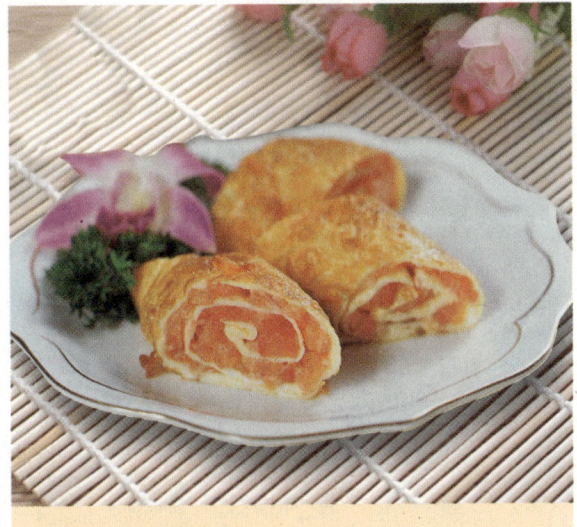

● **食疗功效**

西红柿可促进消化液分泌，具有独特的抗氧化性，能促进消化和吸收，缓解戊肝的症状。牛奶能补充营养。本品有辅助调节肝病的作用，能起到清热解毒、生津消食、清肝泻火的效果。

对症食疗 新派宫保鸡丁

- **材料** 鸡肉350克，土豆100克，芹菜、花生米各30克，蒜薹10克
- **调料** 盐、味精各3克，酱油、辣椒油各10毫升
- **做法**

① 鸡肉洗净，切丁，加盐、味精、酱油腌15分钟；辣椒、芹菜、蒜薹分别洗净，切段；土豆洗净，去皮，切丁；花生米洗净。
② 油锅烧热，下花生米、辣椒、土豆炸香，入鸡肉、芹菜、蒜薹滑炒至熟。
③ 用盐、味精、酱油、辣椒油调味，盛盘即可。

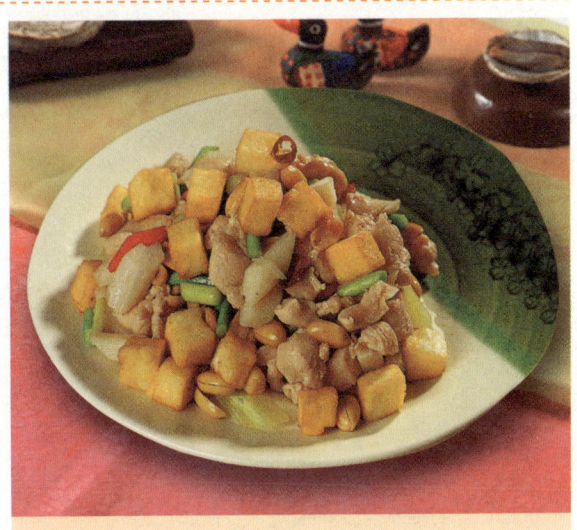

● **食疗功效**

鸡肉中含有蛋白质、维生素、脂肪等多种营养成分，适当食用有助于补气补肝。花生可使受损的肝脏血管得到修复和加固。本品对肝细胞的修复及肝细胞的再生有促进作用，戊肝患者常食用对病情康复有利。

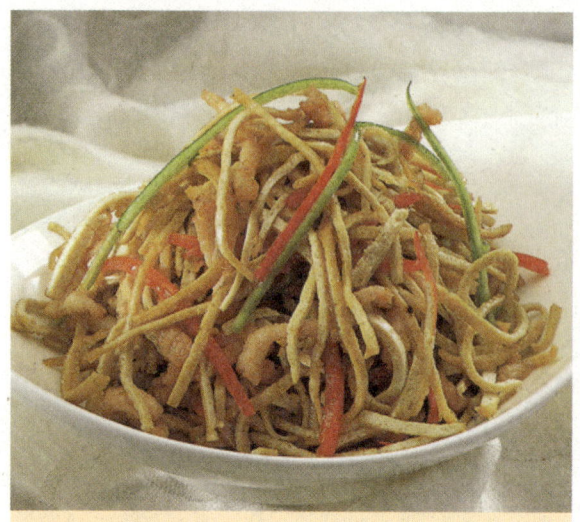

对症食疗 瘦肉炒豆腐丝

●材料 猪瘦肉200克，豆腐丝300克，青、红辣椒30克

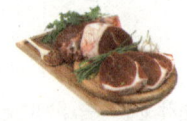 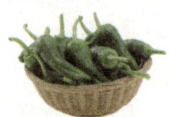

●调料 盐3克，味精2克

●做法
①猪瘦肉洗净，切丝；青、红辣椒洗净，切丝。
②锅内加油烧热，入肉丝炒至变色，再放入豆腐丝、辣椒丝同炒，加盐、味精调味，炒至断生，装盘即可。

●食疗功效
瘦肉具有滋阴润燥、补虚强身等作用，戊肝患者食用可以减轻发热和乏力的症状。豆腐富含脂肪、碳水化合物等，有宽中益气、健脾养胃、保护肝脏、促进机体新陈代谢之效。本品对于戊肝患者能起到滋补肝阴的功效。

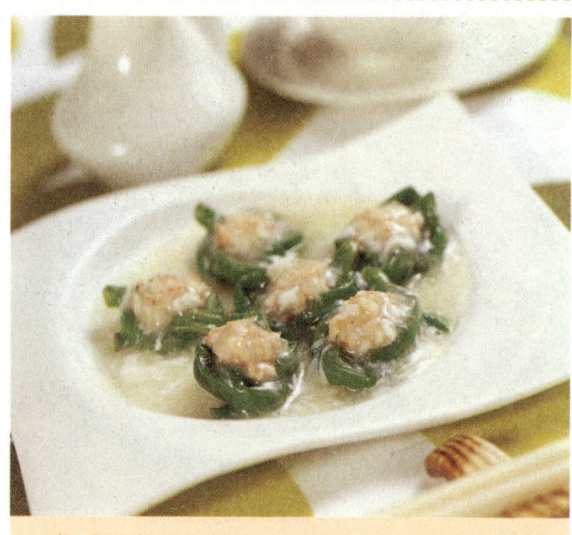

对症食疗 虾胶酿豆角

●材料 豆角150克，虾200克

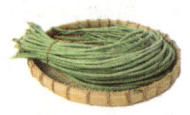 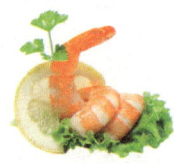

●调料 盐3克，味精1克

●做法
①豆角洗净，放入沸水中煮软后，捞出打成结备用。
②虾取肉洗净，加入调味料打成虾胶，再酿入豆角结中。
③将豆角结放入碗中，上锅蒸熟即可。

●食疗功效
虾具有补肾、壮阳之效，属强壮补精食品，可辅助改善戊肝的体虚乏力、尿黄等症状，而且虾中含有的微量元素硒能够有效预防肝癌。豆角有健脾补肾的功效，可以缓解消化不良，对戊肝患者有辅助疗效。本品适合脾胃虚弱的戊肝患者食用。

对症食疗 鲍汁烧螺片

- **材料** 海螺肉250克，油菜150克，鲍汁适量

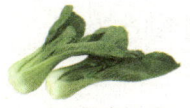 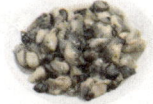

- **调料** 盐3克，鸡精2克，酱油、料酒各适量
- **做法**
① 海螺肉洗净，切片；油菜洗净，对半切开。
② 起锅烧油，放入海螺肉滑炒片刻，加盐、鸡精、酱油、料酒炒匀，淋入鲍汁烧熟，盛盘。
③ 锅入水烧开，将油菜焯熟后，捞出沥干摆盘即可。

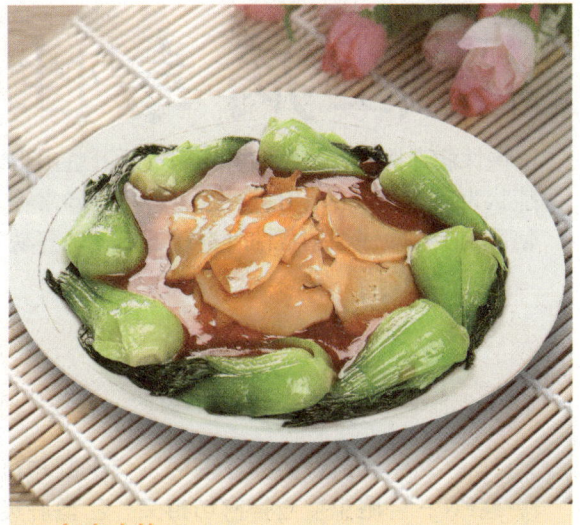

- **食疗功效**
海螺肉含有丰富的钙、铁和硒，能够清除人体代谢中的废弃自由基，起到利湿护肝的作用。油菜能够起到利尿解毒的作用，使肝脏的功能得以恢复。戊肝患者适当食用本品对恢复健康有益。

对症食疗 皮蛋瘦肉薏米粥

- **材料** 皮蛋1个，瘦肉30克，薏米50克，大米80克
- **调料** 盐3克，味精2克，香油、胡椒粉各适量，葱花、枸杞子各少许
- **做法**
① 大米、薏米洗净，放入清水中浸泡；皮蛋去壳，洗净切丁；瘦肉洗净，切小块；枸杞子洗净。
② 锅置火上，注入清水，放入大米、薏米煮至略呈黏稠状。
③ 再放入皮蛋、瘦肉、枸杞子煮至粥将成，加盐、味精、香油、胡椒粉调匀，撒上葱花即可。

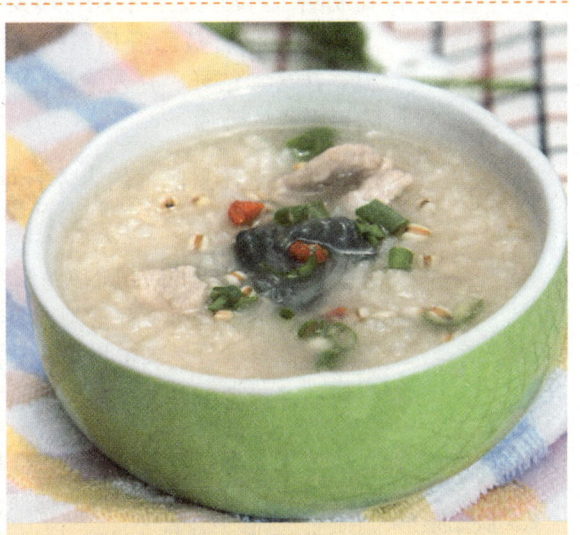

- **食疗功效**
薏米含有丰富的蛋白质、维生素B_1、维生素B_2。肝病患者食用薏米除了能增强免疫功能外，还可抑制肝病病毒的复制，起到利湿护肝的作用。瘦肉可帮助戊肝患者补充营养，避免气虚。本品可供戊肝患者长期食用。

慢性病毒性肝炎

● 慢性病毒性肝炎是感染肝炎病毒后肝脏出现慢性、反复性炎症损害的疾病,主要症状为疲乏、恶心、肝脏肿大、肝功能异常等,部分病例还会表现为伴有黄疸的消化系统疾病。慢性病毒性肝炎迁延不愈,容易向肝纤维化、肝硬化甚至肝癌发展。

乙肝

患病原因	目前认为,乙肝的发病机制与机体的免疫应答,尤其是与体内的细胞免疫应答密切相关。乙型肝炎病毒(HBV)主要侵害肝细胞,在肝细胞内定居复制,从而引起机体免疫反应。
主要症状	乙肝患者发病时常常表现为肝功能异常,发病的程度不同,出现的症状也不同。病情较轻时会出现乏力、头晕、肝区痛等症状;严重时,会出现明显且持续的肝炎症状,伴有肝胀、脾大等症状。
传染途径	①乙肝患者或病毒携带者的各种体液均有传染性,可以通过输血及血制品、药物注射或针刺等传染。 ②医疗器械若被乙肝病毒污染后不彻底消毒,那么在做胃镜、肠镜、拔牙、洁牙、介入治疗、手术或麻醉插管等操作时,均可引起乙肝病毒的传播。
易患人群	乙肝表面抗体呈阴性的人才有可能被乙肝病毒感染,属于乙肝病毒的易感人群。
预防方法	①患乙型肝炎或HBV-DNA为阳性的孕妇可以进行母婴阻断,即在婴儿产前、产后进行全程干预,为新生儿接种乙肝疫苗。 ②不与乙肝患者或病毒携带者共用剃须刀、牙具等用品。 ③可以注射乙型肝炎疫苗,以防感染乙肝。
饮食之宜	①应适当补充蛋白质和碳水化合物,这样不仅能维持人体氮的平衡,改善肝脏功能,还能增加肝糖原储备,增强肝细胞的排毒能力。 ②多补充脂溶性维生素,如维生素A、维生素E等,对肝细胞的排毒、再生和提高免疫力等方面都很有益。
饮食之忌	①乙肝患者一定要戒酒。酒类中含有乙醇,乙醇对肝细胞的损害很大,即使少量饮酒也会加重肝细胞损伤。 ②要避免摄入损害肝脏的食物,忌食一切辛辣、刺激的食物。

对症食疗 胡萝卜炒蛋

- **材料** 鸡蛋2个，胡萝卜100克

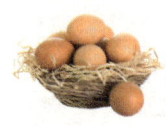
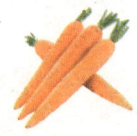

- **调料** 盐3克，香油20毫升
- **做法**

①胡萝卜洗净，削皮切细末；鸡蛋打散备用。
②香油入锅烧热后，放入胡萝卜末炒约1分钟。
③加入蛋液，炒至半凝固时转小火炒熟，加盐调味即可。

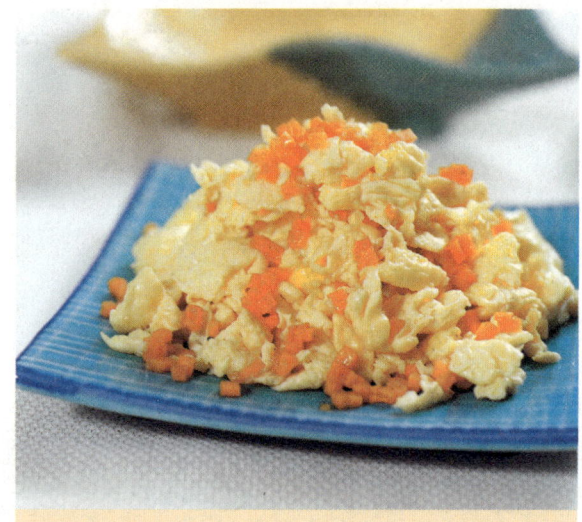

- **食疗功效**

胡萝卜中含有丰富的胡萝卜素，能够有效促进细胞发育，提高人体的免疫力，对乙肝的预防和身体恢复都有一定的作用。鸡蛋是富含蛋白质的营养食物，对肝细胞的修复和再生有重要作用。本品适合乙肝患者补充营养时食用。

对症食疗 蜜制莲藕

- **材料** 嫩莲藕100克，桂皮10克，八角10克，糯米50克，香菜段少许

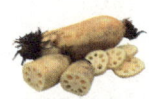
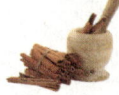
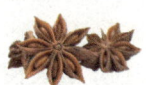

- **调料** 蜂蜜8克，冰糖10克
- **做法**

①莲藕去皮洗净，灌入糯米；桂皮、八角均洗净。
②高压锅内放入灌好的莲藕、桂皮、八角、蜂蜜、冰糖。
③加水煲1小时，晾凉切片，撒上香菜段即可。

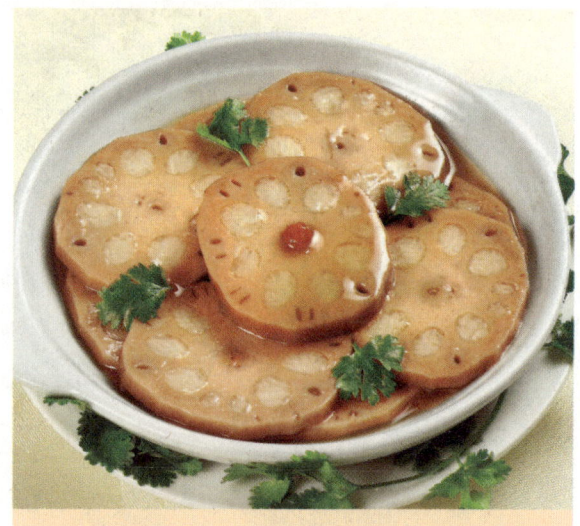

- **食疗功效**

莲藕中含有鞣质，对乙肝患者食欲不振和厌食油腻的调节效果极佳。桂皮有补气之效，适合乏力、头晕、虚弱的乙肝患者食用。本品能够增进食欲，促进消化，常食有益于乙肝患者恢复健康。

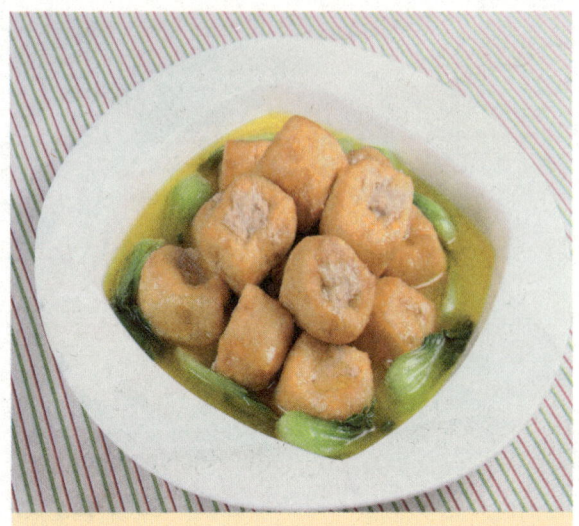

对症食疗 鸡汁油豆腐

- **材料** 油豆腐300克，猪肉100克，油菜150克

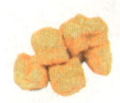 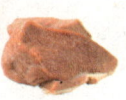 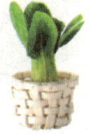

- **调料** 盐3克，酱油8毫升，蛋清20克，鸡汤适量
- **做法**
① 油豆腐洗净，中央挖出空心；猪肉洗净，剁成肉末，加入盐、蛋清拌匀，酿入油豆腐中；油菜洗净。
② 油锅烧热，下油豆腐煎香，倒入鸡汤烧沸。
③ 放入油菜一同煮熟，加入盐、酱油拌匀即可。

- **食疗功效**
豆腐中含有脂肪、碳水化合物、维生素和矿物质元素等，能宽中益气、养脾和胃、降低血铅浓度，有助于保护肝脏，起到滋补肝阴的作用。油菜中含有大量维生素C，能清除自由基，有防止肝脏受损的作用。本品能保护肝脏，有助于缓解乙肝患者的病情。

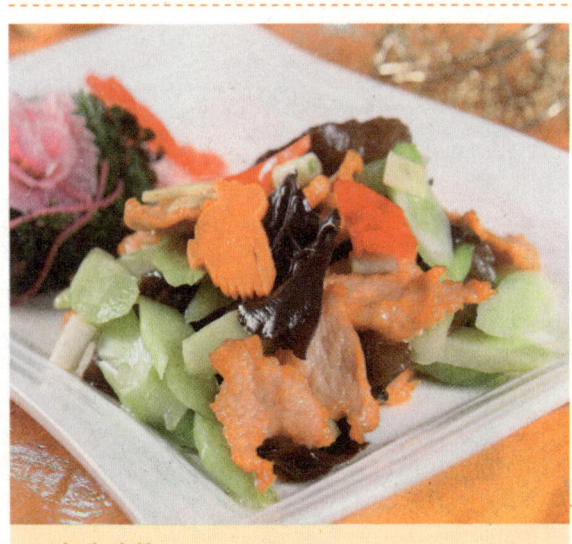

对症食疗 芥蓝木耳炒香肉

- **材料** 芥蓝200克，里脊肉、胡萝卜、木耳各适量
- **调料** 盐3克，白糖、酱油、料酒、红椒、葱各少许
- **做法**
① 芥蓝取梗洗净，去皮后切斜段；里脊肉洗净切片，用酱油腌至入味；胡萝卜洗净，切片；木耳泡发洗净；红椒洗净，切块；葱洗净，切小段。
② 油锅烧热，下里脊肉稍炸，捞出；锅中留油烧热，放红椒、葱炒香，里脊肉回锅，与芥蓝、胡萝卜、木耳同炒至熟。
③ 加料酒、盐、白糖、酱油调味，出锅即可。

- **食疗功效**
芥蓝中含有机碱，使其略带苦味，能刺激人的味觉神经，增进食欲，还可加快胃肠蠕动，有助于消化，适合出现食欲不振和厌食油腻的乙肝患者食用。里脊肉能够为肝病患者补充能量和营养。本品能够有助于改善乙肝患者的病情。

对症食疗 麻酱豆角

● **材料** 豆角400克

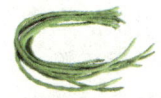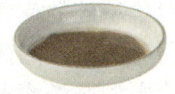

● **调料** 盐3克，芝麻酱适量
● **做法**
① 豆角去掉头尾洗净，切段备用。
② 锅内注水烧开，放入豆角焯熟后，捞出沥干摆盘，加盐、芝麻酱拌匀即可。

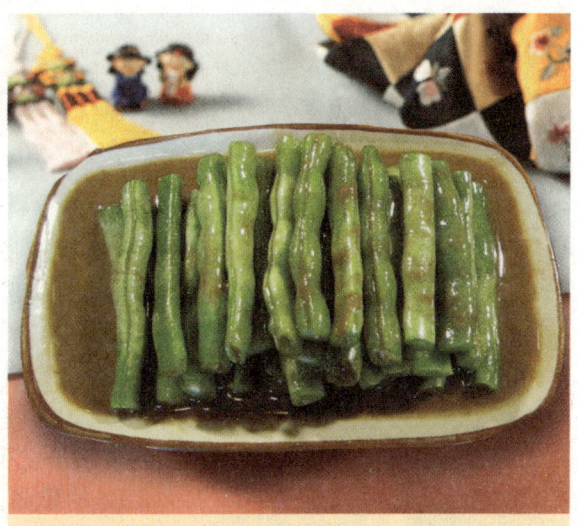

● **食疗功效**

豆角的营养价值很高，含大量蛋白质、糖类、磷、钙、铁、维生素B_1、维生素B_2及膳食纤维等，有健脾补肾的功效，可以缓解消化不良，对乙肝的尿黄、食欲不振等症状有辅助疗效。本品适合乙肝患者经常食用。

对症食疗 冬瓜鱼头汤

● **材料** 胖鱼头1个，冬瓜300克

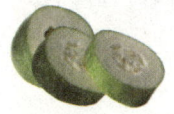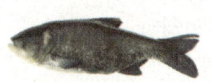

● **调料** 清汤适量，盐3克，葱段、姜片各4克
● **做法**
① 将胖鱼头去鳞、腮，洗净，切成大小均匀的块；冬瓜去皮、籽，洗净，切块备用。
② 净锅放置火上，倒入清汤，加入盐、葱段、姜片，下入胖鱼头、冬瓜煲至熟即可。

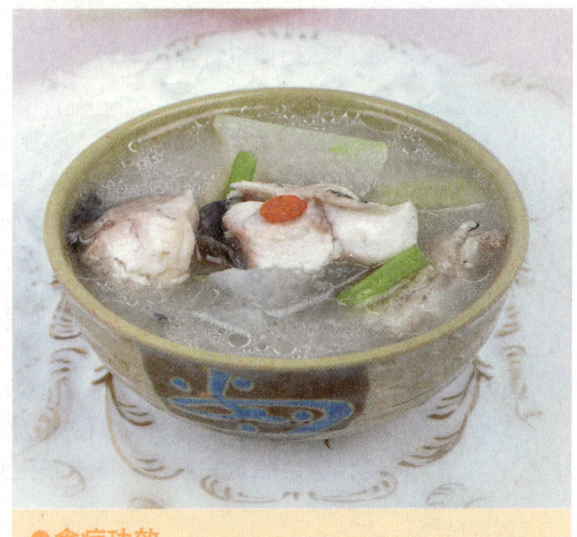

● **食疗功效**

胖鱼头含有不饱和脂肪酸、氨基酸及人体必需的优质蛋白质等营养元素，温补效果好，能起到辅助治疗乙肝头晕目眩的作用。冬瓜对由乙肝病毒引发的肝炎，湿热内蕴型患者可起到清热利湿、消退黄疸的功效。本品是乙肝患者的食疗佳品。

丙肝

患病原因	丙肝是一种由丙型肝炎病毒（HCV）感染引起的病毒性肝炎。致病原因有多种，如饮酒、劳累、长期服用有肝毒性的药物、吸毒等，都有可能导致人体感染丙肝病毒。感染丙型肝炎病毒是致病的根本原因，且在外界因素的影响下，可加速病情的发展。
主要症状	症状较轻时，会出现恶心、疲乏、食欲欠佳、腹胀等症状。有1/3的慢性HCV感染者肝功能一直正常，抗HCV和HCV-RNA持续阳性。感染HCV20～30年的患者，其中有10%～20%可发展为肝硬化。而一旦出现失代偿情况，如出现黄疸、腹水、肝性脑病等，其康复率会急剧下降。
传染途径	①经破损的皮肤和黏膜传播是最主要的传播途径，如使用非一次性注射器和针头、未经严格消毒的牙科器械、内镜、侵袭性操作和针刺等。 ②大量输血和血液透析有可能传播HCV。 ③通过性传播，与HCV患者进行性行为，也有可能传播HCV。 ④母婴传播也存在可能性。
易患人群	有输血或输血制品史者、反复血液透析者、吸毒者、丙肝母亲所生的孩子以及与丙肝病毒感染者性交或有不洁性行为者，或因穿孔、纹身等器械未经严格消毒而感染者。
预防方法	①要养成健康的生活习惯，不与他人共用剃须刀及牙具等，尽量不参与纹身等活动。 ②有性乱史者应定期检查，建议HCV感染者在性交时使用安全套。 ③HCV-RNA阳性的孕妇应避免羊膜腔穿刺手术，尽量缩短分娩时间，保证胎盘完整性，减少新生儿暴露于母血中的机会。
饮食之宜	饮食无特殊要求，应注意清淡饮食，保持饮食营养均衡，各种食物都要摄入，不可挑食。
饮食之忌	患者应注意避免大量服用滋补类食物，如甲鱼、人参、鹿茸等补品。

西蓝花双菇

- **材料** 草菇100克，水发香菇10朵，西蓝花1棵，胡萝卜1根
- **调料** 盐、鸡精各3克，蚝油、白糖、水淀粉各10克
- **做法**
  ① 所有原材料清洗干净，切好。
  ② 锅内加适量水烧开，将胡萝卜、草菇、西蓝花分别放入焯水。
  ③ 锅烧热，放入蚝油炒香，再放入香菇、胡萝卜片、草菇、西蓝花炒匀，然后加少许清水，加盖焖煮至所有材料熟透，最后加盐、鸡精、白糖调味，以水淀粉勾薄芡，炒匀即可。

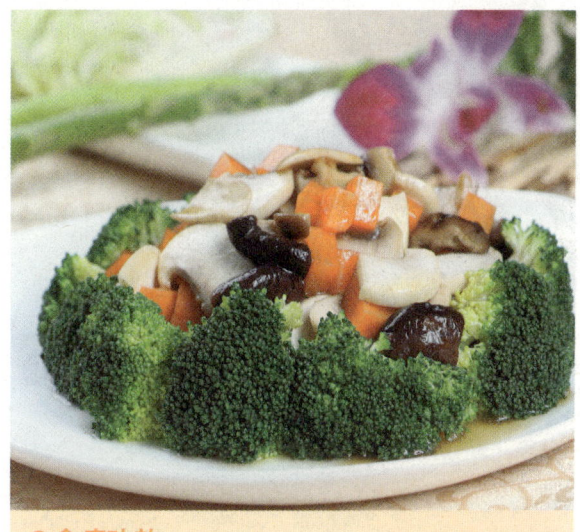

● **食疗功效**
西蓝花是含有类黄酮最多的食物之一。类黄酮除了可以防止感染外，还是最好的血管清理剂。此外，长期食用西蓝花还能有效预防癌症。香菇具有保护肝脏和提高免疫力的作用。丙肝患者经常食用本品可防止病情进一步恶化。

葱油炒芋头

- **材料** 芋头500克，葱段15克
- **调料** 葱末10克，盐2克，味精2克
- **做法**
  ① 芋头洗净泥沙，去皮切成小块；葱洗净，切成段。
  ② 炒锅置旺火上，放油烧热，下葱段炸黄炸香，捞出葱段，盛出葱油。
  ③ 下芋头块、盐、味精炒透，至芋头光滑发烫，加入葱末及盛出的葱油，炒至葱香扑鼻且芋头熟透时盛出，装盘即可。

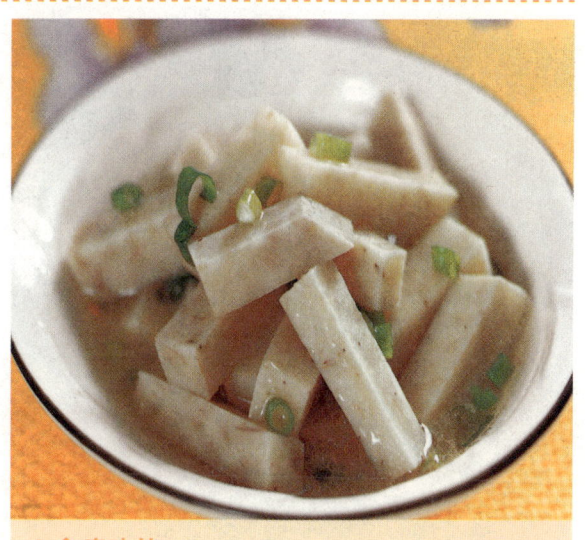

● **食疗功效**
芋头所含的膳食纤维能刺激机体，预防癌瘤，提高机体免疫力，对长期因患有丙肝而导致的食欲欠佳和腹胀等症状有一定食疗作用。因此芋头在治疗丙肝的过程中可发挥一定的辅助疗效。本品可作为丙肝患者的常用药膳的主食。

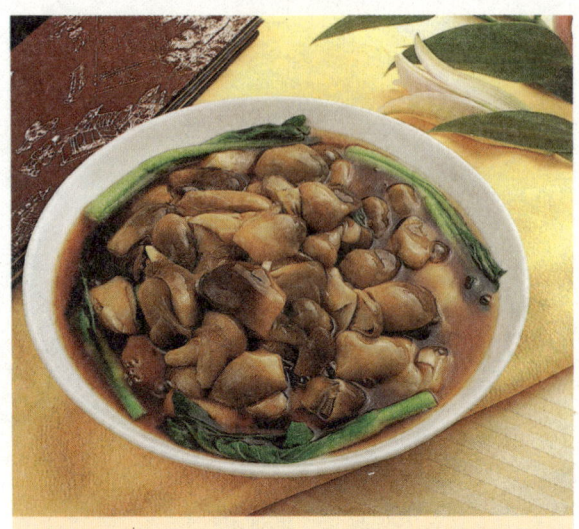

对症食疗 鲍汁草菇

- **材料** 鲍汁200毫升，草菇200克，菜心50克
- **调料** 盐2克，味精1克，老抽10毫升，料酒12毫升，糖15克
- **做法**

① 草菇洗净，对半切开，用热水焯过后，晾干备用；菜心洗净。
② 锅置火上，注油烧热，下料酒，放入草菇翻炒至熟后，加入盐、老抽、糖一起翻炒至汤汁收干时，放入鲍汁以小火焖煮。
③ 煮至汤汁浓稠时，下菜心稍炒后加入味精调味，起锅装盘即可。

● **食疗功效**

草菇的维生素C含量高，能促进人体新陈代谢，提高机体免疫力，不仅具有解毒的作用，还可以护肝健胃，是食药兼用型的营养保健佳品。菜心可以顺气下气，解毒消肿。本品可以缓解一些较轻的丙肝症状。

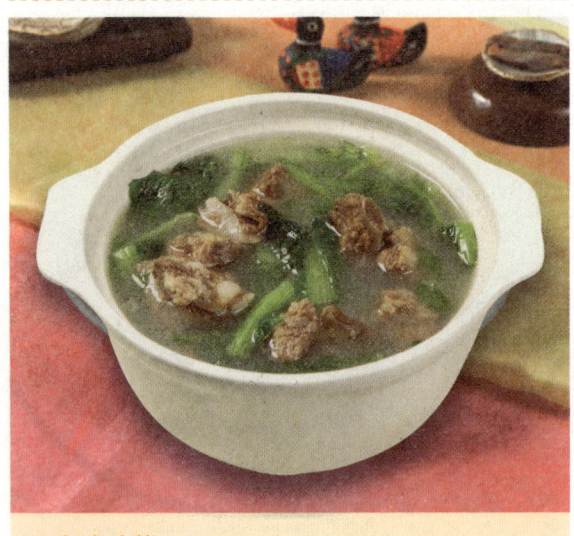

对症食疗 小白菜炖排骨

- **材料** 小白菜300克，猪排骨350克
- **调料** 盐3克，胡椒粉2克，味精1克，香油6毫升
- **做法**

① 小白菜择洗干净，切段；猪排骨洗净，剁成段，入开水焯烫后捞出。
② 锅内加水，放入排骨烧开，撇掉浮沫，炖至排骨熟烂后，加入小白菜煮软。
③ 加入盐、胡椒粉、味精调味，淋香油，起锅即可。

● **食疗功效**

小白菜含有丰富的粗纤维和多种维生素，能起到润肠和促进排毒的作用，还能刺激肠胃蠕动，帮助消化，对肝脏起到保护作用，尤其适合食欲欠佳的丙肝患者食用。猪排骨能为丙肝患者补充能量和营养。本品适合作为丙肝患者长期食用的食疗佳品。

对症食疗 胡萝卜炒牛肉

- **材料** 牛肉350克，胡萝卜200克，鸡蛋1个

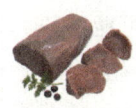 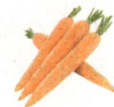 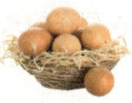

- **调料** 盐、味精、酱油、料酒、葱白段各适量
- **做法**
① 将胡萝卜、牛肉分别洗净切丝。
② 油锅加热，入牛肉丝煸炒至断生，烹入料酒、酱油，加入胡萝卜丝略炒盛出。
③ 锅中留油，磕入鸡蛋炒散成小块蛋花，放入牛肉丝、胡萝卜丝、葱白段、盐和味精，炒熟装盘即可。

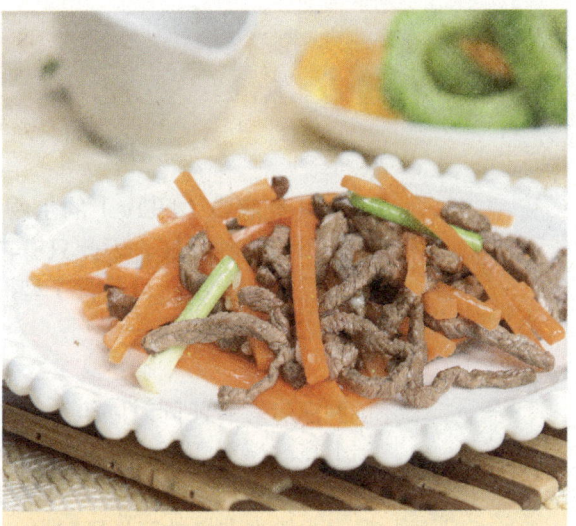

● **食疗功效**
牛肉的营养价值很高，古有"牛肉补气，功同黄芪"之说。除了能够补气之外，牛肉还含有丰富的蛋白质，适量吃牛肉对肝病病情好转有利。胡萝卜能够提高人体的免疫力，防止丙肝恶化。本品是丙肝患者的一道食疗滋补品。

对症食疗 橘子鱼卷

- **材料** 草鱼肉400克，橘子、鸡蛋液各适量
- **调料** 面粉、味精、胡椒粉、水淀粉、盐各适量
- **做法**
① 将草鱼肉洗净切片，加盐、味精、胡椒粉拌匀，卷成卷。
② 用鸡蛋液与面粉调成糊，将鱼卷挂糊待用。
③ 锅中油烧热，下入鱼卷炸成金黄色，捞入盘中；橘子去皮，挤出橘汁，倒入热锅中，加盐调味，用水淀粉勾芡，浇在鱼卷上即可。

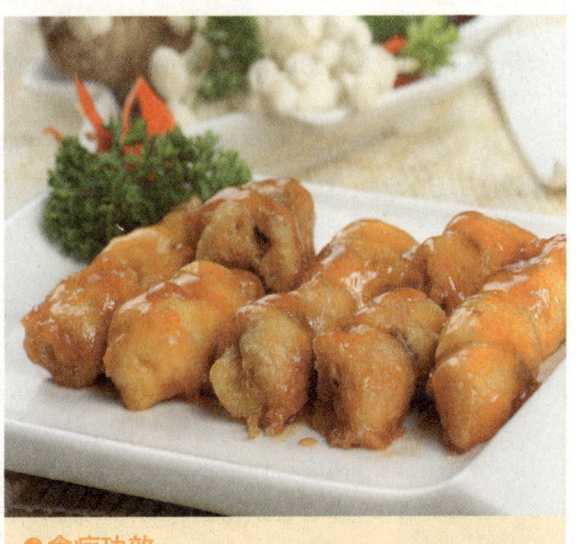

● **食疗功效**
橘子中含大量维生素C、枸橼酸及葡萄糖等，适量食用能够补充能量。常吃橘子还可以提高肝脏的解毒能力，对缓解丙肝病情有益。草鱼含有丰富的硒，这种矿物质元素对预防肝病有一定作用。本品可助丙肝患者降低病情恶化的概率和增强免疫力。

丁肝

患病原因	丁型肝炎病毒（HDV）的生物周期完成依赖于乙型肝炎病毒的帮助，不能单独存在，因此只有在HBV存在的条件下，才有可能感染或引发该病。由此可见，丁型肝炎与乙型肝炎以重叠感染或者同时感染的形式存在。
主要症状	丁肝患者有可能同时感染乙肝和丁肝，或者是在乙肝慢性感染的基础上重叠感染丁肝，多表现为厌食、发热、黄疸、肝区痛等。重型患者病情多较严重，表现为慢性肝炎中、重型肝功能失代偿及重型肝炎，极少有慢性肝炎轻型者。
传染途径	①乙肝、丁肝患者或病毒携带者的各种体液均有传染性，可以通过输血及血制品、药物注射和针刺等传染。 ②医疗器械若被乙肝、丁肝病毒污染后消毒不彻底，在做胃镜、肠镜、拔牙、洁牙、介入治疗、手术和麻醉插管等操作时，均可引起丁肝病毒的传播。
易患人群	人类对HDV普遍易感，HBsAg阳性的人群更容易感染丁肝。
预防方法	①抗-HD抗体对HDV的感染无保护性作用，可以通过预防乙型肝炎病毒的感染而间接达到预防丁型肝炎病毒感染的目的。 ②注意不与丁肝患者共用剃须刀、牙具等用品。
饮食之宜	①患者可以适当补充蛋白质和碳水化合物，以维持氮的平衡，改善患者的肝脏功能，还有利于肝细胞损伤的修复与再生。 ②适当补充如维生素A、维生素E等脂溶性维生素，这些营养成分对增强肝细胞的解毒、再生能力和提高免疫力都有较大益处。 ③患者可以根据需要进食适量的脂肪食物，以每天40～60克为宜。 ④患者宜饮用些乳制品或服用补钙药物，以防缺钙和骨质疏松。
饮食之忌	①慢性肝炎患者的肝脏对乙醇的解毒能力较弱，即使少量饮酒，也会加重对肝细胞的损害，导致肝病加重，因此患者应戒酒。 ②患者应忌食辛辣、刺激、大辛大热的食物，因为这些食物的摄入会损害肝脏的正常功能。

松仁炒丝瓜

● **材料** 丝瓜300克，松仁30克，胡萝卜50克

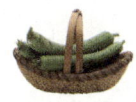 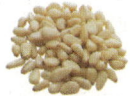 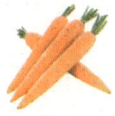

● **调料** 盐3克，鸡精2克

● **做法**

① 丝瓜去皮洗净，切块；胡萝卜洗净，切片；松仁洗净，备用。
② 锅内加油烧热，入松仁炒香后，放入丝瓜块、胡萝卜片一起炒，加盐、鸡精调味，炒熟装盘即可。

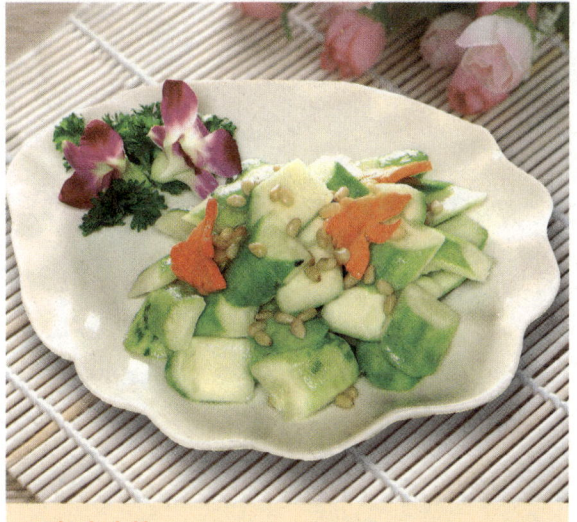

● **食疗功效**

适量食用松仁有助于丁肝患者消除疲劳、提升肠胃功能。常食胡萝卜能有效促进细胞发育和提高人体的免疫力，对于肝病的预防和缓解病情都有一定的作用。本品可以帮助丁肝患者减轻病症和补充营养。

翡翠虾仁

● **材料** 鲜虾仁200克，豌豆300克，滑子菇20克

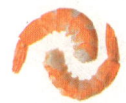 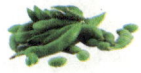 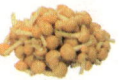

● **调料** 盐3克，淀粉5克

● **做法**

① 虾仁洗净；豌豆和滑子菇洗净沥干；淀粉加水拌匀。
② 锅中倒油烧热，下入豌豆炒熟，再倒入滑子菇和虾仁翻炒。
③ 炒熟后加盐调味，倒入水淀粉勾一层薄芡即可。

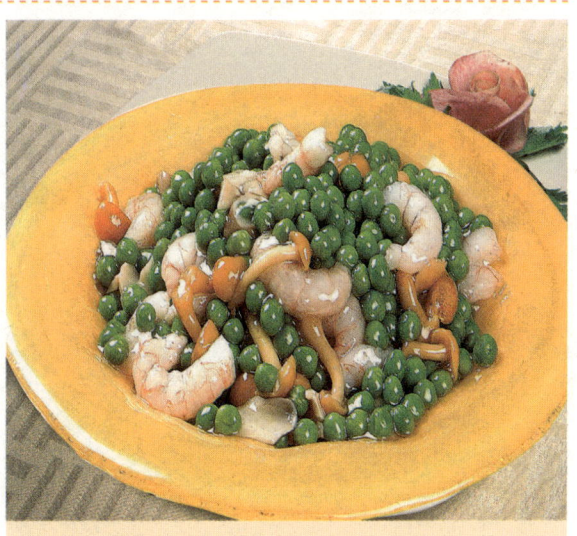

● **食疗功效**

虾肉有补养功效，尤其能够预防丁肝转化为肝癌。豌豆有和中益气、利小便、解疮毒及消肿的功效，适合有乏力、厌食、尿黄、黄疸、肝区痛等症状的丁肝患者食用。本品是丁肝患者中有尿黄、黄疸症状或病情严重者的食疗佳品。

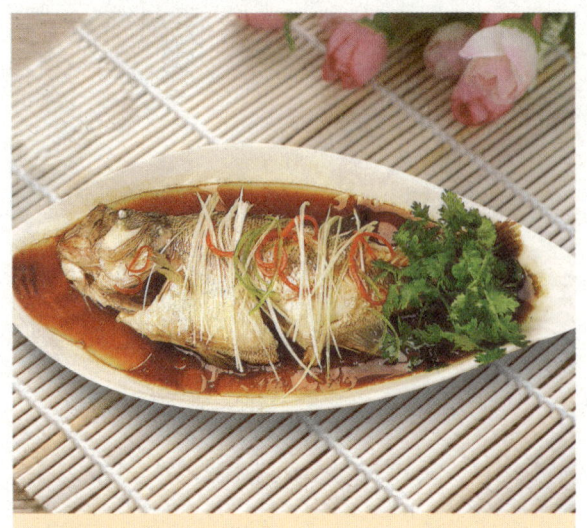

对症食疗 开胃鲈鱼

● 材料　鲈鱼600克

● 调料　盐3克，味精1克，醋12毫升，酱油15毫升，葱白、红椒、青椒各少许

● 做法

① 鲈鱼去鳞、腮，去内脏，洗净；青椒、红椒、葱白分别洗净，切丝。

② 用盐、味精、醋、酱油将鲈鱼腌渍30分钟，装入盘中，并撒上葱白丝、红椒丝、青椒丝。

③ 将鲈鱼放入蒸锅中蒸20分钟，取出浇上醋即可。

● 食疗功效

鲈鱼中含蛋白质、脂肪、钙、磷、铁、铜、维生素A等。丁肝患者适当增加蛋白质，可以满足肝细胞再生的需要，适当增加脂肪可提供较多的热量，补气补肝。适当多食本品对丁肝患者有一定的调理作用。

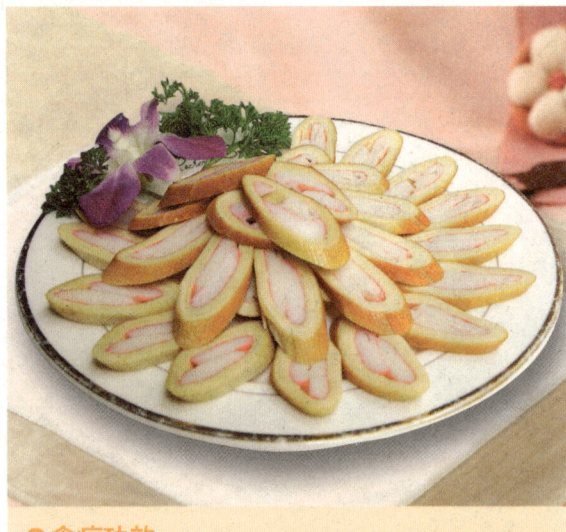

对症食疗 蟹柳豆腐卷

● 材料　蟹柳200克，豆腐皮50克，鸡蛋2个

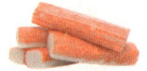 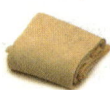 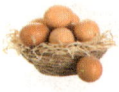

● 调料　盐3克，味精2克，面粉适量

● 做法

① 蟹柳洗净，切段；豆腐皮洗净，切成长条状；鸡蛋打散，加入面粉、盐、味精和适量清水调成蛋糊。

② 油锅烧热，将蛋糊摊成蛋皮后取出；蛋皮内包入蟹柳，外面再卷上豆腐皮，放入蒸锅。

③ 蒸熟后取出，即可食用。

● 食疗功效

蟹肉中富含蛋白质、维生素和矿物质元素，这些都是人体所必需的营养素。中医认为蟹肉具有清热散结、通脉滋阴、补肝肾的功效。豆腐可帮助丁肝患者宽中益气、调和脾胃。本品对丁肝患者能起到一定的滋补肝阴的作用。

对症食疗 苹果白菜柠檬汁

● **材料** 苹果1个,白菜100克,柠檬1/2个,冰块少许

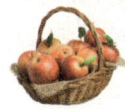 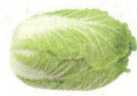 

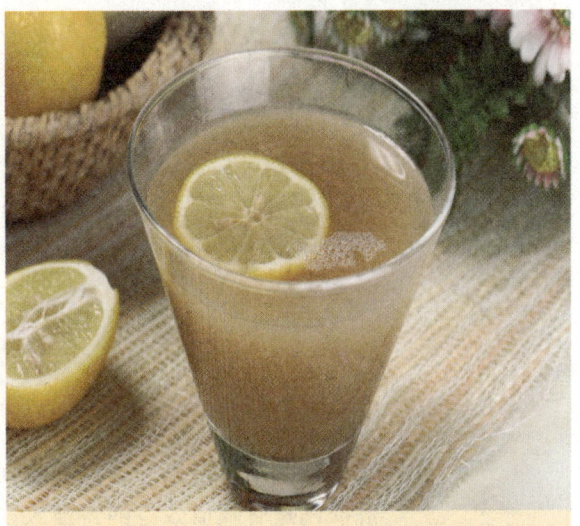

● **做法**
① 苹果洗净,去核,切块;白菜洗净,切段;柠檬洗净,切块。
② 将柠檬、白菜、苹果压榨成汁。
③ 向果汁中加冰块,再依个人口味调味即可。

● **食疗功效**
白菜含有丰富的粗纤维和多种维生素,对丁肝黄疸能起排毒的作用。苹果所含的果胶能促进胃肠道内铅、汞、锰及铍的排放,还可提高肝脏解毒功能。本品还有开胃、清热解毒之效,适合有厌食、发热等症状的丁肝患者饮用。

对症食疗 洋葱草莓山楂汁

● **材料** 洋葱70克,山楂5颗,草莓50克,柠檬1/2个

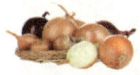 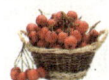 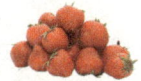

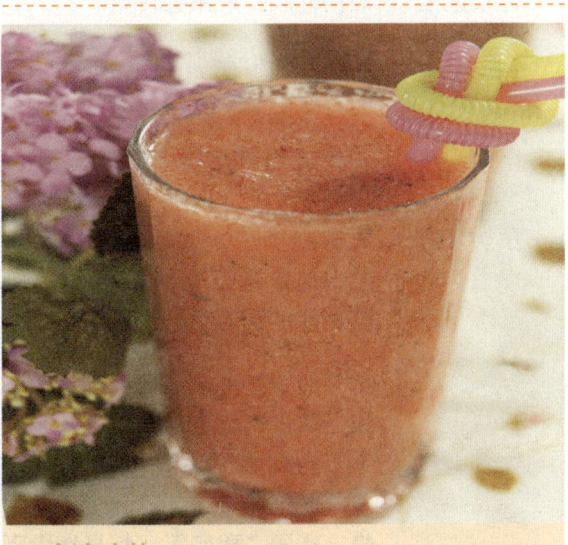

● **做法**
① 洋葱洗净,切成细丝;草莓洗净,去蒂备用;柠檬洗净,切片;山楂洗净,切开,去核备用。
② 将处理好的洋葱、山楂、柠檬、草莓倒入搅拌机内搅打成汁即可。

● **食疗功效**
丁肝患者食用洋葱能起到利尿祛湿、解毒消炎的食疗功效,有助于促进肝脏恢复健康。山楂含有有机酸类物质,能增加胃内酵素,消炎杀菌,阻断并减少自由基的生成,增强机体的免疫力。本品适合丁肝患者饮用。

酒精性肝病

● 酒精性肝病是因长期大量饮酒、嗜酒而导致的肝脏疾病，主要分为酒精性脂肪肝、酒精性肝炎等四种，主要症状有恶心、呕吐、黄疸、肝脏肿大和压痛等，严重时可诱发大量肝细胞坏死和上消化道出血等症状，最终导致肝功能衰竭。

酒精性脂肪肝

患病原因	酒精性脂肪肝是由于长期大量饮酒导致的肝脏疾病。酒精所造成的肝损伤是有阈值效应的，当人饮酒达到一定的量或达到一定饮酒年限之后，肝的患病率就会大大增加，对肝的损害也会加大。这时候如果还继续饮酒、酗酒，就会诱发酒精性脂肪肝。
主要症状	酒精性脂肪肝的发病症状呈非特异性，表现为右上腹胀痛、食欲不振、乏力、体重减轻、黄疸等，严重时可伴有神经精神症状和蜘蛛痣等。
传染途径	酒精性脂肪肝不会传染。
易患人群	高血压、心脑血管病、肝脏病、胃肠疾病患者和打鼾人群等，长期需要应酬饮酒或酗酒者。
预防方法	①要戒酒或严格控制饮酒量。不得不喝时，尽量饮用低度酒或不含酒精的饮料，更要避免空腹饮酒，症状严重的酒精肝患者建议戒酒。 ②平时应进行适当运动，如散步、慢跑、爬楼梯等轻度运动，对肝脏功能的调节有益。
饮食之宜	①平时多补充一些富含维生素A和维生素E的食物，如梨、苹果、樱桃、南瓜、绿豆、核桃、玉米和鸡蛋等，可以减少对肝脏的损害。 ②不饱和脂肪酸是人体补充营养的必需物质，患者可适量补充，如花菜、韭菜、冬瓜、海带、紫菜、红小豆、绿豆、蚕豆、海鱼、山楂、橘子、酸奶等，都是富含不饱和脂肪酸的食物，对健康有益。
饮食之忌	①带有高热量、高脂肪、刺激性的食物，患者要少食，如巧克力、薯条、葱、肥肉、鱼子、猪肝、鸡肝、鸭肝、鹅肝等都不宜吃。 ②饱和脂肪酸对酒精性脂肪肝的病情有促进作用，对身体恢复不利，如猪肉、牛肉、羊肉等含有大量脂肪的食物，应尽量避免摄入。

对症食疗 玉米炒蛋

- **材料** 玉米粒150克，火腿片4片，胡萝卜半个，鸡蛋3个，青豆少许
- **调料** 盐3克，葱适量，水淀粉4克
- **做法**
① 胡萝卜洗净，切粒，与洗净的玉米粒、青豆一起入锅煮熟，捞出，沥水。
② 蛋入碗中打散，加入盐和水淀粉调匀；火腿片切粒；葱洗净切成葱花。
③ 热油，倒入蛋液，炒熟，盛出备用；锅内放入玉米粒、胡萝卜粒、青豆和火腿粒，炒香时再放入炒好的鸡蛋，并加盐调味，炒匀，盛出时撒入葱花即可。

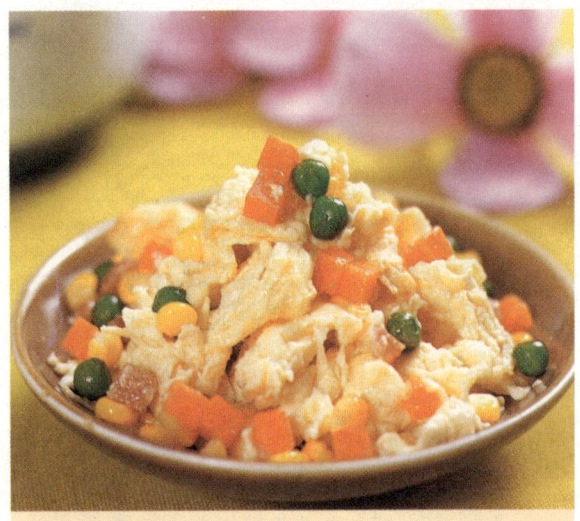

- **食疗功效**
玉米中含有一种被称为"谷胱甘肽"的抗癌成分，还含有硒元素，对肝病有好处，有降低血脂的作用，经常食用对酒精性脂肪肝患者有益。鸡蛋可为食欲不振和体虚形瘦的患者补充营养。本品是一道适合酒精性脂肪肝患者的食疗佳品。

对症食疗 乡间西瓜烙

- **材料** 糯米粉、西瓜各适量

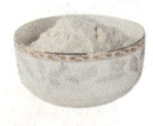 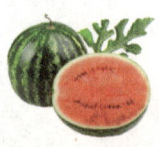

- **调料** 糖适量
- **做法**
① 西瓜洗净，切开取瓤，切成中粗条。
② 将西瓜与糯米粉、白糖一同拌匀。
③ 将拌好的材料放入锅中，煎成两面呈金黄色，取出，切成块状，装盘即可。

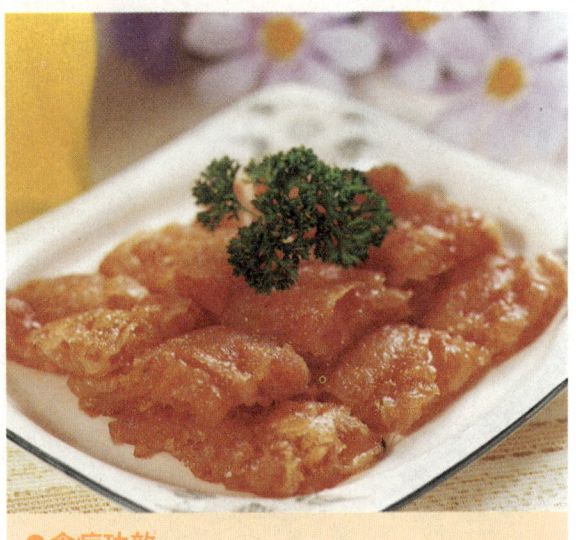

- **食疗功效**
西瓜含有氨基酸、维生素C等，肝病患者适当食用可补充身体所需的营养。西瓜所含的糖和盐能够利尿，减少体内胆色素的含量，对于酒精性脂肪肝患者可起到利尿通便、清肝排毒的作用。此品对酒精性脂肪肝患者有一定的食疗功效。

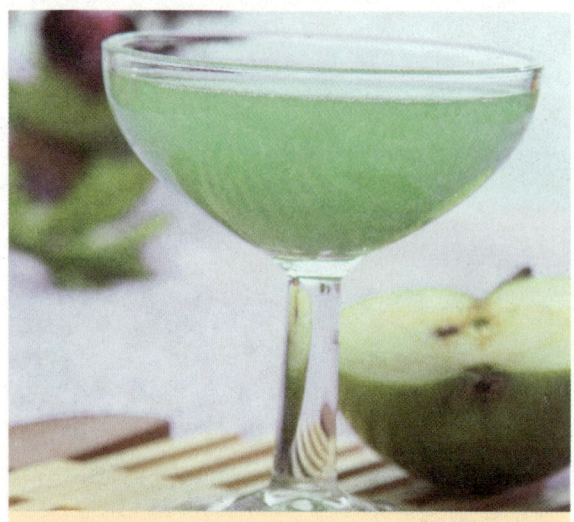

小白菜苹果奶汁 〔对症食疗〕

● **材料** 小白菜100克，青苹果1/4个，牛奶240毫升，柠檬汁少许

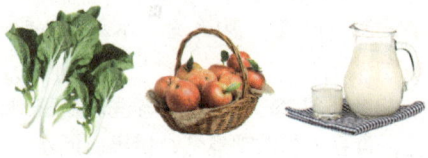

● **做法**
① 小白菜洗净，去掉根部，切小段；青苹果洗净，去皮、核，切小块。
② 将小白菜段、青苹果块放入榨汁机中榨成汁，再加入柠檬汁和牛奶，调匀即可。

● **食疗功效**
小白菜所含的矿物质元素可加速人体的新陈代谢，对缓解精神紧张也有一定作用，而且还有健脾利尿、促进吸收的作用。苹果所含的果胶能促进胃肠道内铅、汞、锰及铍的排放，可提高肝脏解毒功能。本品适合酒精性脂肪肝患者饮用。

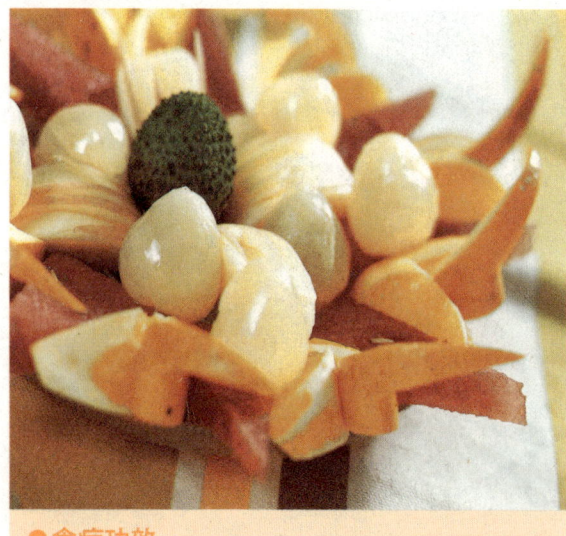

荔枝拼盘 〔对症食疗〕

● **材料** 荔枝200克，菠萝肉少许，橙子少许，西瓜少许

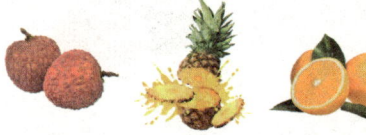

● **做法**
① 荔枝剥去外皮；菠萝肉切成小块；一部分橙子洗净去皮，切成小块；西瓜洗净，去皮，切成菱形块。
② 另一部分橙子洗净，削去部分外皮，留下的外皮刻上花饰。
③ 将所有备好的材料摆入盘中即可。

● **食疗功效**
荔枝的果肉具有补脾益肝、止呃逆、止腹泻、增加食欲的功效，可以缓解酒精性脂肪肝患者食欲不振的症状，有一定的补气养身作用。橙子中含有黄酮类物质，具有消炎杀菌、抗肿瘤的作用。本品有助于肝病患者提高抗病毒的能力，并能保护肝脏。

对症食疗 雪梨银耳百合粥

● **材料** 银耳、雪梨、枸杞子、百合、冰糖各适量

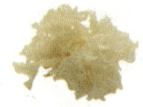 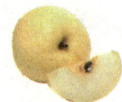 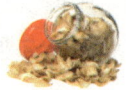

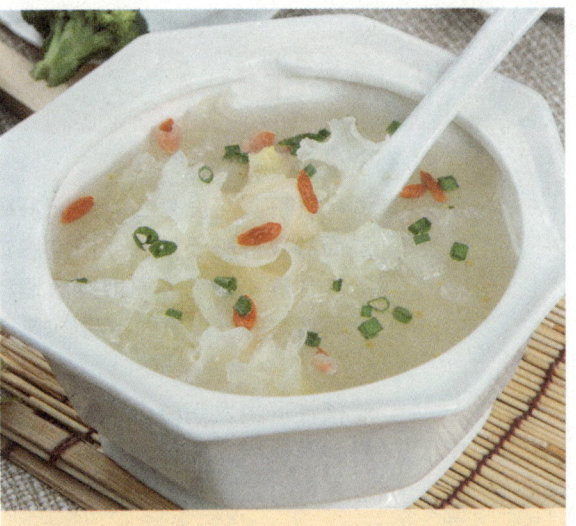

● **做法**
① 雪梨洗净,去皮,去核,切小块待用。
② 银耳泡发半小时后,洗净撕成小朵;百合、枸杞子洗净待用。
③ 锅中倒入清水,放银耳烧开并炖烂,再放入百合、枸杞子、雪梨、冰糖,炖至雪梨熟即可。

● **食疗功效**
雪梨含有蛋白质、糖类、粗纤维和多种维生素,有保肝和帮助消化的作用,对食欲不振的肝病患者有好处。银耳对长期饮酒的肝病患者能起到一定的改善肝功能的作用。酒精性脂肪肝患者常食本品能起滋补肝阴之效。

对症食疗 瑶柱蔬菜粥

● **材料** 枸杞子15克,白米50克,燕麦30克,瑶柱1颗,冬瓜50克,胡萝卜30克,香菇1朵,玉米粒30克

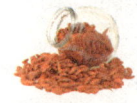 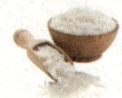 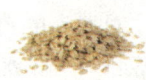

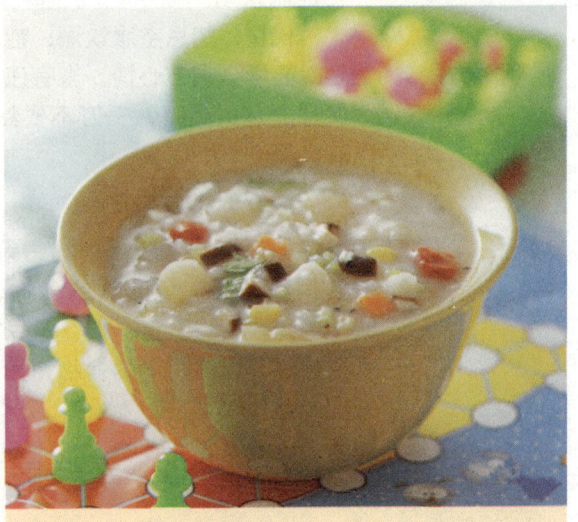

● **调料** 盐、米酒各适量
● **做法**
① 白米和燕麦分别洗净,用清水浸泡1小时;瑶柱洗净泡软后剥成丝;冬瓜、胡萝卜、香菇分别洗净,切小丁;玉米粒洗净;枸杞子洗净。
② 将水、米酒和所有原材料放入锅中,熬煮至材料熟透,加入盐拌匀即可。

● **食疗功效**
枸杞子中含有甜菜碱,甜菜碱有抑制脂肪在肝细胞内沉积、促进肝细胞再生的作用,不仅能滋补肝阴,还能预防酒精性脂肪肝。燕麦含有丰富的蛋白质,不仅有利于促进消化,还能防止脂肪的堆积。本品适合患有酒精性脂肪肝的患者长期食用。

酒精性肝炎

患病原因	酒精性肝炎可发生在有或无肝硬化的基础上，因长期饮酒过量或酗酒而导致肝脏受损，或因空腹饮酒、肥胖、肝炎病毒感染、遗传因素、营养不均衡等原因导致酒精性肝炎。与男性相比，女性更应注意酒精对肝脏带来的不利影响。
主要症状	酒精性肝炎发病时会迅速出现黄疸，并伴有发热、腹水、近端肌肉松弛等症状，内部表现为肝脏增大、肝脏触痛。重症酒精性肝炎患者还可引发肝性脑病，甚至导致肝衰竭。
传染途径	酒精性肝炎不会传染。
易患人群	高血压、心脑血管病、肝脏病、胃肠疾病患者和打鼾人群等，长期需要应酬饮酒或酗酒者，都容易患酒精性肝炎。
预防方法	①要控制饮酒。症状较轻微时，可以控制饮酒量，饮用低度数酒或用饮料代替，切忌空腹饮酒；症状严重的患者，建议戒酒。 ②平时要学会调节心情，当有压力的时候要适当释放出来。 ③保证充足的睡眠，千万不要熬夜，尽量在23点前睡觉，以使血液回肝排毒。
饮食之宜	①患者的肝脏功能较虚弱，每天要补充的能量应比正常人多一点，要食用高蛋白、低脂肪的食物，如牛奶、牛肉、猪肉、鸡肉、鹌鹑、鸡蛋、鸭蛋、鱼、虾、黑豆等，对患者的身体康复有益。 ②多补充富含维生素的食物，尤其应该补充B族维生素，如瘦肉、大米、花生、葵花子、松子、榛子、鸡蛋等，这些都是对肝脏有虚损的患者十分有益的食物。
饮食之忌	①喝茶切记适量，不能太浓，每天饮用的茶水总量不超过1000～1500毫升；饭前一小时内不能喝茶，以免茶水冲淡胃酸，影响食物吸收。 ②少吃带有刺激性、辛辣、肥腻的食物，如油炸食品、酒类、葱、蒜、姜、辣椒、鸡皮、肥肉、鱼子、蟹黄、猪肝、鸡肝、鸭肝、鹅肝等，以免加重肝脏的负担。

对症食疗 花生菠菜

● **材料** 菠菜200克，花生米50克

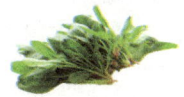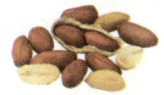

● **调料** 盐3克，味精1克，酱油、香油各适量

● **做法**
① 菠菜洗净，切段，用沸水焯熟；花生米洗净。
② 油锅烧热，下花生米炒熟。
③ 将菠菜、花生米放入盘中，加入盐、味精、酱油、香油拌匀即可食用。

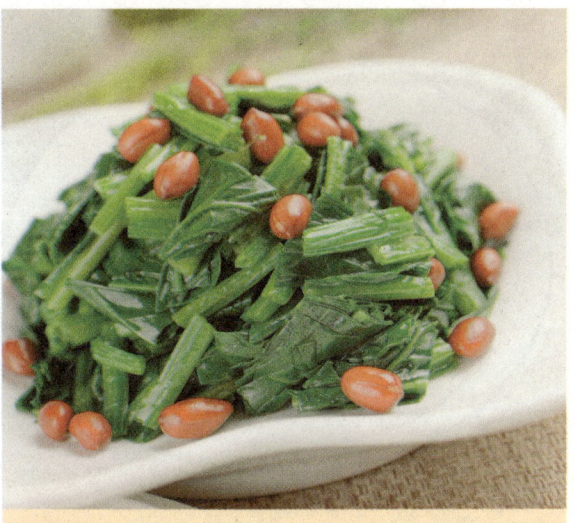

● **食疗功效**
花生含有大量的蛋白质和止血素，可使受损伤的肝脏血管得到修复和加固，也有补肝之效。菠菜有助于保持机体的酸碱平衡，能疏肝理气、调节肝胆。酒精性肝炎患者多吃本品对身体康复有较好的作用。

对症食疗 蚝油牛肉

● **材料** 牛肉200克，生菜150克

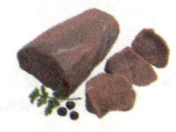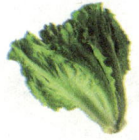

● **调料** 盐、蒜、红椒、水淀粉、蚝油、酱油各适量

● **做法**
① 牛肉洗净，切片，用水淀粉、酱油腌5分钟；大蒜去皮，洗净拍碎；红椒洗净切段；生菜洗净，焯水后摆盘。
② 油锅烧热，爆香蒜末，放入牛肉、红椒段快炒，加盐、蚝油调匀，用水淀粉勾芡，盛在生菜上即可。

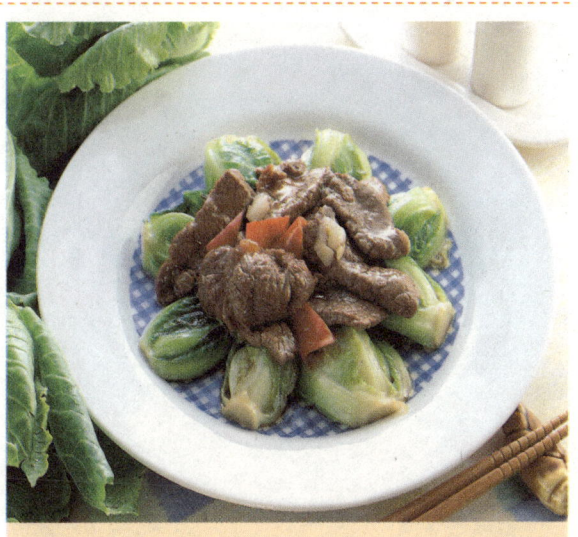

● **食疗功效**
牛肉富含丰富的蛋白质，具有补肝之效，对气短体虚、久病及面黄目眩等症有益。牛肉还含有很高的肉毒碱，可用于支持脂肪的新陈代谢，产生支链氨基酸，对酒精性肝炎患者的近端肌肉松弛症状有缓解效果。本品适合酒精性肝炎患者食用。

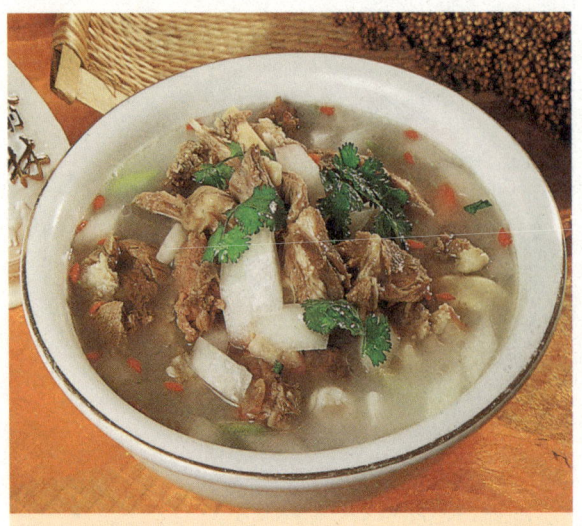

羊肉炖萝卜

● **材料** 羊肉500克，白萝卜200克，枸杞子少许

● **调料** 盐、胡椒粉、料酒、香菜各适量

● **做法**

① 羊肉、白萝卜均洗净，切块；香菜洗净，切段；枸杞子洗净。

② 将羊肉块放入锅中，加适量清水，加入盐，用大火烧开，改小火煮1小时。

③ 放入白萝卜块煮熟，加入枸杞子、盐、香菜段、胡椒粉、料酒拌匀即可。

● **食疗功效**

羊肉含有丰富的蛋白质、脂肪，同时还含有多种矿物质元素，营养十分全面、丰富，具有较显著的温中补虚补肝之功效。白萝卜含芥子油、淀粉酶和粗纤维等，具有促进消化、增强食欲、通便排毒的作用。本品可助酒精性肝炎患者疏肝理气。

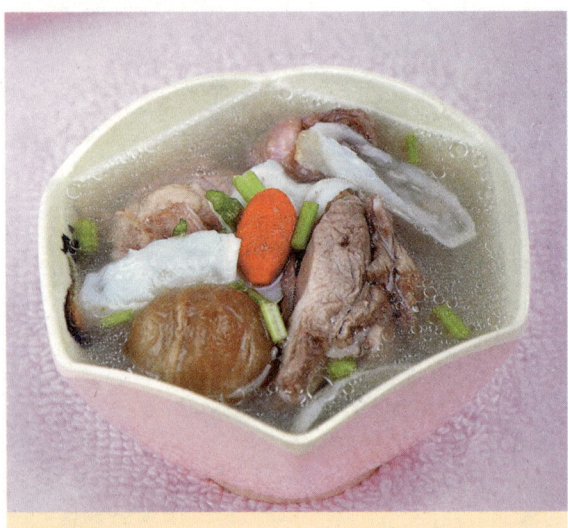

鹌鹑桂圆煲

● **材料** 鹌鹑2只，水发百合12克，桂圆6颗

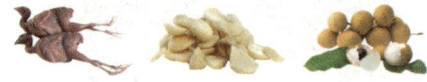

● **调料** 盐适量

● **做法**

① 鹌鹑收拾干净，剁成块，焯水备用；水发百合、桂圆清理干净备用。

② 净锅上火倒入水，加入盐，下入鹌鹑、水发百合、桂圆煲至熟即可。

● **食疗功效**

鹌鹑肉含有多种氨基酸，能有效提高受损肝组织及肝细胞的修复功能，肝病患者适当食用可为机体提供营养。桂圆有补养心脾之效，对于长期酒精性肝炎患者有较好的食疗功效。本品对患有酒精性肝炎患者有很好的调养作用。

对症食疗 芡莲牛肚煲

- **材料** 牛肚400克，芡实100克，莲子50克

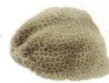 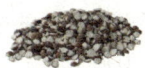 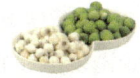

- **调料** 花生油30毫升，盐少许，味精3克，葱5克
- **做法**
① 牛肚洗净切片，焯水；芡实洗净；莲子浸泡洗净；葱洗净，切段。
② 炒锅上火倒入花生油，将葱段爆香，倒入水，下入牛肚、芡实、莲子，加入盐、味精调味，小火煲至熟即可。

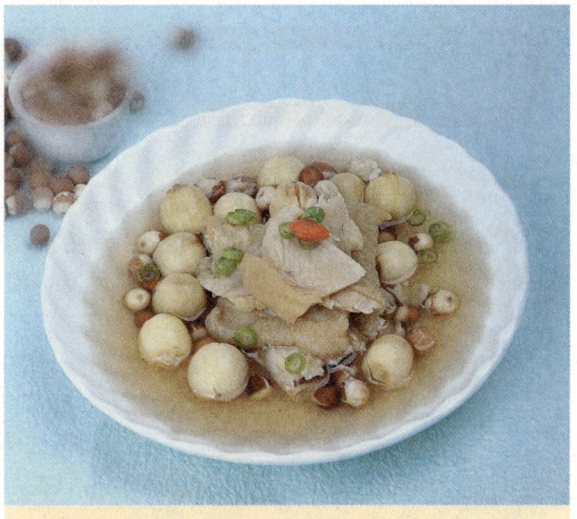

- **食疗功效**

牛肚具有益脾健胃和补气功效。牛肚中所含蛋白质、碳水化合物以及硒元素不仅可以补肝养肝，还能增强肝病患者的免疫力。本品可在一定程度上为酒精性肝炎患者提高营养，补充能量，预防疾病恶化。

对症食疗 杏仁大米豆浆

- **材料** 杏仁15克，大米、黄豆各30克，白糖适量

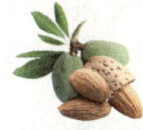 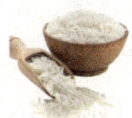 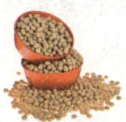

- **做法**
① 黄豆用水泡软并洗净；大米淘洗干净备用；杏仁略泡并洗净。
② 将上述材料放入豆浆机中，加适量清水搅打成豆浆，并煮熟。
③ 过滤后，加入适量白糖调匀即可。

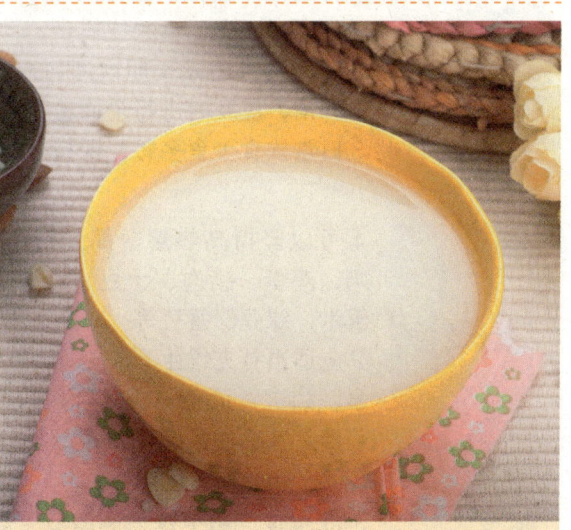

- **食疗功效**

大米含有蛋白质、糖类等，有健脾和胃、补中益气的功效，能使五脏血脉精髓充溢、筋骨肌肉强健，还可刺激胃液分泌，有助于消化。黄豆含有较多的蛋白质及其他营养素，可以为肝病患者补气，提供营养。本品适合酒精性肝炎患者饮用。

酒精性肝硬化

患病原因	长期过量饮酒，尤其是高度数的酒，或者是一次性大量饮用过量、不同种类的酒，这些错误的饮酒方式都会使肝细胞反复发生脂肪变性、坏死和再生。如此反复，最终会诱发酒精性肝硬化。
主要症状	在初期，会出现轻度乏力、腹胀、肝脾轻度肿大、轻度黄疸等症状，伴有肝掌、蜘蛛痣；到了肝脏功能被进一步损害时，还会出现消瘦、面色晦暗、尿少、下肢浮肿、贫血、腹水、脾功能亢进等症状，同时还会引发多种并发症。
传染途径	酒精性肝硬化不会传染。
易患人群	高血压、心脑血管病、肝脏病、胃肠疾病患者和打鼾人群等，长期需要应酬饮酒或酗酒者，都容易患酒精性肝硬化。
预防方法	①应远离不健康的生活方式，首先从戒酒开始，尽量戒掉喝酒的习惯，改喝不含酒精的饮料。 ②有大量饮酒或长期饮酒习惯的人，最好定期检查肝功能，如检查出异常，应及时进行全面检查。 ③日常饮食少食多餐，保持规律的饮食习惯，对病情的控制有益。
饮食之宜	①可以坚持高热量、高蛋白、高纤维素的饮食习惯，如可食用牛奶、鸡蛋、猪肉、土豆、红薯、黄瓜、黄豆、豆浆、鲫鱼、大麦、玉米、绿豆、蚕豆等。 ②应适当补充维生素A、B族维生素、维生素C、维生素K等多种维生素，如进食菠菜、白菜、包菜、胡萝卜、西红柿、冬瓜、南瓜、西葫芦、鱼肝油、酸奶、苜蓿等。
饮食之忌	①应忌食一切辛辣、刺激或坚硬、生冷的食物，更不宜进食过于寒凉刺激性的食物，如辣椒、芥末、胡椒、冷饮、油炸食品、螃蟹、冰块、狗肉、茴香等，以防止并发出血症状。 ②切忌高盐饮食，每日摄入食盐量不应超过1~1.5克，饮水量在2000毫升内。出现严重腹水时，每日摄入食盐量应控制在500毫克以内，水摄入量在1000毫升以内。

烫包菜

●**材料** 包菜200克

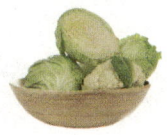

●**调料** 酱油膏少许

●**做法**

① 包菜洗净，切小片，入开水中烫熟，捞出摆盘。
② 将适量酱油膏淋在包菜上，拌匀即可。

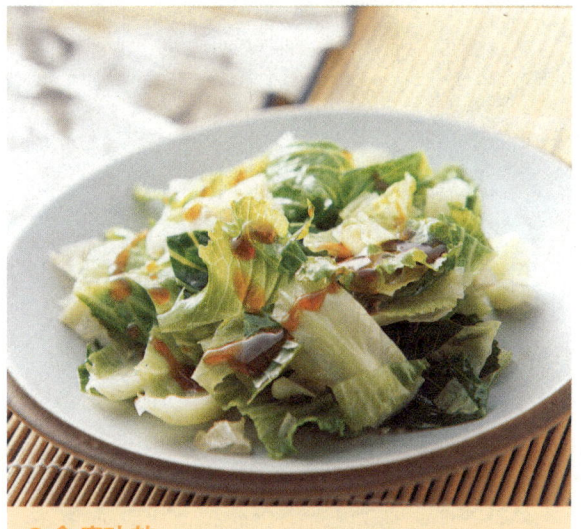

●**食疗功效**

包菜含有的叶酸在体内制造核糖核酸、脱氧核糖核酸上扮演着重要的角色，是人体利用糖分和氨基酸时的必要物质。叶酸能保护肝脏，并能预防脂肪肝的形成，起到清肝泻火的作用。本品对于酒精性肝硬化的腹水和腹胀等症状有一定的缓解功效。

南瓜百合

●**材料** 南瓜250克，百合250克

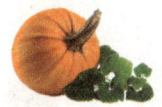 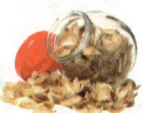

●**调料** 白糖20克，蜜汁5克

●**做法**

① 南瓜洗净，去皮，去瓤，表面切锯齿花刀。
② 百合洗净，用白糖拌匀，放入南瓜中，上火蒸8分钟。
③ 取出，淋上蜜汁即可。

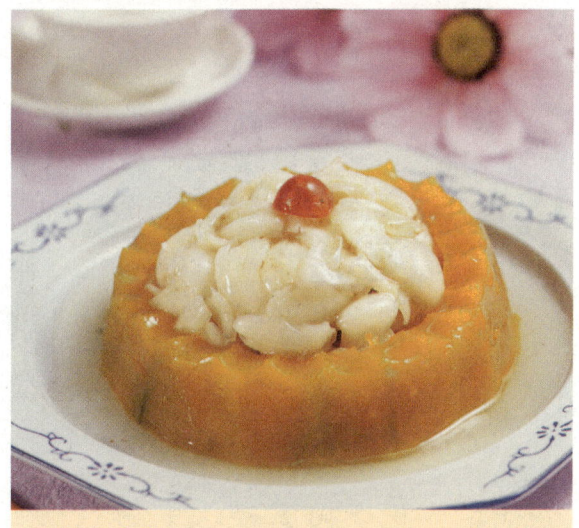

●**食疗功效**

百合有润肺、清心、调中之效，酒精性肝硬化患者食用有助缓解病情。南瓜对排毒有促进作用，能避免肝病向肝硬化或肝癌发展，或避免肝硬化的病情恶化。本品对酒精性肝硬化患者有益，可有效帮助身体康复。

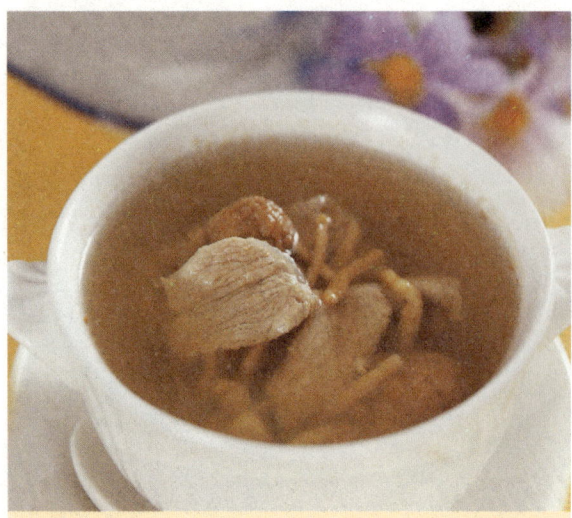

参果炖瘦肉

●**材料** 猪瘦肉25克，太子参10克，无花果20克

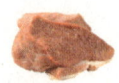 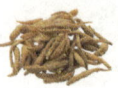 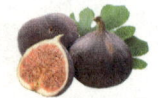

●**调料** 盐、味精各适量

●**做法**
① 太子参略洗；无花果洗净。
② 猪瘦肉洗净，切片。
③ 把全部材料放入炖盅内，加适量开水，盖好锅盖，隔开水炖约2小时，加入盐和味精调味即可。

●**食疗功效**

太子参对于有乏力体虚、消瘦症状的酒精性肝硬化患者有缓解病情的功效。瘦肉炖汤滋补，可在一定程度上为酒精性肝硬化患者提供热量和营养。本品有助于改善酒精性肝硬化患者面色晦暗、肝功能衰退的症状。

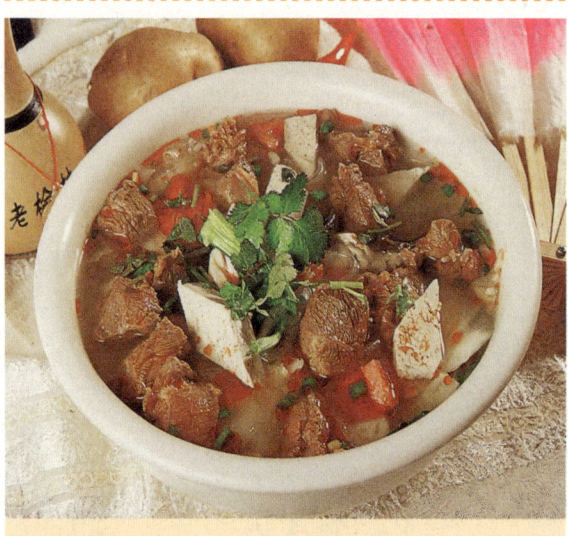

羊肉烩菜

●**材料** 羊肉500克，豆腐、胡萝卜块、粉丝各100克

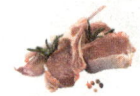 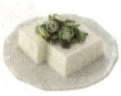 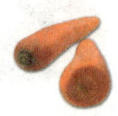

●**调料** 盐4克，酱油8毫升，葱花、芹菜段各10克，清汤适量

●**做法**
① 羊肉洗净切块，焯水；豆腐洗净，切块；粉丝洗净，用温水泡发。
② 油锅烧热，下羊肉，加盐和酱油炒熟。
③ 起锅注汤，加豆腐、胡萝卜块、粉丝、羊肉炖煮至熟，再加盐、酱油调味，撒芹菜段、葱花即可。

●**食疗功效**

羊肉对酒精性肝硬化患者有改善体虚和补充营养的作用，适量食用可为机体提供足够能量。胡萝卜中含有的维生素C有助于促进肠道对铁的吸收，可帮助缓解肝硬化患者贫血症状。本品对于酒精性肝硬化的预防和身体康复都有一定的作用。

红薯芥菜汤 〔对症食疗〕

- **材料** 芥菜心300克,土鸡半只,红薯200克,嫩姜适量

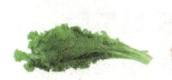 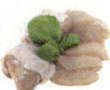 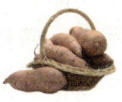

- **调料** 盐3克,香油10毫升
- **做法**

①芥菜心洗净,切成丝状,并用开水焯烫,除去苦涩味。
②红薯及嫩姜均洗净,去皮切成丝状;鸡肉洗净切块,以热水焯烫去血水。
③将所有材料放入锅中,加水一起煮至鸡肉熟,加盐调味,起锅前淋上香油即可。

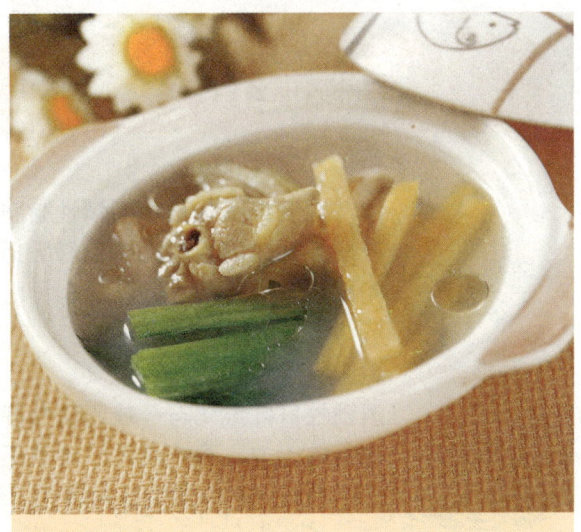

- **食疗功效**

红薯含有膳食纤维、胡萝卜素等,可以为人体补充营养和能量,还可以预防气虚气短、肝坏死等,有一定保肝作用。鸡肉可改善肝病患者乏力体虚、面色晦暗的症状。本品对酒精性肝硬化患者有利,可以适当食用。

绿豆豆浆 〔对症食疗〕

- **材料** 绿豆80克,白糖适量

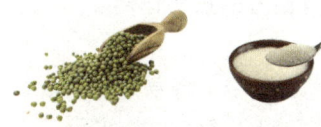

- **做法**

①绿豆加水泡至发软,捞出洗净。
②将泡好的绿豆放入全自动豆浆机中,加适量清水搅打成豆浆,煮熟。
③过滤,加入适量白糖调味即可。

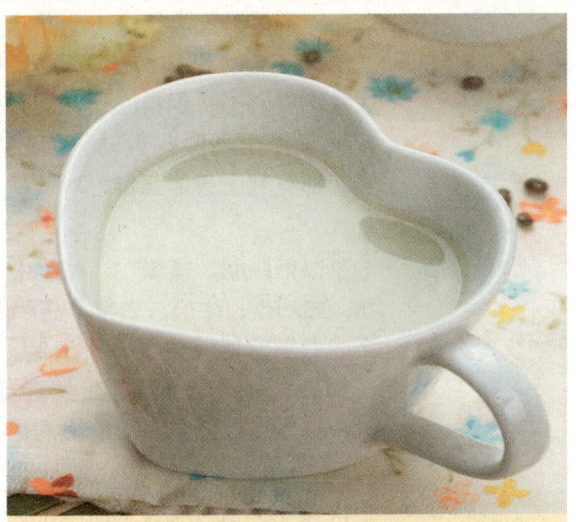

- **食疗功效**

绿豆含有香豆素、植物甾醇和胰蛋白酶抑制剂等,可以增强机体免疫力,并起到疏肝理气、清肝泻火的作用,有助于保护肝脏,促进人体新陈代谢,对酒精性肝硬化引起的腹胀、尿少、下肢浮肿等症状有改善功效。

酒精性肝纤维化

患病原因	酒精性肝纤维化是由酒精性脂肪肝发展而来的肝病。生活中，因为应酬长期饮酒或嗜酒导致肝脏损伤严重，演变成酒精性脂肪肝后，如果依旧疏于治疗，就极有可能导致病情逐渐加重，最后慢慢发展成酒精性肝纤维化。
主要症状	酒精性肝纤维化与一般酒精性肝病一样，症状无特异性，主要表现为身体乏力、腹胀腹泻、食欲不振、性功能减退等症状，还会出现肝掌和蜘蛛痣的典型肝病症状，有些人还会出现脾肿大的现象。
传染途径	酒精性肝纤维化不会传染。
易患人群	高血压、心脑血管病、肝脏病、胃肠疾病患者以及打鼾人群等，长期过量饮酒者，是酒精性肝纤维化的易患人群。
预防方法	①酒是导致酒精性肝纤维化的主要原因，长期饮酒，尤其是烈性酒，对肝脏的损害很大。为防止病情恶化，一定要戒烟戒酒。 ②情绪不佳、精神抑郁、暴怒激动均可影响肝的功能，因此一定要注意调整心态，保持心情开朗，振作精神。 ③平日里适当做些运动，如散步、做保健操、打太极拳、练气功等，都有利于身体强健，对酒精性肝纤维化有良好的预防作用。
饮食之宜	①要以低脂肪、高蛋白、高维生素为饮食原则，尽量选择易消化的食物，如鸡蛋、牛奶、白菜、胡萝卜、西红柿、鱼肉、猪肉、牛肉等。 ②要做到定时、定量、有节制，才能更好地保护肝脏。早期可多吃豆制品、水果、蔬菜、蛋类；当肝功能显著减退并有肝性昏迷先兆时，应适当控制蛋白质的摄入量。
饮食之忌	①饮食不可无节制，要严格控制食盐摄入量，每天不超过1~1.5克，饮水量在2000毫升内；严重腹水时，食盐摄入量应控制在500毫克以内，水摄入量在1000毫升以内。 ②应忌食辛辣、刺激之品和坚硬、生冷食物，更不宜进食过热食物，如咖喱、辣椒、油炸食品、腌制食品，以防并发出血，对身体造成损害。

对症食疗 西红柿酸奶

- **材料** 西红柿100克，酸奶300毫升

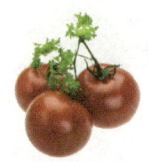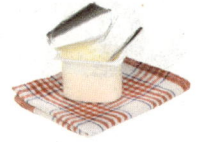

- **做法**
① 西红柿洗净，去蒂，切成小块。
② 将切好的西红柿和酸奶一起放入搅拌机内，搅拌均匀即可。

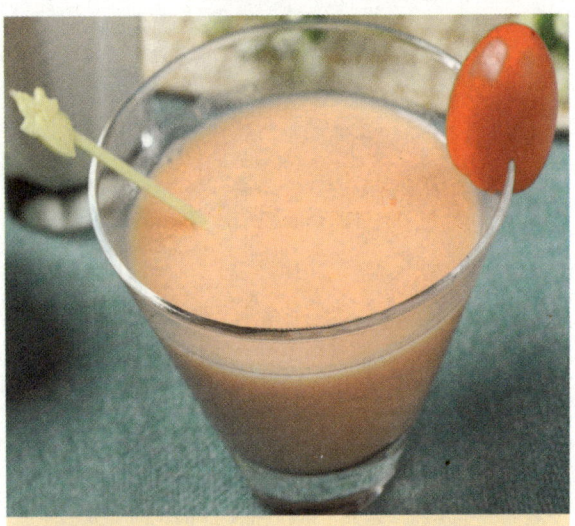

- **食疗功效**
西红柿具有独特的抗氧化性，能促进消化和吸收，对肝脏疾病有辅助调节作用，能起到清热解毒、生津消食、清肝泻火的作用。酸奶对酒精性肝纤维化引起的腹胀和食欲不振有改善功效。本品适合酒精性肝纤维化患者经常食用。

对症食疗 木瓜鱼片

- **材料** 鱼肉200克，木瓜、莴笋、黑木耳、黄瓜各50克
- **调料** 盐3克，味精1克，醋15毫升，生抽10毫升，料酒12毫升，水淀粉少许，香油20毫升
- **做法**
① 鱼肉洗净，切片，用醋浸泡后用清水洗净备用；木瓜、莴笋、黄瓜分别去皮洗净，切片；黑木耳泡发洗净。
② 锅内注油烧热，放入鱼片、木瓜、莴笋、黑木耳一起翻炒。
③ 加入盐、味精、醋、生抽、料酒、香油调味，用水淀粉勾芡，装盘，再以黄瓜片围边即可。

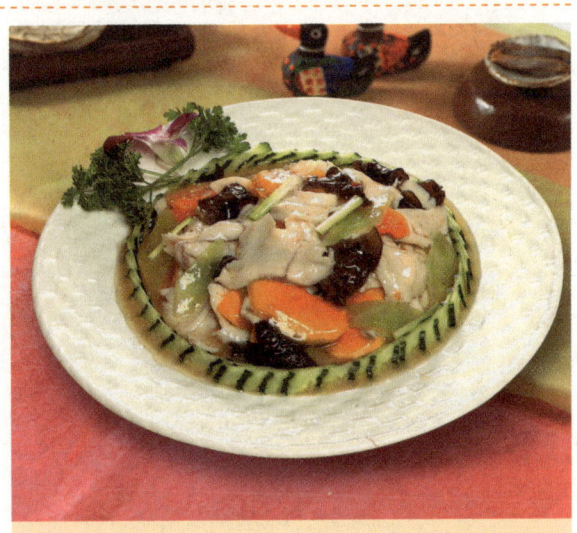

- **食疗功效**
木瓜中富含17种以上氨基酸及多种营养元素，其中所含的齐墩果是一种具有护肝降酶、抗炎抑菌、降低血脂等功效的元素。新鲜鱼肉具有养肝补肝的功效。本品有助于酒精性肝纤维化患者缓解病症，恢复健康。

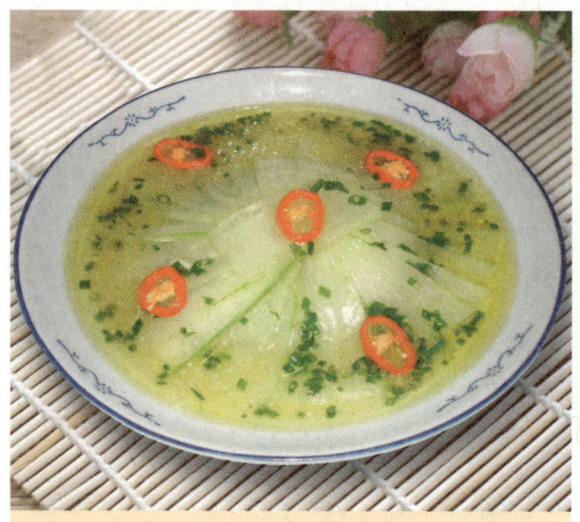

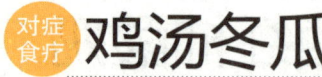 鸡汤冬瓜

● 材料 冬瓜400克

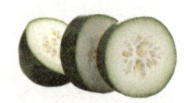 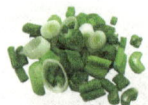

● 调料 鸡汤300毫升，红椒圈10克，葱花15克，盐3克，鸡精2克，香油适量

● 做法

① 冬瓜去皮，去瓤，洗净，切片。
② 锅中油烧热，下入冬瓜片滑炒，再倒入鸡汤煮至熟，加入红椒圈。
③ 加入盐、鸡精，淋入香油，起锅装盘，最后撒上葱花即可。

● 食疗功效

冬瓜营养全面，几乎含有人体所需的大部分维生素与矿物质元素，可满足肝炎患者的营养需求，对酒精性肝纤维化患者能起到清热利湿、消退黄疸、减轻腹胀的功效，对肝腹水的患者有一定的利尿消肿作用。本品是酒精性肝纤维化患者的一道食疗佳品。

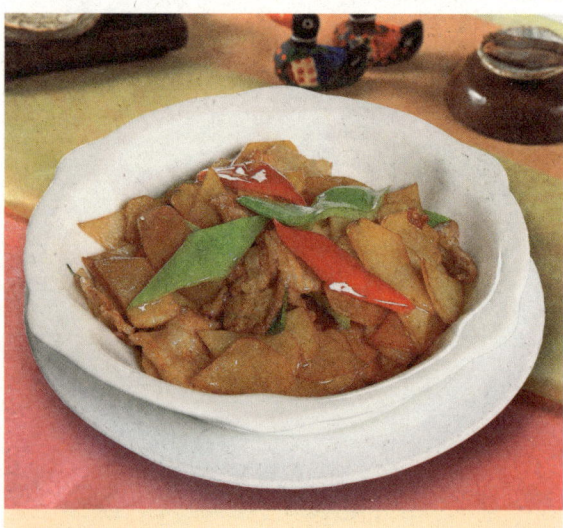

土豆小炒肉

● 材料 土豆250克，猪肉100克

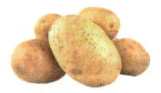 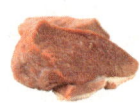

● 调料 辣椒少许，盐、味精、水淀粉、酱油各适量

● 做法

① 土豆洗净去皮，切块；辣椒洗净，切片。
② 猪肉洗净，切片，加盐、水淀粉、酱油拌匀备用。
③ 油烧热，入辣椒片炒香，放肉片煸炒至变色，放土豆炒熟，加入酱油、盐、味精调味即可。

● 食疗功效

土豆所含的粗纤维有促进胃肠蠕动和加速胆固醇在肠道内代谢的功效，具有通便的作用，可以辅助治疗酒精性肝纤维化引起的食欲不振和腹胀的症状。猪肉营养丰富，可为身体乏力的患者补充能量。本品适合患有肝病的人经常食用。

对症食疗 双菇脊骨汤

- **材料** 脊骨、香菇、茶树菇各适量

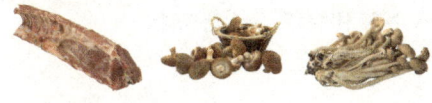

- **调料** 盐3克
- **做法**

① 脊骨洗净，切段；香菇、茶树菇均洗净，泡发撕片。
② 热锅上水烧开，下入脊骨焯透，捞出洗净。
③ 将脊骨放入砂煲，注入适量水，大火煲沸后放入香菇、茶树菇，改用小火煲1.5小时，加盐调味即可。

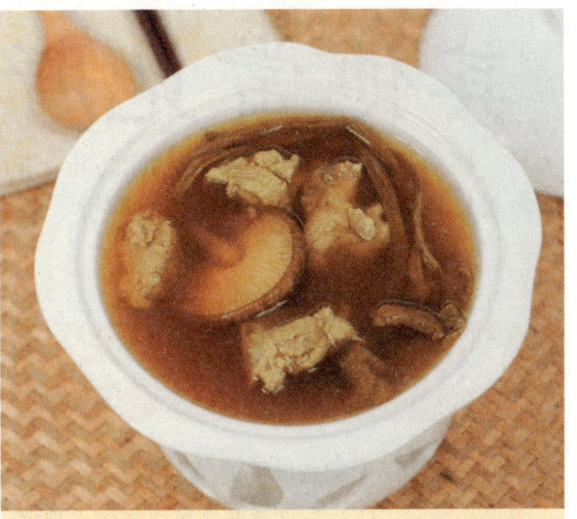

- **食疗功效**

肝病患者经常食用香菇能够提高机体免疫力，补气养身，降低谷丙转氨酶，可防止酒精性肝纤维化病情进一步恶化。脊骨有滋补养肝的功效，可为长期肝病患者调理养生之用。本品适合酒精性肝纤维化患者长期食用。

对症食疗 胡萝卜香菇肉粥

- **材料** 猪肉100克，胡萝卜、香菇、玉米粒、白米饭各适量

- **调料** 盐3克，葱花少许
- **做法**

① 猪肉、香菇洗净，切片；胡萝卜洗净，切丁；玉米粒洗净；取碗，用盐将肉腌渍片刻。
② 把肉片、香菇、胡萝卜、玉米粒倒入装有白米饭的锅中，加适量清水。
③ 最后加适量盐，开大火煮至粥稠且有香味溢出时，撒上葱花即可。

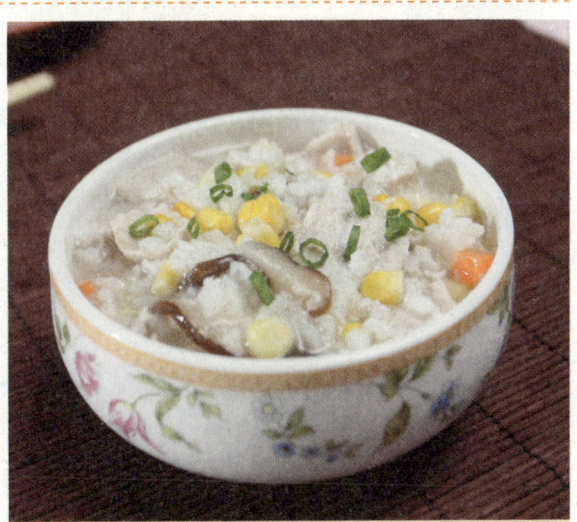

- **食疗功效**

胡萝卜中含有丰富的胡萝卜素，能够有效促进细胞发育和提高人体的免疫力，对于肝病的预防和身体恢复都有一定的作用。猪肉含有多种营养素，可有效改善酒精性肝纤维化患者食欲不振的症状。本品对酒精性肝纤维化有一定的食疗功效。

其他常见肝病

● 一些其他比较常见的肝病包括脂肪肝、肝硬化、原发性肝癌、药物性肝炎和肝纤维化等,往往伴随着食欲不振、疲倦乏力、肝区疼痛和腹部不适等症状。

脂肪肝

患病原因	引起脂肪肝的原因是多方面的,包括长期饮酒,致使肝内脂肪氧化减少;长期高脂饮食或长期大量摄入糖、淀粉等碳水化合物食品,使肝脏脂肪合成过多;体重过高,缺乏运动,使肝内脂肪摄入过多;也有可能是糖尿病、肝炎或某些药物引起的急性或慢性肝损伤所致。
主要症状	轻度脂肪肝患者通常仅有疲乏感,常常易困、易疲劳。中度脂肪肝有类似慢性肝炎的表现,常有食欲不振、疲倦乏力、恶心、呕吐、体重减轻、肝区或右上腹隐痛等症状。
传染途径	脂肪肝病由于不是病毒感染所引起的,因此不存在传染性。
易患人群	心脑血管病患者、肝病患者、胃肠疾病患者、糖尿病患者。
预防方法	①不能喝酒,因为酒精是损害肝脏的第一杀手。 ②不宜摄入过多的动物性脂肪、植物油、蛋白质和碳水化合物,以免营养长期过剩诱发脂肪肝。 ③避免过量服用各种药物。有数十种药物与脂肪肝的形成有关,如四环素、乙酰水杨素、糖皮质激素、合成雌激素及降脂药等,都可以导致脂肪在肝内积聚。
饮食之宜	①饮食宜清淡,忌油腻。要坚持清淡少盐膳食,多吃富含营养、容易消化的食物。 ②饮食结构要合理,以少食多餐为宜。 ③多吃蔬菜水果,常吃奶类、豆类,常喝豆浆等。 ④注意多食用含B族维生素、维生素C、维生素K及叶酸类较多的食物,如新鲜的水果、蔬菜。
饮食之忌	①禁吃生冷、甜腻、辛热食物。 ②忌食生痰助湿之品。 ③忌吃夜宵,忌挑食。

对症食疗 燕麦米豆浆

● **材料** 黄豆50克，燕麦米40克

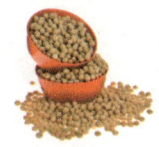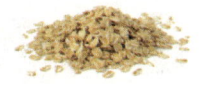

● **做法**

①黄豆洗净，用清水泡至发软；燕麦米淘洗干净。

②将黄豆、燕麦米放入豆浆机中，加适量水搅打成豆浆，烧沸后滤出即可。

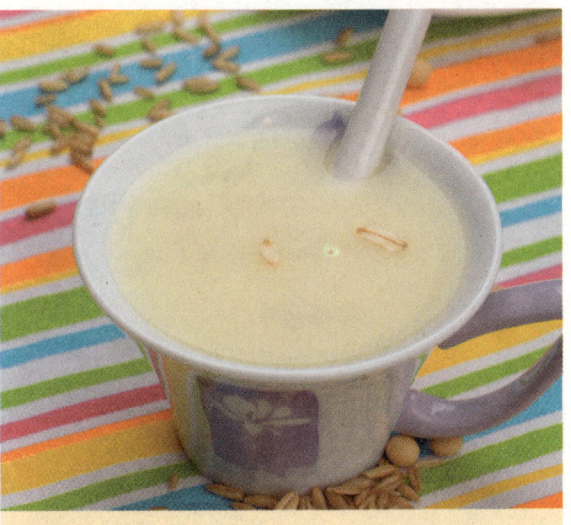

● **食疗功效**

黄豆富含不饱和脂肪酸和大豆磷脂，能保持血管弹性，预防脂肪肝形成。燕麦含有丰富的蛋白质，能够为人体补充营养，有助于肝细胞的修复和再生。脂肪肝病患者食用本品有助于减轻病症和增强抵抗力。

对症食疗 扁豆薏芡炖鹌鹑

● **材料** 鹌鹑2只，猪肉100克，白扁豆25克，薏米、芡实各12克

● **调料** 姜3片，盐、味精各适量

● **做法**

①鹌鹑处理干净，切块；猪肉洗净切条。

②白扁豆、薏米、芡实用热水浸透并洗净。

③将鹌鹑、猪肉、白扁豆、姜片、薏米、芡实放进炖盅，加水1500毫升，大火煮开后改小火炖2小时，趁热加入盐、味精调味即可。

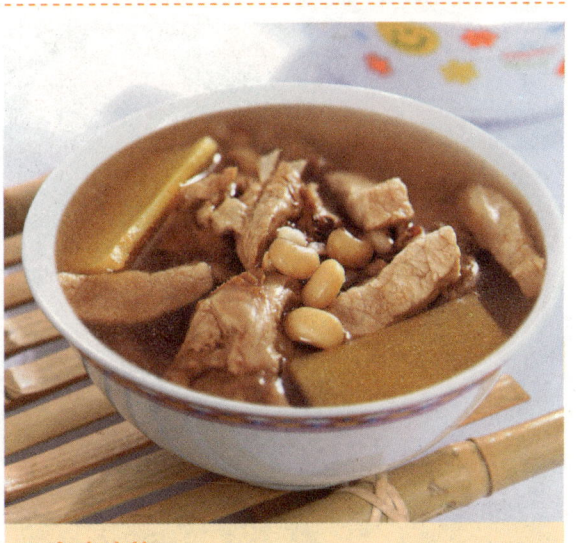

● **食疗功效**

薏米含有丰富的蛋白质、维生素B_1、维生素B_2，肝病患者食用能保肝排毒，有助缓解脂肪肝症状。鹌鹑肉含有多种氨基酸，且胆固醇含量较低，尤其适合脂肪肝患者补养身体。本品能清热解毒、消脂保肝，适合脂肪肝患者食用。

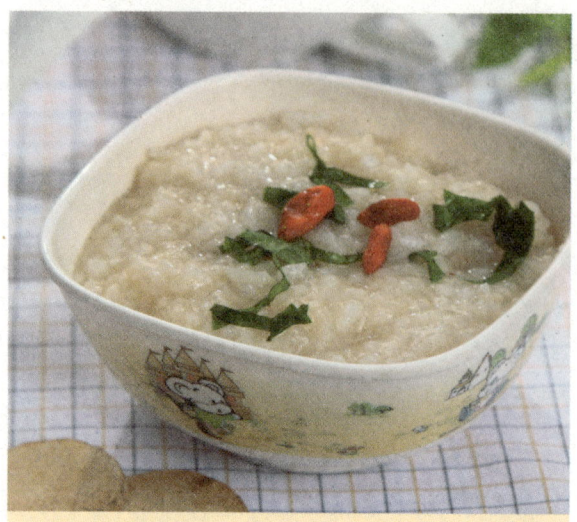

对症食疗 泽泻枸杞子粥

● **材料** 泽泻、枸杞子各适量，大米80克

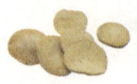 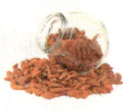 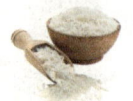

● **调料** 盐1克，葱花少许

● **做法**

① 大米泡发洗净；枸杞子洗净；泽泻洗净，加水煮好，取汁待用。
② 锅置火上，加入适量清水，放入大米、枸杞子以大火煮开。
③ 再倒入熬煮好的泽泻汁，以小火煮至浓稠状，加入盐拌匀，撒上葱花即可。

● **食疗功效**

枸杞子中含有甜菜碱，甜菜碱有抑制脂肪在肝细胞内沉积、促进肝细胞再生的作用。大米可刺激胃液分泌，有助于消化，防止脂肪的堆积。此粥具有清除湿热、降脂瘦身的功效，适合脂肪肝和肥胖患者食用。

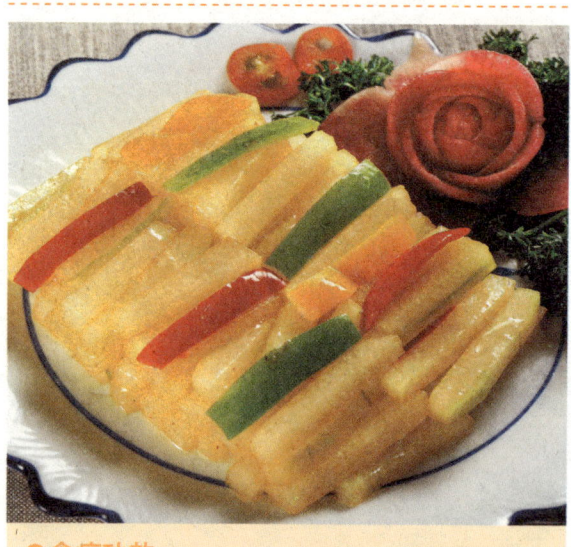

对症食疗 橙汁冬瓜条

● **材料** 冬瓜300克，青椒、红椒、黄椒各10克

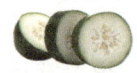 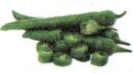 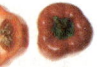

● **调料** 盐3克，橙汁适量

● **做法**

① 冬瓜洗净，去皮、籽，切成条状；青椒、红椒、黄椒均去蒂洗净，切条状。
② 锅注水烧开，加盐，放入冬瓜煮熟后，捞出沥干，摆盘。
③ 锅加油烧热，放入青椒、红椒、黄椒爆香后摆盘，将橙汁均匀地淋在冬瓜上即可。

● **食疗功效**

冬瓜含有多种维生素和人体所必需的微量元素，可促使人体内淀粉、糖转化为热能，而不变成脂肪。橙汁有开胃消食之效，能促进消化。本品具有消脂保肝的功效，适合脂肪肝患者食用。

对症食疗 山楂消食汤

- **材料** 山楂10克，花菜200克，土豆150克，培根75克，麦冬8克

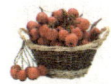 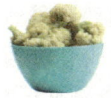 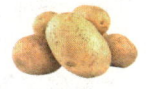

- **调料** 盐3克，黑胡椒粉4克
- **做法**
① 将山楂和麦冬洗净放入棉布袋中，和清水一起置入锅中，煮沸，3分钟后关火，滤汁备用。
② 菜花洗净，掰朵；土豆洗净，去皮切块；培根切丁；花菜和土豆入锅，倒入药汁煮至土豆变软。
③ 加入培根、盐、黑胡椒粉煮沸。

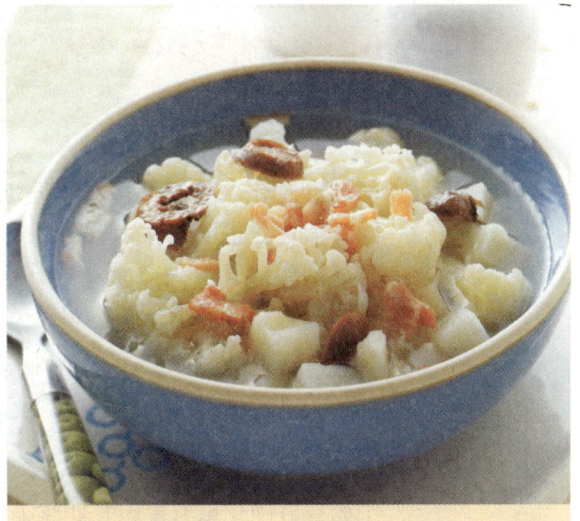

- **食疗功效**
山楂是既能开胃消食又能促进肝细胞修复的食物，有保肝排毒的功效。土豆是低热能、高蛋白、含有多种维生素和微量元素的食品，可以预防脂肪肝。脂肪肝患者适量常喝此汤能够加速脂肪的分解，减轻脂肪肝的症状。

对症食疗 南瓜塔

- **材料** 南瓜400克，百合30克，樱桃1颗

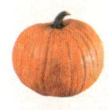 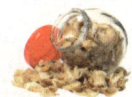 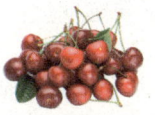

- **调料** 蜂蜜30克
- **做法**
① 百合洗净，装入盘中；南瓜去皮去瓤，洗净，切块，整齐码入盘中；樱桃洗净，放在南瓜上。
② 蜂蜜用开水调匀，淋在南瓜上，将盘放入蒸笼蒸至熟烂即可。

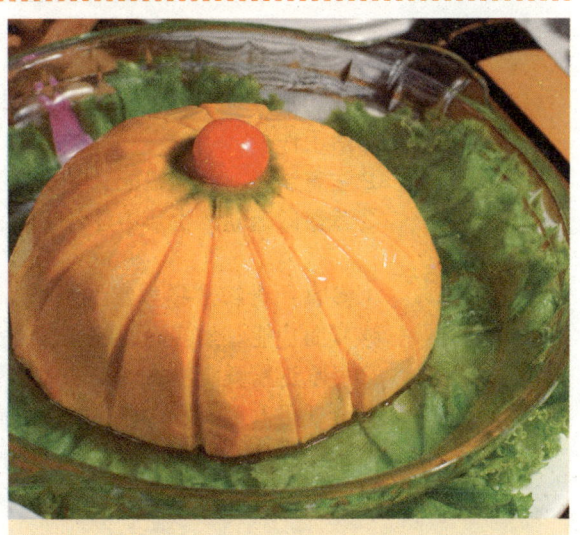

- **食疗功效**
南瓜中含有果胶，果胶有很好的吸附性，能黏结和消除体内细菌毒素和其他有害物质，对排毒有促进作用，能预防脂肪肝，帮助恢复肝脏功能。百合对改善病后体弱有裨益。本品对脂肪肝患者具有一定的食疗作用。

肝硬化

患病原因	引起肝硬化的病因很多，不同地区的主要病因也不相同。目前在中国，病毒性肝炎，尤其是慢性乙型肝炎，是引起门静脉性肝硬化的主要因素。其次为血吸虫病肝纤维化，酒精性肝硬化亦逐年增加。长期嗜酒、饮食不节制、营养不良、大量用药等也是常见的病因。
主要症状	主要症状有乏力、食欲减退、腹胀、腹泻、消瘦等。肝硬化患者的肝肿大，边缘硬，常为结节状，伴有蜘蛛痣、肝掌、脾肿大、腹壁静脉曲张、腹水等，还常有轻度贫血、血小板及白细胞数减少等症状。
传染途径	①如果肝硬化患者是因长期感染乙肝、丙肝等肝炎病毒而引起的肝炎后肝硬化，那么是具有传染性的。主要通过血液传播、母婴垂直传播及性传播。例如输血、医疗器械污染等，均可引起肝炎病毒感染。 ②由非肝炎病毒引起的酒精性肝硬化、原发性或药物性肝硬化、营养不良性肝硬化等是不具有传染性的。
易患人群	长期酗酒者；慢性病毒性肝炎感染者，肝脏瘀血者；长期服药和接触化学毒物者；某些特殊疾病患者，如代谢紊乱人群、血友病等遗传代谢缺陷均可导致肝硬化。
预防方法	①预防肝硬化，最重要的就是要做好对乙肝、丙肝等病毒性肝炎的防治工作。 ②注意饮食，合理搭配。在饮食上要注意不能偏食，营养要均衡。 ③适量做运动，生活中注意保健，还要定期进行身体检查。
饮食之宜	①多食用含锌、镁丰富的食物，有助于增强肝脏功能和抵抗力，增强凝血功能。如瘦肉、蹄筋、谷类、乳制品、鸡蛋、皮冻等。 ②多吃淀粉类食物。如红薯、土豆等。 ③合理摄入蛋白质，有利于肝细胞的修复。如奶酪、鸡肉和鱼肉等。 ④适量多食用含粗纤维少及具有清热解毒、保护肝脏作用的食物。如莲藕、冬瓜、南瓜、茄子、蘑菇、莴笋等。
饮食之忌	①忌吃含钠多的食物，因为会加重肝脏的负担。如咸菜、酱菜、挂面等不宜多吃或最好不吃。 ②慎食易致氨中毒和肝昏迷的食物。如松花蛋、乌鸡、海参等。 ③慎食富含粗纤维和容易引起消化道出血的食物。如芹菜、韭菜、蒜苗、竹笋、雪里蕻、香椿和菠菜等。

溪黄草泥鳅汤 〔对症食疗〕

● **材料** 溪黄草30克，活泥鳅200克

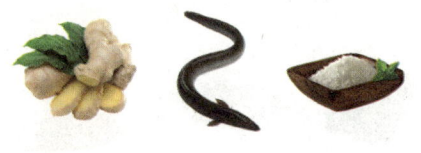

● **调料** 生姜2片，盐适量
● **做法**
① 活泥鳅宰杀，去内脏洗净；溪黄草洗净。
② 泥鳅、溪黄草与生姜同入锅，加适量水煮汤，小火煮2小时。
③ 加入适量盐调味即可。

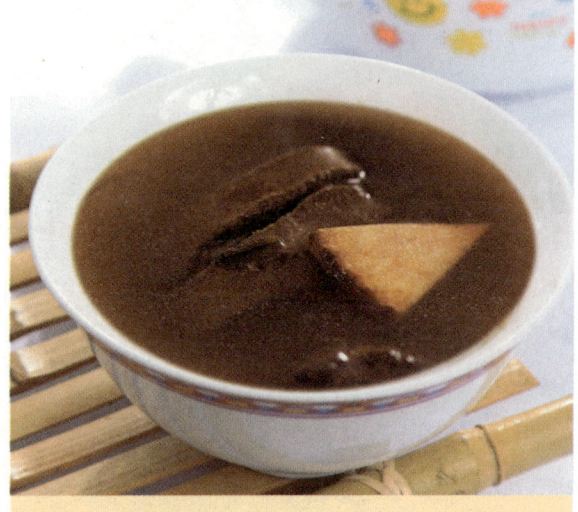

● **食疗功效**
泥鳅含有多种营养素，可以起到减少白蛋白流失、辅助养肝补肝的作用，尤其对低蛋白血症引起的肝硬化有一定的缓解作用。溪黄草清热利湿，凉血散瘀，常用于辅助治疗肝炎和肝硬化。本品能够清热祛湿、健脾利水，辅助治疗肝硬化。

茯苓玉米须鲫鱼汤 〔对症食疗〕

● **材料** 鲫鱼450克，茯苓30克，玉米须10克，莲子肉30克
● **调料** 盐少许，味精3克，葱段、姜片各5克，香菜段、枸杞子各少许
● **做法**
① 鲫鱼处理干净，在鱼身上切上几刀；茯苓、玉米须洗净；莲子、枸杞子洗净备用。
② 锅置火上倒入油，将葱、姜炝香，下入鲫鱼略煎，倒入水，加入玉米须、茯苓、莲子肉煲熟，再加盐、味精调味，撒上香菜段、枸杞子即可。

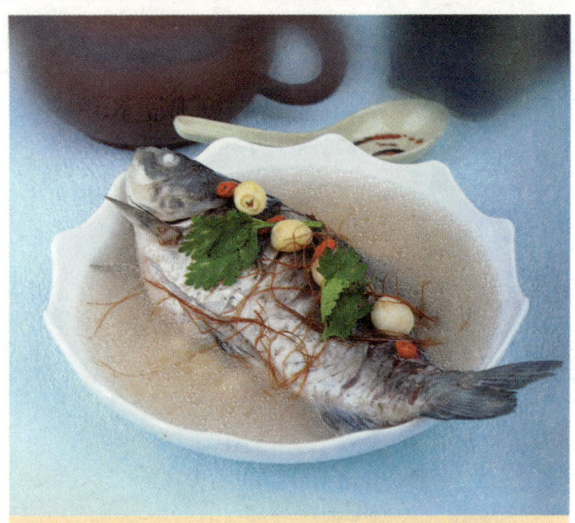

● **食疗功效**
茯苓中的有效成分茯苓多糖、茯苓聚糖可以降低有毒物质四氯化碳对肝脏的损伤，预防肝细胞坏死和肝硬化。食用鲫鱼可以缓解肝硬化所带来的食欲不振的症状。本品具有健脾养肝、利水消肿的功效，对肝硬化患者有很好的辅助治疗作用。

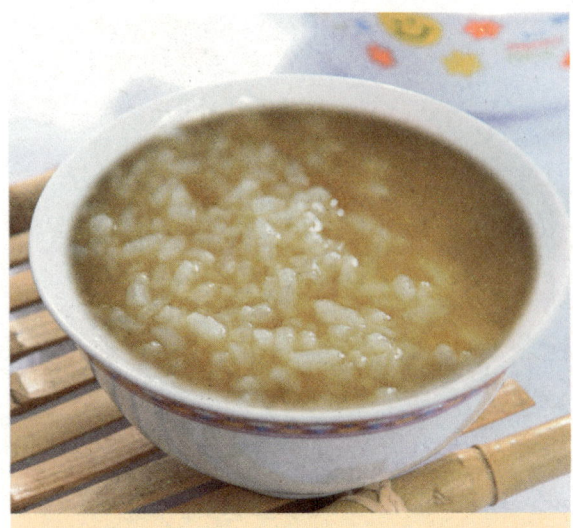

猪苓垂盆草粥 _{对症食疗}

- **材料** 垂盆草30克，猪苓10克，粳米30克

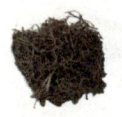 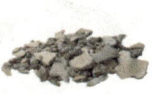 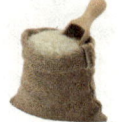

- **调料** 冰糖15克
- **做法**

① 将垂盆草、猪苓分别用清水洗净，一起放入锅中，加入适量清水煎煮10分钟左右，捞出垂盆草、猪苓，取药汁备用。
② 另起锅，将药汁与淘洗干净的粳米一同放入锅中，加水煮成稀粥。
③ 加入冰糖即成。

- **食疗功效**

猪苓能提高机体的细胞免疫功能，常用于治疗肝病。粳米能提供肝炎患者所需的热量，益气补气，其所含的各种成分也均为肝炎患者所必需的营养，都对肝脏有利。本品具有利湿退黄、清热解毒的功效，对肝功能异常和肝硬化腹水等症有食疗作用。

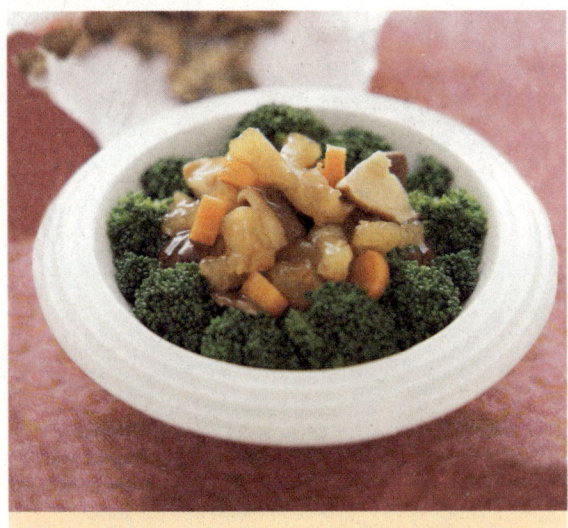

香菇煨蹄筋 _{对症食疗}

- **材料** 猪蹄筋250克，香菇、胡萝卜、西蓝花各200克
- **调料** 香卤包1包，盐少许，蚝油20毫升，水淀粉适量
- **做法**

① 西蓝花洗净，掰成小朵；胡萝卜洗净切丁；香菇洗净切块。以上食材均入锅煮熟备用。
② 猪蹄筋洗净，入锅加水、香卤包煮熟。
③ 将水淀粉、蚝油拌匀煮沸，放香菇、蹄筋、盐，炒至汁干，加入西蓝花和胡萝卜拌匀即可食用。

- **食疗功效**

香菇中的香菇多糖具有抗病毒和保护肝脏的作用。肝病患者经常食用香菇能降低谷丙转氨酶，可防止病情进一步发展。猪蹄筋对长期患有肝硬化者有润肝养肝和养阴的功效。本品对肝硬化患者肝细胞的修复有良好作用。

对症食疗 清炒红薯丝

● **材料** 红薯200克

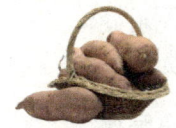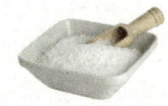

● **调料** 盐3克，鸡精2克，葱3克
● **做法**
① 红薯去皮洗净，切丝备用。
② 锅内加油烧热，放入红薯丝炒至八成熟，加盐、鸡精炒匀。
③ 待熟装盘，撒上葱花即可。

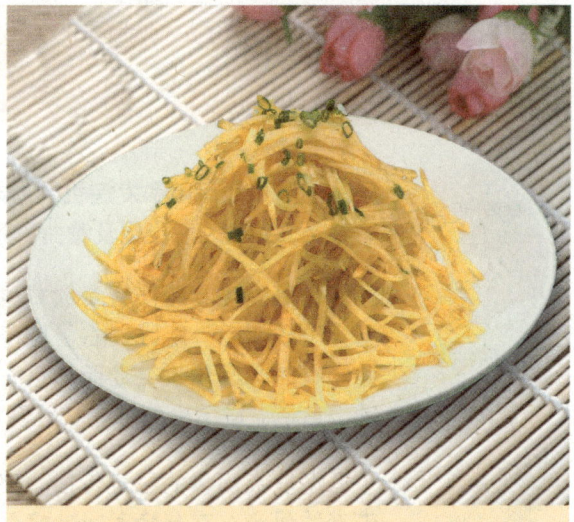

● **食疗功效**
红薯中含有膳食纤维、胡萝卜素、多种维生素等，可以补充人体所需的营养和能量。其中所含的硒可以防止过量胶原纤维的形成，预防肝坏死等。常吃红薯还能够防止肝脏结缔组织萎缩，预防肝硬化的发生。本品适合肝硬化患者食用。

对症食疗 糖醋藕片

● **材料** 莲藕2节，熟白芝麻8克

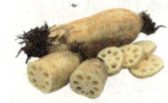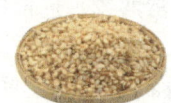

● **调料** 果糖6克，白醋20毫升，盐适量
● **做法**
① 莲藕削皮洗净，切成薄片，浸入淡盐水中。
② 锅内注水烧开，放入藕片焯烫，并滴进几滴醋同煮，煮熟后捞起，沥干。
③ 将藕片加醋、盐、果糖拌匀，撒上白芝麻即可。

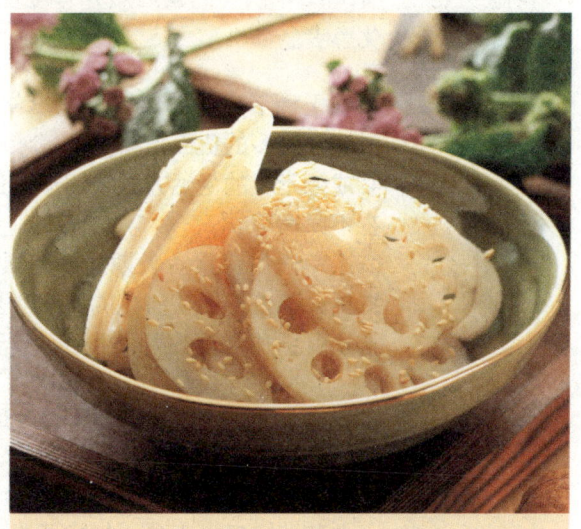

● **食疗功效**
莲藕除了含有人体所需的多种微量元素外，还含有鞣质，能增进食欲，促进消化，开胃健中，对于胃纳不佳、食欲不振的肝硬化患者恢复健康有很大的益处。

原发性肝癌

患病原因	原发性肝癌的病因和发病机制尚未确定。目前认为可能与肝硬化、乙型肝炎、病毒性肝炎以及黄曲霉素等化学致癌物质和环境因素有关。
主要症状	原发性肝癌患者常伴有食欲减退、腹部闷胀、消化不良等症状，甚至会出现恶心、呕吐、右上腹隐痛等；肝区可有持续性或间歇性疼痛，有时会因体位变动而加重。有些患者还会出现乏力、发热、水肿、黄疸、皮下出血等症状。肝癌的早期表现较不典型。
传染途径	①乙型肝炎病毒的垂直传播。遭受乙肝病毒感染并成为长期病毒携带者的母亲，在分娩时或分娩后可能将病毒传染给新生儿。由于新生儿免疫功能尚未健全，不能有效地清除病毒而形成持续感染，以致发生慢性肝炎、肝硬化，最后演变为肝癌。 ②乙型肝炎病毒的水平传播。肝炎病人的家庭成员之间接触极为密切，如果有一个人感染乙肝病毒，就很容易在不知不觉中殃及其他人。
易患人群	40岁以上、有5年以上肝炎病史或乙型肝炎病毒抗原标记物阳性者；有5～8年以上的酗酒史并有慢性肝病临床表现者；已经确诊的肝硬化患者。
预防方法	①善于调节自己的情绪。在日常生活中应尽量避免情绪波动，并及时消除过多的负面情绪。 ②戒除不良的生活方式或习惯。比如经常熬夜、通宵打麻将、K歌、夜不归宿等。 ③避免过度劳累。长期处于劳累和疲倦状态容易使肝病患者机体的抵抗力降低，促使癌症的发病、复发或转移。 ④饮食结构合理健康，生活有节奏、有规律。
饮食之宜	①可适当多吃具有软坚散结、抗肝癌作用的食物。如红小豆、薏米、红枣、裙带菜、海带、海龟、泥鳅等。 ②可以适当多吃有护肝作用的食物。如桑葚、香菇、蘑菇、刀豆、大白菜、南瓜、人参、枸杞子、山药、银耳、蜂蜜等。 ③原发性肝癌有肝痛症的可以多吃金橘、橘饼、杨梅和黄瓜等。
饮食之忌	①忌吃过酸、过甜、过冷、过热、过咸以及含气过多的食物。 ②忌吃辣椒、花椒、芥末、桂皮等辛辣刺激性食物。 ③忌吃油腻食物和盐腌食物。如猪油、油炸食品、咸菜、熏肉等。

对症食疗 美花菌菇汤

- **材料** 香菇、蘑菇、平菇各100克，西蓝花、花菜各75克，鸡脯肉50克，车前子15克
- **调料** 高汤适量，盐4克
- **做法**

①西蓝花、花菜、香菇、平菇、蘑菇分别洗净，掰成小朵；鸡脯肉洗净，切块焯水备用；车前子洗净，备用。
②净锅放置火上，倒入高汤，下入西蓝花、花菜、香菇、蘑菇、平菇、鸡脯肉、车前子煲至熟。
③加入盐调味即可。

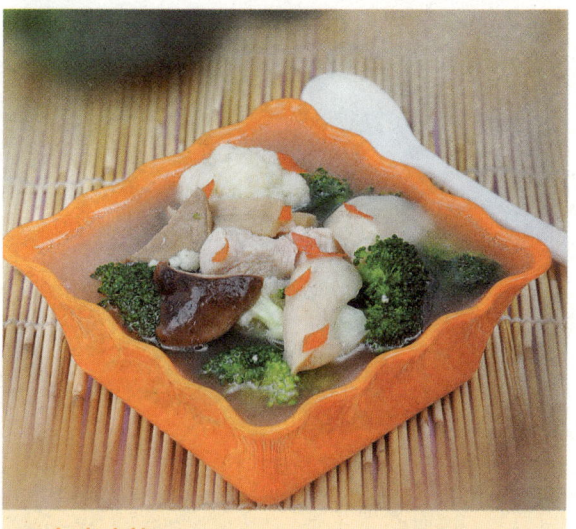

- **食疗功效**

香菇中含有一种高纯度、高分子结构的葡聚糖，即香菇多糖。葡聚糖具有抗病毒、诱生干扰素和保护肝脏的作用。适量食用鸡肉可提高受损肝组织及肝细胞的修复与再生功能。本品可防癌抗癌，还能缓解原发性肝癌患者的水肿症状。

对症食疗 西洋参甲鱼汤

- **材料** 无花果20克，甲鱼500克，西洋参10克，红枣3颗，枸杞子少许

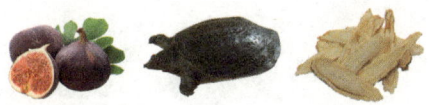

- **调料** 盐适量
- **做法**

①甲鱼洗净，切块，备用。
②西洋参、无花果、红枣、枸杞子分别洗净备用。
③锅中加适量清水，煮沸后加入无花果、甲鱼、西洋参、红枣、枸杞子，大火煲开后转小火煲3小时，加盐调味即可。

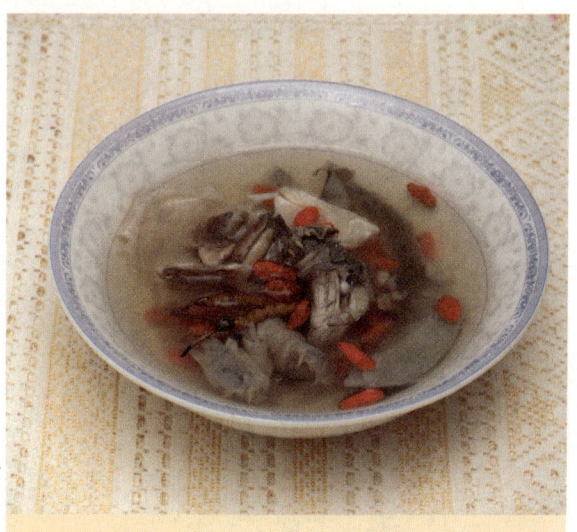

- **食疗功效**

无花果中含有苹果酸、柠檬酸、脂肪酶等，能够帮助人体消化食物。肝癌患者多有便秘，食用无花果对其有利。本品具有益气养血、软坚散结的功效，适合肝癌患者食用，可补充患者体力，缓解肝脏肿大症状。

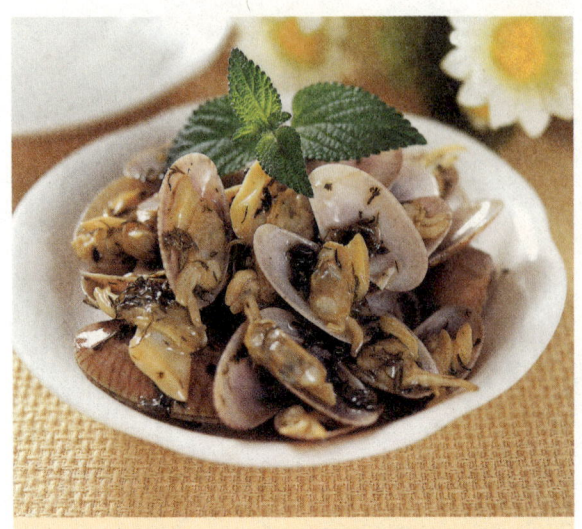

茵陈炒蛤蜊 （对症食疗）

- **材料** 蛤蜊300克，茵陈30克

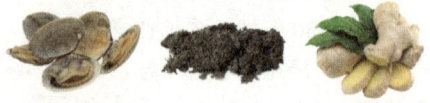

- **调料** 生姜片、盐、味精各适量
- **做法**
① 蛤蜊放入清水中，加适量盐，养24小时，期间经常换水，最后洗净；茵陈洗净。
② 取锅烧热，加入适量油，待油热后下生姜片爆香，再下蛤蜊煸炒片刻。
③ 加茵陈及适量水，烧到蛤蜊熟时，加入盐、味精调味，起锅装盘即可。

● **食疗功效**
蛤蜊有滋阴、软坚、化痰的作用，可滋阴润燥补肝，帮助调理和缓解原发性肝癌。茵陈具有清湿热、保肝降酶、退黄及缓解肝癌症状的功效。本品可消肿散结，抑制肝病毒，用于急慢性肝炎、肝癌等病的辅助治疗，是肝病患者的一道食疗佳品。

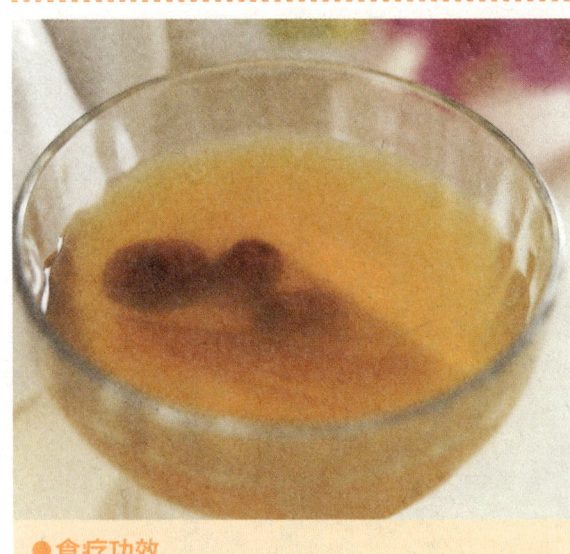

虎杖解毒蜜 （对症食疗）

- **材料** 虎杖30克，党参25克，红枣10克，山药15克，莪术10克，蜂蜜10克

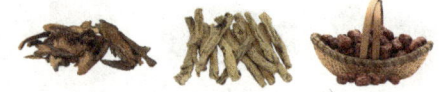

- **做法**
① 将党参、山药、虎杖、红枣、莪术洗净，用水浸泡1小时。
② 将以上食材加入瓦罐，再加适量水，小火慢煎1小时，滤出头汁500毫升。
③ 加水再煎，滤出二汁，将药汁与蜂蜜放入锅中，再煎5分钟即可。

● **食疗功效**
虎杖中所含有的大黄素成分对肝癌可以起到一定的抑制作用。山药可防止肝脏结缔组织的萎缩，其含有的淀粉和蛋白质可起到保肝护肝的作用。本品具有清热解毒、利胆止痛、破血散结的功效，适合肝癌、肝脏肿大疼痛的患者食用。

对症食疗 三七木耳乌鸡汤

● **材料** 乌鸡150克，三七5克，黑木耳10克

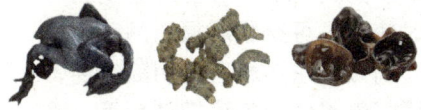

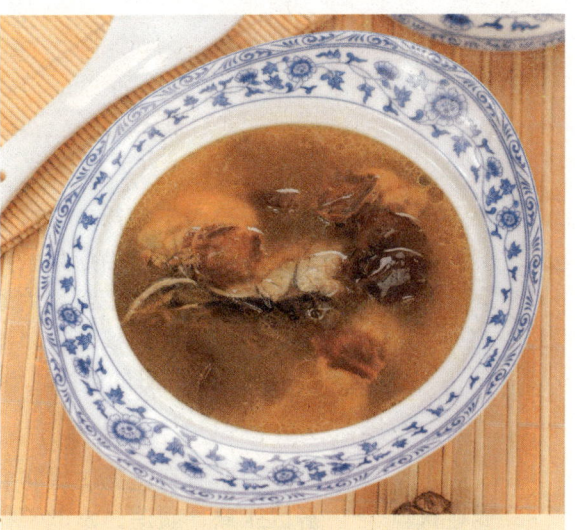

● **调料** 盐2克

● **做法**

① 乌鸡洗净切块；三七浸泡，洗净切片；黑木耳泡发，洗净撕朵。

② 锅中入清水烧沸，放入乌鸡焯去血沫后捞出洗净。

③ 瓦煲装适量水，煮沸后入乌鸡、三七、黑木耳，大火煲沸后改用小火煲2.5小时，加盐调味即可。

● **食疗功效**

三七可改善肝脏微循环，促进肝组织修复、再生，可抗肝纤维化，对原发性肝癌有辅助治疗作用。乌鸡有滋阴补肾、养血填精、益肝补虚、清热镇痛的作用，能促进患者康复。本品具有柔肝止痛的功效，适合肝癌患者为缓解肝区疼痛而食用。

对症食疗 金橘苹果汁

● **材料** 金橘50克，苹果1个，白萝卜80克，凉开水200毫升，蜂蜜少许

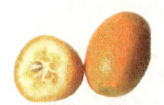 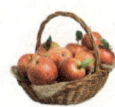 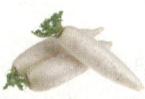

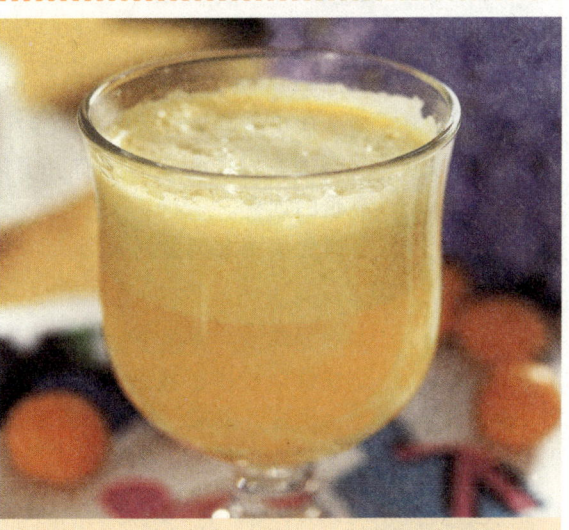

● **做法**

① 金橘洗净；苹果洗净，去皮切块；白萝卜洗净，去皮，切成小块。

② 将材料倒入榨汁机内，加凉开水榨成汁，加入蜂蜜搅拌均匀即可。

● **食疗功效**

金橘含有大量维生素C、类胡萝卜素等，适量食用能提高抗氧化能力，对保护肝脏有益，同时可提高肝脏的排毒功能。从苹果中能提取出具有抗氧化、抑制肿瘤细胞繁殖及促进新生血管形成的物质，可起到预防肝癌的作用。本品适合原发性肝癌患者饮用。

药物性肝炎

患病原因	药物性肝炎是由于服用了可造成肝损伤的药物使得肝脏细胞受到破坏而引起的病症。在治疗某些疾病时使用了可造成肝损伤的药物,这是造成药物性肝炎最常见的原因。例如糖尿病患者使用降糖药,结核病患者使用抗结核药物,器官移植患者使用免疫抑制剂等,这些药物都可危害肝脏的健康,继而引发肝炎。
主要症状	药物性肝炎患者在发病时经常会伴随着畏寒、发热、乏力、恶心呕吐、肝区胀痛、腹泻、食欲不振等不适症状,严重者甚至会迅速陷入昏迷状态。
传染途径	药物性肝炎是不会传染的。
易患人群	长期服用会造成肝损伤药物的病人或不遵医嘱用药的人易患药物性肝炎。
预防方法	①尽早了解药物性肝炎的知识,熟悉易导致药物性肝炎的诱发因素,尽可能避免各种诱因的发生。 ②合理安排饮食。对于有肝硬化、曾发生过肝性脑病的患者要避免高蛋白饮食。 ③避免使用大剂量利尿剂。
饮食之宜	①根据病情,遵循个性化的饮食原则。 ②饮食以松软、易消化为主。例如可进食葡萄糖、米汤、藕粉、果汁、果酱、果冻、细粮以及豆制品等。 ③合理搭配饮食,多吃一些含维生素的蔬菜和水果,例如包菜、生菜、菠菜、苹果和菠萝等。
饮食之忌	①忌过多食用含蛋白质过高的食物,如肉类和蛋类。 ②忌吃过硬、过热的食品,防止上火、便秘,以免加重病情。 ③忌吃方便面、香肠和罐头。这些食品中含有防腐剂、食物色素等,会加重肝脏代谢及排毒功能的负担。

对症食疗 枸杞子白菜心汤

● **材料** 白菜心50克,枸杞子10克

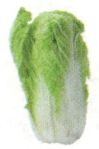 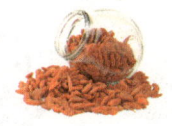

● **调料** 盐1克,味精2克,姜5克

● **做法**
① 白菜心洗净,掰开;枸杞子洗净;姜洗净,切片。
② 锅置于火上,加入少量油烧热,注水,加入白菜心、枸杞子、姜片焖煮。
③ 煮至沸时,加入盐、味精调味即可。

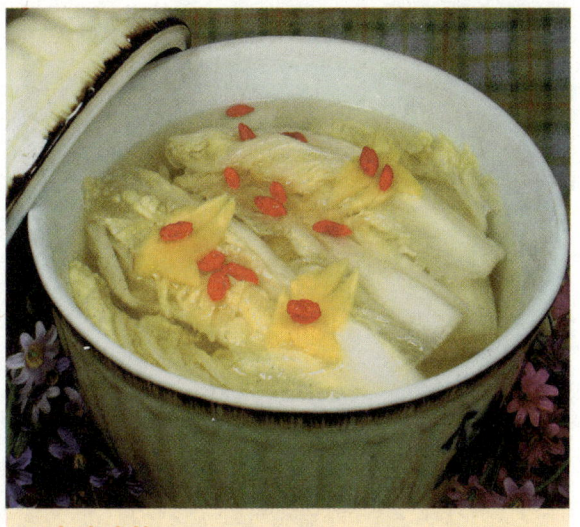

● **食疗功效**
枸杞子味甘性平,能补肾益精,护肝明目,缓解失眠。白菜含有丰富的粗纤维和多种维生素,能促进大便排泄,帮助消化,对肝脏可起到保护作用。本品能够有效缓解药物性肝炎引起的食欲不振等症状。

对症食疗 包菜苹果汁

● **材料** 包菜、苹果各100克,柠檬1/2个,凉开水500毫升

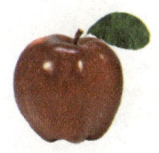 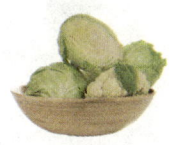

● **做法**
① 包菜洗净,切丝;苹果洗净去核,切块。
② 柠檬洗净,切块榨汁备用。
③ 将包菜、苹果放入榨汁机中,加入凉开水榨汁。
④ 加入柠檬汁调味即可。

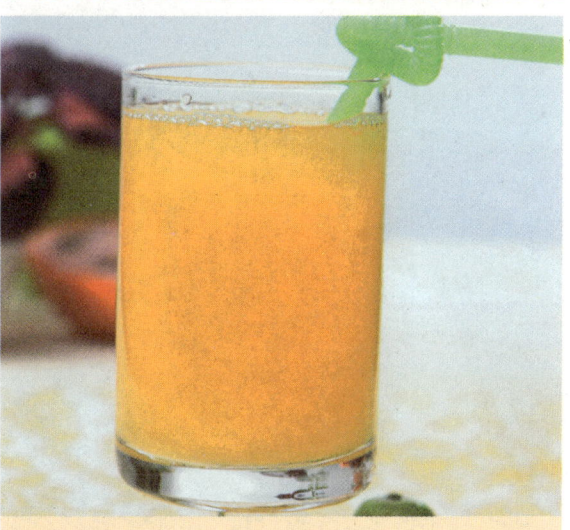

● **食疗功效**
包菜含有的叶酸在人体内制造核糖核酸、脱氧核糖核酸的过程中扮演着重要的角色,是人体在利用糖分和氨基酸时的必要物质。因此,包菜能起到保护肝脏的作用。苹果可促进肝脏排毒功能。此品适合药物性肝炎患者经常饮用。

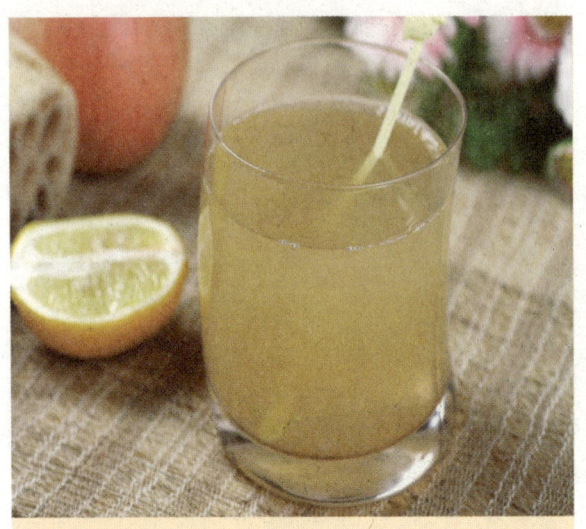

对症食疗 莲藕柠檬汁

● **材料** 莲藕150克，苹果1个，柠檬1/2个

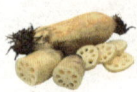 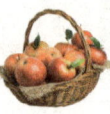 

● **做法**
① 莲藕洗净，切成小块；苹果洗净，去掉外皮，去核，切成小块；柠檬洗净，切成小片。
② 将准备好的材料放入榨汁机内榨成汁即可。

● **食疗功效**
莲藕含有人体所需的微量元素，对调节人体功能、疏肝健脾、养气血效果极佳。莲藕还含有鞣质，有一定健脾止泻的作用，有利于食欲不振的肝炎患者恢复健康。柠檬可以改善肝炎患者食欲不振的症状。本品适合长期患有药物性肝炎的病人饮用。

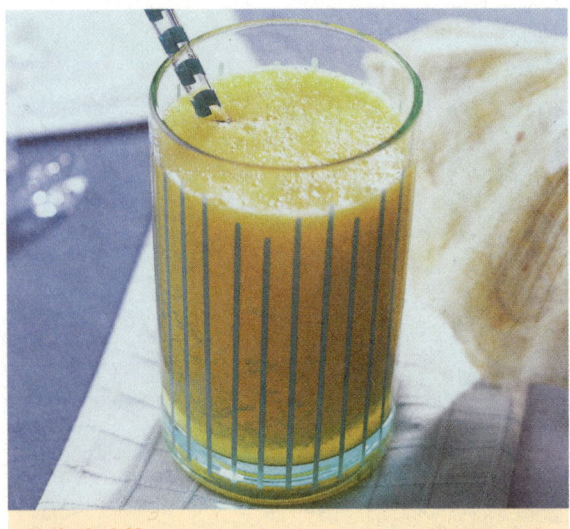

对症食疗 菠萝柠檬汁

● **材料** 菠萝200克，柠檬汁50毫升

 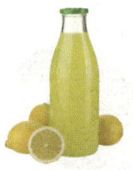

● **做法**
① 菠萝去皮，洗净，切成小块。
② 把菠萝和柠檬汁放入榨汁机内，搅打均匀。
③ 把菠萝柠檬汁倒入杯中即可。

● **食疗功效**
菠萝具有清热解毒、生津止渴、利小便的功效，同时菠萝中所含的蛋白酶能够很好地分解食物中的蛋白质，增加肠胃蠕动，促进消化吸收。吃菠萝不仅能补充肝炎患者所需的营养成分，还能减轻肝炎患者恶心呕吐、食欲不振的症状。本品适合药物性肝炎患者经常饮用。

对症食疗 养生十谷米浆

● **材料** 糙米、黑糯米、小米、小麦、荞麦、芡实、燕麦、莲子、麦片、薏米共80克，熟花生仁10克

 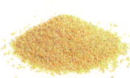 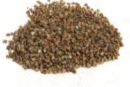

● **调料** 白糖适量

● **做法**
① 将上述材料除熟花生仁和白糖外洗净，浸泡至软。
② 将泡好的材料和熟花生仁放入豆浆机中，添水，按"米浆"键搅打成浆，装杯，加入白糖调味即可。

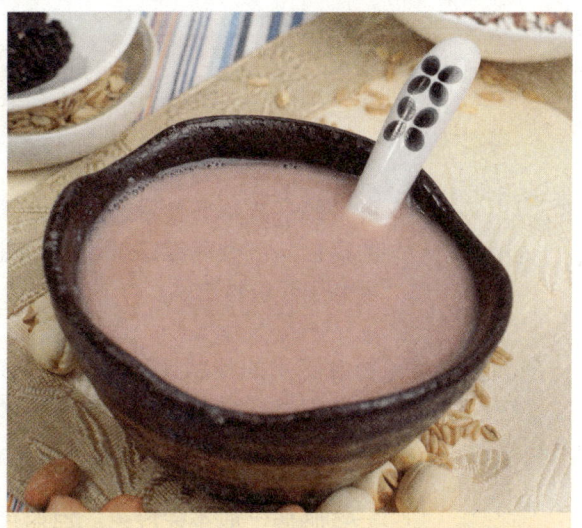

● **食疗功效**
芡实具有补中益气、补脾止泻、开胃进食的功效，为滋养性食物，可以改善药物性肝炎患者食欲不振、恶心、呕吐的症状。糙米中富含碳水化合物、不饱和脂肪酸和维生素等，具有保护肝脏的功能。本品适合药物性肝炎患者食用。

对症食疗 玉米苹果豆浆

● **材料** 玉米30克，苹果1个，黄豆60克

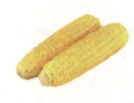 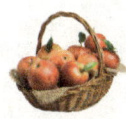 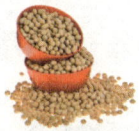

● **调料** 冰糖10克

● **做法**
① 玉米剥粒，洗净备用；苹果洗净，去皮，去核，切碎丁；黄豆浸泡12小时，洗净。
② 将玉米粒、黄豆、苹果放入豆浆机中，加水搅打成玉米豆浆，烧沸后滤出豆浆，加入冰糖拌匀即可。

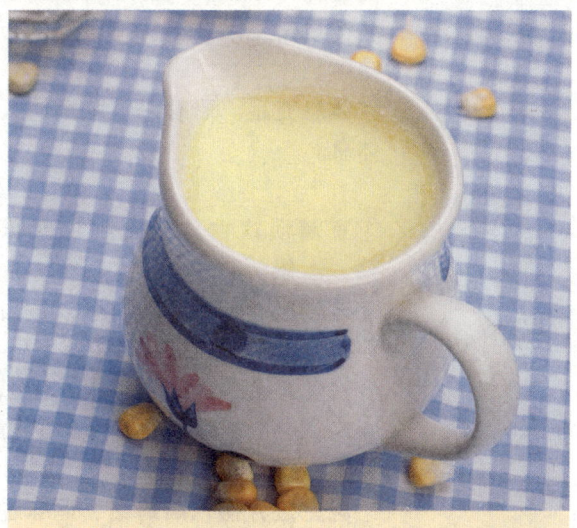

● **食疗功效**
黄豆含有较多的蛋白质及其他营养元素，可以为肝病患者补气。此外，黄豆中含有的有效成分对肝炎还有辅助治疗的作用。玉米除了可以补气补肝之外，还能减轻肝炎患者的腹泻和食欲不振等症状。本品是药物性肝炎患者的一道食疗佳品。

肝性脑病

患病原因	肝性脑病又称肝性昏迷,是由严重肝病(如急、慢性肝病)所引起的病症。肝炎病毒感染、服用对肝脏有毒性的药物以及酗酒等也有可能引起肝性脑病。
主要症状	肝性脑病的症状比较多变且复杂。早期的患者可能出现不适的症状,包括嗜睡、昏迷、步态不稳、抽搐、大小便失禁等,后期病情恶化,可能引起意识和行为上的障碍、肝功能衰竭。
传染途径	肝性脑病一般不会传染。但如果是病毒性肝炎引起的肝性脑病,与其密切接触的话,可能会被传染上病毒性肝炎。
易患人群	长期服用对肝脏有毒性药物的病人和长期酗酒者容易患肝性脑病。
预防方法	①忌喝酒。 ②适当地运动。平时注意锻炼身体,若见腹内有积块、身体消瘦、倦怠乏力等症状,应及早检查和治疗。 ③在日常生活中应保持良好的心态,避免长期处在紧张、忧虑的情绪中。 ④休息充足。患有肝性脑病的人一定要保证充足的睡眠,应多卧床休息。
饮食之宜	①宜清淡饮食。少食肥甘厚味及辛辣刺激的食物,多吃新鲜蔬菜、水果。 ②适当搭配补充营养。可以适当地多吃瘦肉、鱼类、竹笋、莴笋、芦笋、山药、红薯、芋头、土豆等。 ③饮食有原则,建议定时、定量,有节制。 ④饮食中主食粗粮、细粮合理搭配,以保证营养均衡。
饮食之忌	①避免过分摄入高热量、调味过浓的食物。如动物内脏、鸡皮、肥肉、鱼子、蟹黄、动物油等,均不宜多吃。 ②忌吃过甜的食物。例如巧克力、糖果、糖水等不宜吃。 ③不吃陈旧变质或刺激性的食物,少吃熏、烤、腌泡、油炸、过咸的食品。 ④忌酒。

红枣炒竹笋 〔对症食疗〕

- **材料** 竹笋、水发木耳、红枣、青豆、胡萝卜块各适量
- **调料** 番茄酱、红薯粉、白糖、盐、味精各适量
- **做法**

①水发木耳洗净，切丝；红枣洗净，去核；青豆洗净；竹笋洗净，切小块。
②将竹笋、胡萝卜焯水，捞出；锅置火上，油烧热，下竹笋略炒后，盛出。
③锅内加油烧热，倒入水发木耳、竹笋、青豆、胡萝卜和红枣炒熟。下入白糖、盐、味精和番茄酱调味，红薯粉加水拌匀后放入锅内，翻炒均匀即可。

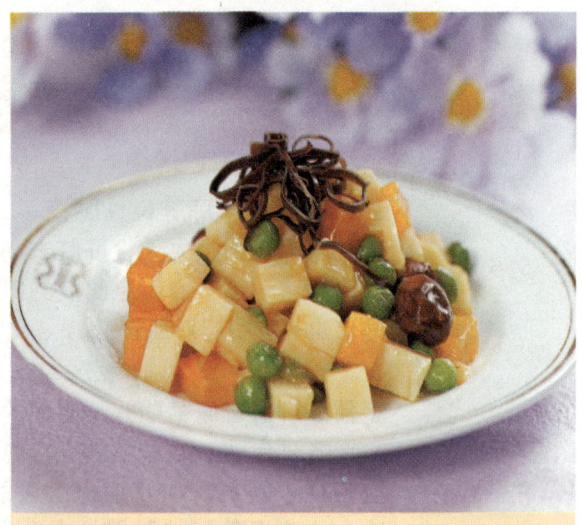

- **食疗功效**

竹笋中维生素的含量很高，能起到开胃消食、促进食欲、增强免疫力的作用，适合肝性脑病患者用于提高抗病能力。红枣中含有三萜类化合物，有保护肝脏的作用。本品适合肝性脑病患者长期食用。

红薯山药麦豆浆 〔对症食疗〕

- **材料** 黄豆50克，山药30克，红薯、小麦各20克

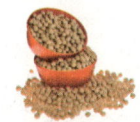 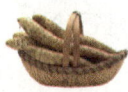 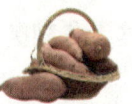

- **做法**

①黄豆泡发洗净；山药、红薯去皮洗净，切小块，泡在清水里；小麦洗净，浸泡1小时。
②将所有原材料放入豆浆机中，添水搅打成豆浆，烧沸后滤出豆浆即可。

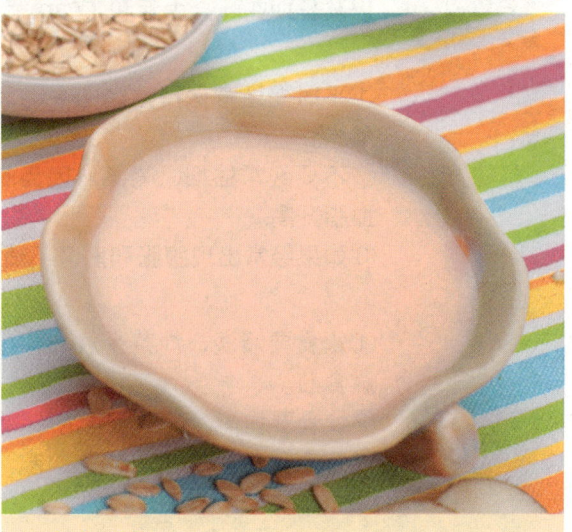

- **食疗功效**

红薯中的黏液蛋白能促进低密度胆固醇的排泄，从而降低心脑血管疾病的发生率。山药中含有淀粉和蛋白质，还含有促进干扰素生成和增加T细胞数的成分，因此可以起到保肝护肝及调理肝、脾、肾的作用。本品对肝性脑病患者能起到食疗作用。

肝血管瘤

患病原因	肝血管瘤属于肝脏良性肿瘤，比较常见，发病的原因还不能够确定。有人认为是先天性肝脏末梢血管畸形引起的，也有人认为女性若服用避孕药会加大患此病的概率。另外，人体肝内区域性血循环停滞也可能引起肝血管瘤。
主要症状	多数的肝血管瘤早期并无明显的不适症状，在肿瘤变大恶化时才会出现各种症状。如右上腹经常隐痛不适、食欲不振、消化不良、恶心呕吐、嗳气。血管瘤也有可能压迫食管，导致患者出现吞咽困难，也有可能压迫肺脏，导致患者呼吸困难。当肝血管破裂出血时，患者甚至会出现吐血和休克症状。
传染途径	肝血管瘤是肝病的一种。虽然很多人认为肝病以传染病居多，但是肝血管瘤是一种常见的血管瘤，是不会传染的。
易患人群	家族中有相关遗传病史，或长期饮酒或长期进食肥厚油腻食物者，以及长期在社会生活和工作中思想压力大的人容易患此病。
预防方法	①平时要注意保持情绪的平稳和心情的愉悦。切忌生气愤怒、紧张焦虑。 ②不要经常抽烟、喝酒。因为长期吸烟酗酒会干扰血脂的代谢，使血脂升高。 ③如果经常出现腹胀和肝区不适，应及早到医院进行诊治。
饮食之宜	①饮食要清淡，炒菜少放油，少放口味过重的调料，少食生冷、油腻食品。 ②饮食要均衡，适当多吃海带、紫菜、萝卜、丝瓜、橘饼等。 ③宜少食多餐，避免吃得过饱，以免加重肝脏及消化系统的负担。
饮食之忌	①忌吃含脂肪过多的食物。脂肪的吸收、消化和分解主要依靠肝脏进行，当肝脏功能出现障碍时，摄入过多的脂肪就无法在肝脏内被有效地分解，从而诱发肝脏疾病。 ②忌吃硬、脆、干、粗糙、刺激性的食物。如辣椒、饼干、煎饼等不宜多吃。

对症食疗 山楂肉丁汤

- **材料** 山楂15克，陈皮、枳壳各10克，猪瘦肉100克

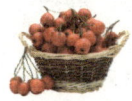 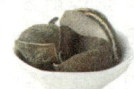 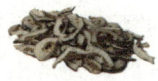

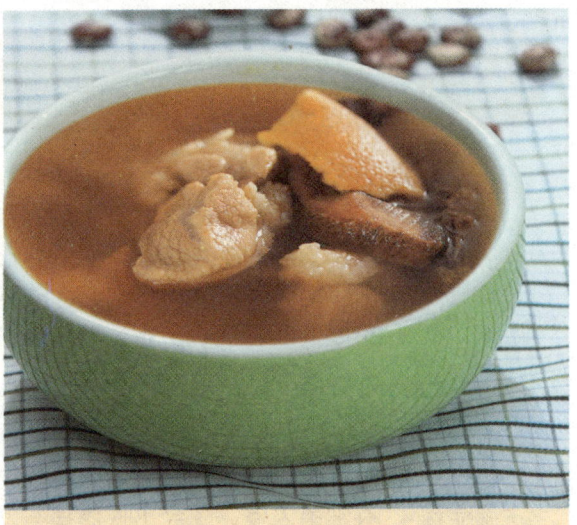

- **调料** 盐适量
- **做法**

① 先将猪肉洗净，切丁，用盐腌渍待用；陈皮、枳壳洗净备用。
② 山楂、陈皮、枳壳入锅，加水煮30分钟。
③ 下入猪肉丁，煮至熟，加入盐调味即可。

● **食疗功效**

山楂具有提高胃动力、消炎杀菌、活血散结的作用。肉丁能帮助补肝养肝以及养气。本品具有疏肝理气、健脾和中的功效，可以有效减轻肝血管瘤的症状，适合肝血管瘤患者经常食用。

对症食疗 龙骨牡蛎炖鱼汤

- **材料** 鲭鱼1条，龙骨、牡蛎各50克

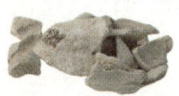 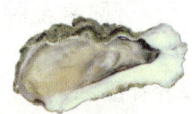

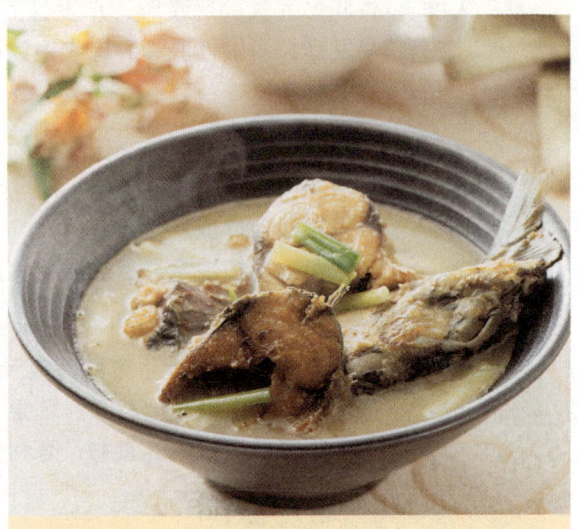

- **调料** 盐2克，葱段适量
- **做法**

① 龙骨、牡蛎冲洗干净，入锅加1500毫升水熬成高汤，熬至剩3～5碗时，捞弃药渣；鱼去鳃、内脏后洗净，切段，拭干，入油锅炸至金黄，捞起。
② 将炸好的鱼放入高汤中，熬至汤汁呈乳黄色时，加葱段、盐调味即可。

● **食疗功效**

牡蛎含锌量高，可增强肝脏代谢能力及消化吸收能力，还可与肝炎病毒的外壳结合，形成复合物，使病毒复制的聚集能力减弱，还能起到活血散结的作用。鱼肉能够为肝病患者提供营养，帮助身体康复。本品适合肝血管瘤患者食用。

肝囊肿

患病原因	肝囊肿可分为先天性肝囊肿、创伤性肝囊肿、炎症性肝囊肿、肿瘤性肝囊肿和寄生虫性肝囊肿。比较常见的是先天性肝囊肿，多由肝内小胆管发育障碍所引起。炎症性肝囊肿是由胆管发炎或结石梗阻引起的胆管囊状扩张。创伤性肝囊肿是肝脏受外伤后的血肿或组织坏死液形成的一个囊腔。
主要症状	肝囊肿可能会压迫到胃和肠道，导致上腹部有饱胀感，如果囊肿内有细菌入侵，还会出现腹痛与发热的症状。其他的症状包括右上腹部疼痛、发热、腹胀、消瘦等。
传染途径	肝囊肿没有传染性。
易患人群	肝囊肿大多数是先天性的，具有家族集中性发病的倾向。分为单发性和多发性的肝囊肿，单发性的人群多为20~50岁，女性比男性更易发病，多发性肝囊肿患者中以40~60岁的女性居多。
预防方法	①先天性肝囊肿目前尚无有效的预防措施。 ②后天性肝囊肿多由外伤、炎症引起，有时甚至肿瘤也可以引起，故应积极治疗原发性疾病。 ③饮食上多加注意，尽量避免食用腥发食品和酒类。
饮食之宜	①多吃一些富含维生素的蔬菜和水果。这样能够减少肝囊肿发病的概率。如猕猴桃、无花果、苹果、山药和香菇等，都可以多食。 ②多吃富含纤维素的食物，有利于促进身体的康复。
饮食之忌	①避免食用发酵性食品。主要是不要食用菌变发酵的食品，如豆腐乳、臭鸡蛋等。这些食物对囊肿的生长速度有利，所以忌吃。 ②避免摄入过多高蛋白食品。每一种肝囊肿患者都应该低蛋白饮食，避免体内氮类代谢物合成过多，以免降低肝脏的排毒能力。如动物内脏、大豆、豆腐、鸡蛋等，都不能过量食用。

对症食疗 猕猴桃汁

- **材料** 猕猴桃3个，柠檬1/2个，冰块1/3杯

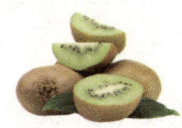 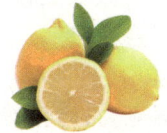

- **做法**
① 猕猴桃洗净，去皮，每个切成四块。
② 在搅拌机中放入柠檬、猕猴桃和冰块，搅打均匀。
③ 把猕猴桃汁倒入杯中，装饰柠檬片即可。

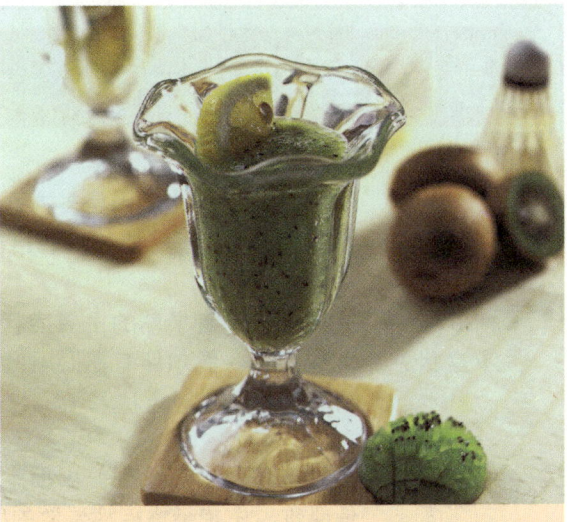

- **食疗功效**
猕猴桃含有丰富的维生素和胡萝卜素等，可增强免疫系统，起到解毒杀菌、清肝泻火的作用，对修复肝病患者受损的肝细胞、增强抵抗力是非常有好处的。常饮猕猴桃汁对肝囊肿患者的腹胀有缓解之效。本品适合肝囊肿患者经常饮用。

对症食疗 花生香菇煲鸡爪

- **材料** 鸡爪250克，花生米45克，香菇4朵

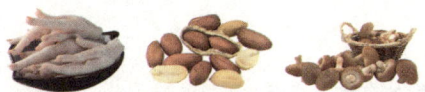

- **调料** 高汤适量，盐4克，葱花少许
- **做法**
① 鸡爪洗净；花生米洗净浸泡；香菇洗净，切片备用。
② 锅放置火上，倒入高汤，下入鸡爪、花生米、香菇煲至熟，加入盐调味，撒葱花即可。

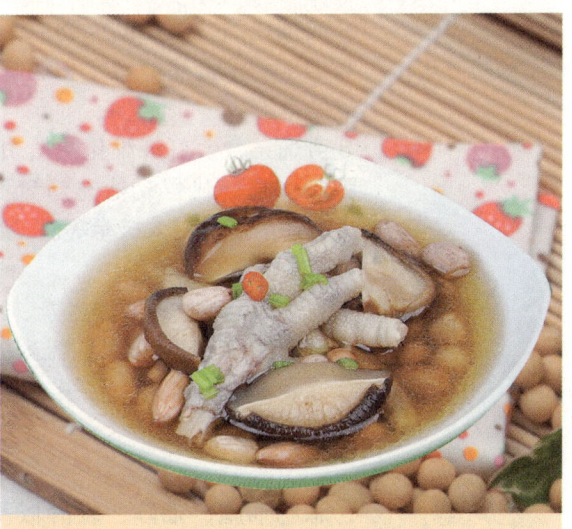

- **食疗功效**
花生中含有大量的蛋白质，适当多食可使受损伤的肝脏血管得到修复和加固，对肝细胞的修复及肝细胞的再生也有促进作用，有补肝之效。适当多吃香菇可降低谷丙转氨酶含量，防止肝囊肿病情进一步发展。本品是有益于肝囊肿患者的食疗佳品。

肝纤维化

患病原因	引起肝纤维化的病因是多方面的，在临床上比较常见的病因有病毒性肝炎、酒精肝、脂肪肝和自身免疫性疾病等。
主要症状	肝纤维化患者早期的主要症状是疲乏无力，经常产生疲劳感，常常食欲不振，偶尔伴有恶心呕吐。较为严重的会有肝区隐痛、便秘腹泻及牙龈出血等症状。
传染途径	肝纤维化是否传染视病因而定，由酒精肝所引起的肝纤维化不具有传染性。由传染性疾病导致的肝纤维化具有传染性。
易患人群	各种慢性病毒性肝炎患者和长期酗酒者都是易患肝纤维化的高危人群。
预防方法	①保持心情开朗。肝脏疾病与精神情志的关系非常密切。在日常生活中要学会消除负面情绪和精神负担，学会自我调节，保持乐观开朗。 ②戒烟戒酒。酒能助火动血，长期饮酒会导致酒精性肝硬化；长期吸烟不利于肝病的稳定和缓解，还可加快肝硬化的进程，有促发肝癌的危险。 ③劳逸结合。肝纤维化代偿功能减退并且并发腹水或感染者应注意卧床休息。代偿功能充沛者可适当运动，可做一些有益的体育活动，如散步、打太极拳等。
饮食之宜	①饮食以低脂肪、高维生素、易消化的食品为宜。 ②调理饮食，均衡营养。做到粗粮和细粮搭配，尽量使饮食多元化。 ③饮食要做到定时、定量，有节制。每一次进食都要有规律，养成良好的饮食习惯。
饮食之忌	①忌吃油腻、油炸、发酵以及腌制的食物。例如香肠、咸鱼、肥肉、腊肉等应该忌吃。 ②忌吃巧克力、糖果等各种甜食。食用过多的糖容易使血糖升高，严重的话会导致糖尿病，而且容易导致脂肪肝。 ③忌暴饮暴食。肝病患者如果经常暴饮暴食，就容易加重肝脏负担，使病情加重。

对症食疗 苦瓜虾仁炒蛋

● **材料** 鸡蛋2个，虾仁100克，红椒、苦瓜各适量

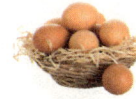 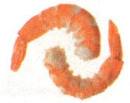 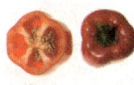

● **调料** 盐、鸡精各2克，淀粉10克

● **做法**
① 虾仁洗净，加入盐、鸡精、淀粉腌制；红椒、苦瓜分别洗净，切片。
② 鸡蛋打入碗中，加入盐拌匀。
③ 热锅下油，倒入鸡蛋稍炒，再入虾仁、红椒、苦瓜炒熟，加盐、鸡精调味，起锅即可。

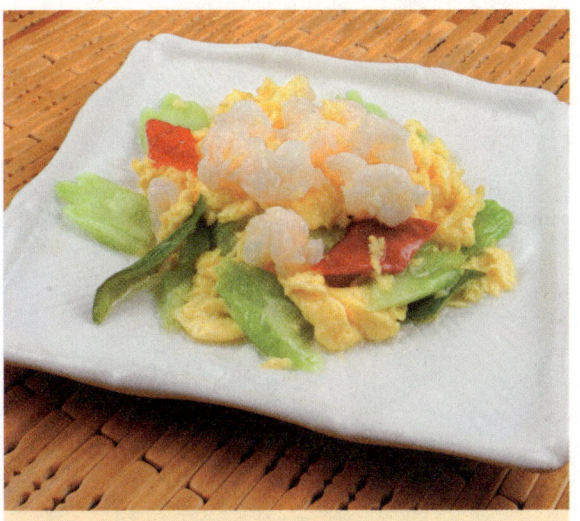

● **食疗功效**
苦瓜富含膳食纤维和维生素C，能提高机体应激能力，其有效成分可以抑制正常细胞的癌变，促进突变细胞的复原，对减轻肝纤维化有一定的作用。鸡蛋含多种营养素，可为长期的肝纤维化患者补充营养和能量。本品是适合肝纤维化患者的食疗佳品。

对症食疗 什锦水果杏仁豆腐

● **材料** 脱脂鲜奶120毫升，杏仁粉24克，琼脂8克，柳橙40克，西瓜60克，苹果40克，水240毫升

● **做法**
① 将水放入锅中煮开，水沸后加入杏仁粉搅拌煮至均匀，待再沸腾时加入琼脂搅拌，待呈黏稠状时熄火，倒入方形模型，晾凉至凝固。
② 将凝固的杏仁豆腐倒出，切小块；柳橙、西瓜、苹果分别洗净、去皮、去籽，切小丁。
③ 将切好的水果丁和杏仁豆腐块都放入碗中，加入牛奶拌匀即可。

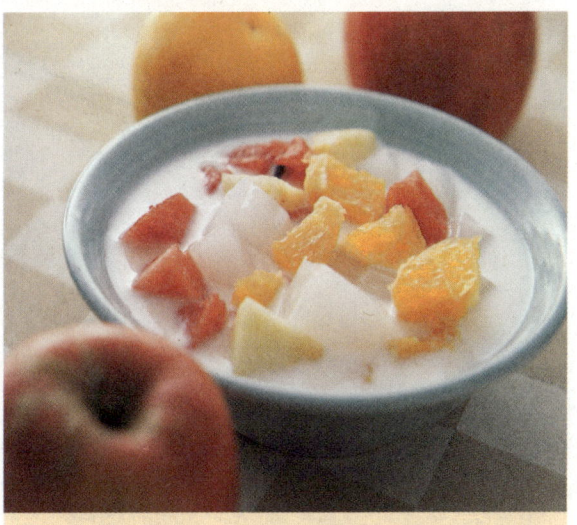

● **食疗功效**
橙子中含有黄酮类物质，具有消炎杀菌和抑制凝血的作用，适合肝纤维化出血者食用。鲜奶中含有丰富的蛋白质，可促进肝细胞的修复与再生，帮助恢复肝功能和保肝护肝。本品对肝纤维化患者调理身体有益，能起到疏肝理气的作用。

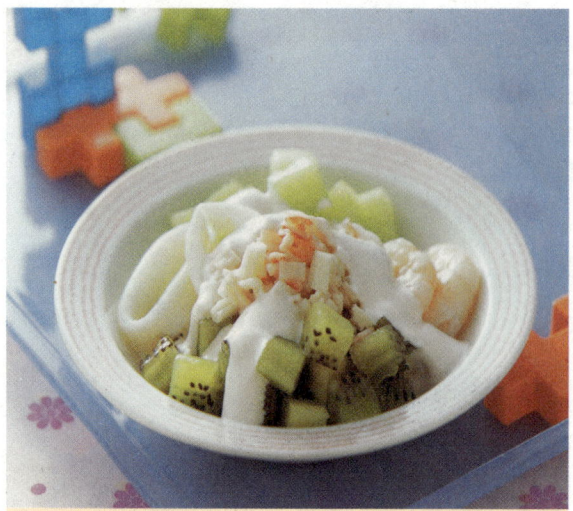

对症食疗 海鲜水果沙拉

● **材料** 洛神花10克，虾仁70克，猕猴桃70克，洋香瓜80克

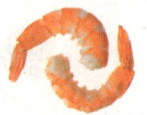 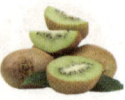 

● **调料** 优酪乳8克，沙拉酱7克

● **做法**

① 洛神花洗净，和200毫升水一起熬煮至水剩下约50毫升时熄火晾凉。取20毫升洛神花水和优酪乳、沙拉酱拌匀，即为调味酱。
② 虾洗净，挑除肠泥；用热水将虾仁焯烫至熟。
③ 猕猴桃、洋香瓜洗净去皮切成丁，和虾仁一起入盘，淋上调味酱即可。

● **食疗功效**

猕猴桃含有多种丰富的维生素，可增强免疫系统，起到缓解疲劳、清肝泻火的作用。虾仁对缓解肝纤维化引起的疲乏无力、肝区隐痛等症状有益处。本品对肝纤维化患者改善病情有益，适合经常食用。

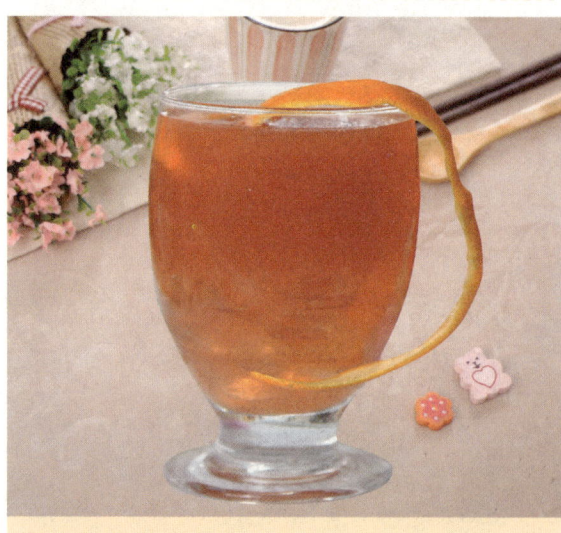

对症食疗 西芹橘子哈密瓜汁

● **材料** 西芹、橘子各100克，哈密瓜200克，西红柿50克

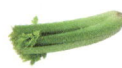 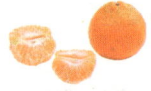 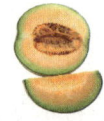

● **调料** 蜂蜜少许

● **做法**

① 哈密瓜洗净切块；橘子洗净去皮、去籽；西芹洗净，切小段；西红柿洗净，切薄片备用。
② 将所有材料放入榨汁机中，加入凉开水榨汁。
③ 加入蜂蜜调味即可。

● **食疗功效**

西芹含有丰富的维生素、膳食纤维、胡萝卜素等，具有清热养肝、健胃养脾、清肝泻火的功效。肝炎患者常吃西芹，能有效减轻肝纤维化的症状。橘子营养丰富，适量食用能够补充能量，保护肝脏。因此，肝纤维化患者适当多吃本品对身体健康有益。

Part 2 常见养肝食材

◎ 肝病是对身体伤害较大的一类疾病，尤其是慢性肝病，需要长期的护理，因此饮食的调养显得尤为重要。调理得当，能够起到保护肝脏、控制疾病发展之效，反之则可能加重肝脏负担，使病情恶化。本章主要从补气补肝、补血补肝、温补肝阳、滋补肝阴、利湿护肝、疏肝理气等不同方面，为肝病患者介绍相应的宜吃的食材，以便大家在日常生活中多摄入对缓解肝病有益的食物，促进身体的康复。

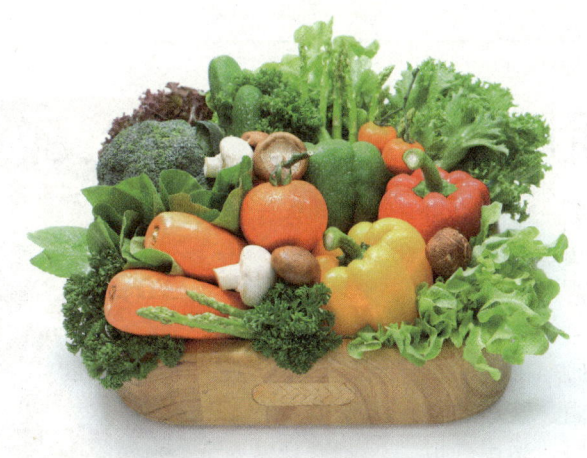

补气补肝类

● 这类食物具有补气补肝的功效，适宜气虚者，尤其是脾胃气虚者，症见乏力、食欲下降、腹胀腹泻、头晕等。

牛肚 【补气补肝】

养肝功效	牛肚具有补益脾胃、补气养血的功效，同时，牛肚中含蛋白质、碳水化合物以及硒元素，不仅能补肝养肝，还能增强肝病患者的免疫力。
相宜搭配	✓ 牛肚+黄芪 ▶ 补气血，增强免疫力 ✓ 牛肚+白菜 ▶ 增强免疫力
禁忌搭配	✗ 牛肚+芦荟 ▶ 不利于吸收 ✗ 牛肚+红豆 ▶ 影响营养吸收
不宜人群	高血脂和高血压患者尽量不要食用牛肚。

养肝菜例 豆豉牛肚

● **材料** 牛肚800克，甜椒、豆豉各适量
● **调料** 盐、酱油、料酒、葱段、姜块、葱白各适量
● **做法**
①葱白、甜椒洗净切丝。
②把洗净的牛肚、料酒、葱段、姜块一同放入开水中煮熟，捞出牛肚切片；油锅烧热，放豆豉，加盐、酱油炒好，淋在牛肚上，撒上葱白丝和甜椒丝即可。

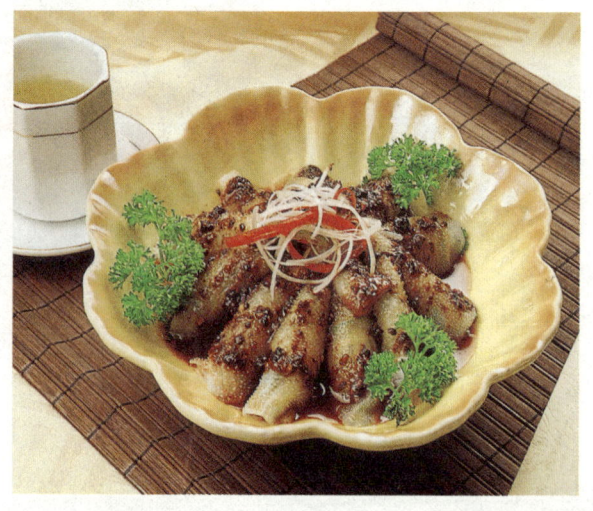

牛肉 【补气补肝】

养肝功效	牛肉的营养价值很高，古有"牛肉补气，功同黄芪"之说。除了能够补气之外，牛肉性平，味甘，富含蛋白质等，具有补肝明目的作用。尤其对肝病手术后的病人，将牛肉加红枣炖煮食用，对康复有利。
相宜搭配	牛肉+土豆 ▶ 有助于保护胃黏膜 牛肉+南瓜 ▶ 排毒止痛 牛肉+鱼头 ▶ 缓解食欲不振，防止便秘 牛肉+白萝卜 ▶ 补五脏，益气血
禁忌搭配	✗ 牛肉+生姜 ▶ 易导致体内热生火盛 ✗ 牛肉+白酒 ▶ 易导致上火 ✗ 牛肉+红糖 ▶ 易引起腹胀 ✗ 牛肉+板栗 ▶ 易降低营养价值
不宜人群	内热者及皮肤病、肾病患者不宜食用。

养肝菜例 土豆烧牛肉

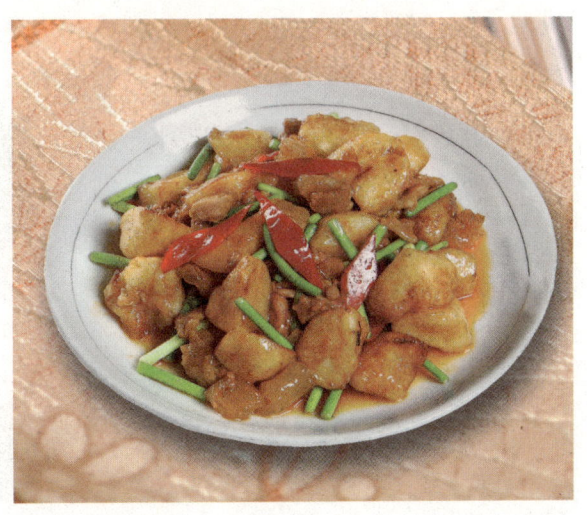

- **材料** 牛肉、土豆各150克，蒜薹80克
- **调料** 辣椒片、盐、酱油各适量
- **做法**

① 牛肉、土豆洗净切块；蒜薹洗净，切段。
② 油烧热，放入肥牛肉煸炒后捞出。
③ 锅内留油，加土豆炒熟，放入牛肉、辣椒片、蒜薹炒香，加盐、酱油调味，盛盘即可。

猪腰 【补气补肝】

养肝功效	猪腰中含有蛋白质、脂肪、碳水化合物、钙、磷、铁和维生素等营养元素，有健气补肝、和肾理气之功效。猪腰炖煮可用以滋补肾脏和养气，对妊娠期妇女尤其有效。
相宜搭配	◎猪腰+豆芽 ▶ 滋肾润燥 ◎猪腰+竹笋 ▶ 补肾利尿 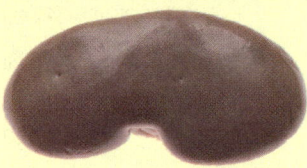
禁忌搭配	✗猪腰+茶树菇 ▶ 影响营养的吸收 ✗猪腰+海带 ▶ 易导致便秘 ✗猪腰+黄豆 ▶ 易导致消化不良
不宜人群	高血压、高血脂患者不适合食用猪腰。

养肝菜例 爽口腰花

- **材料** 猪腰1个，水发木耳、胡萝卜条、莴笋条各20克
- **调料** 泡椒段、盐、料酒各适量
- **做法**

①木耳洗净，撕小片；木耳片、胡萝卜条、莴笋条一同焯熟，捞出盛盘；猪腰收拾干净后打花刀，入油锅过油后盛出放在先前的盘里。

②油烧热，先放泡椒段炒香，再加盐、猪腰、料酒炒匀，最后加木耳片、胡萝卜条、莴笋条拌匀即可。

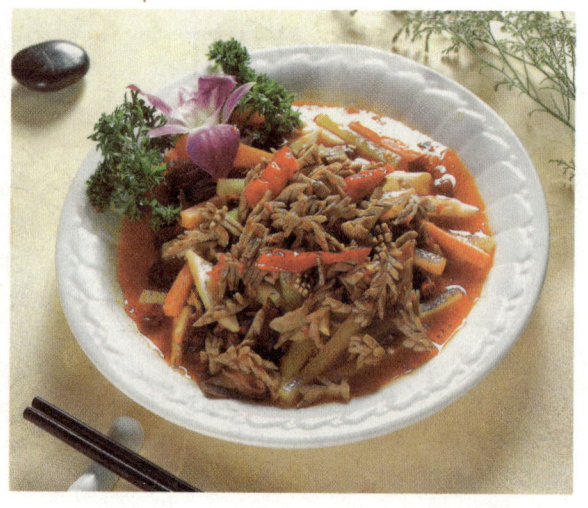

鸡肉 【补气补肝】

养肝功效	鸡肉中不仅蛋白质的含量较高，而且还含有维生素A、维生素C、脂肪、维生素B_1、维生素B_2、烟酸、钙、磷、铁等多种营养成分，适当食用不仅可为机体提供营养、能量，还可以确保机体内蛋白质及维生素的含量充足，有助于补气，也可有效提高受损肝组织及肝细胞的修复与再生功能，有助于补肝。
相宜搭配	◎ 鸡肉+枸杞子 ▶ 补五脏，益气血 ◎ 鸡肉+人参 ▶ 止渴生津 ◎ 鸡肉+柠檬 ▶ 增强食欲 ◎ 鸡肉+绿豆芽 ▶ 有助于降低心血管疾病的发病率
禁忌搭配	✗ 鸡肉+芹菜 ▶ 易伤元气 ✗ 鸡肉+大蒜 ▶ 易引起消化不良 ✗ 鸡肉+鲤鱼 ▶ 易引起腹痛 ✗ 鸡肉+狗肾 ▶ 易引起腹痛腹泻
不宜人群	内火偏旺、痰湿偏重、胆囊炎、胆石症、肥胖症、高血压、高血脂、严重皮肤疾病患者忌食鸡肉。

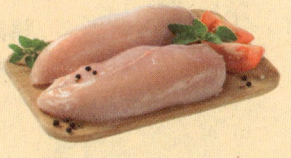

养肝菜例 芝麻鸡片

- **材料** 鸡胸肉350克，鸡蛋2个
- **调料** 白芝麻、盐、淀粉各适量
- **做法**

① 鸡蛋打入碗中，滤除蛋黄留蛋白。
② 鸡胸肉去骨，洗净，切片放入碗中，加盐、淀粉及蛋白抓拌均匀并腌渍约10分钟，均匀粘上白芝麻。
③ 油烧热，入鸡胸肉炸至金黄色，捞出沥干油，切小块即可。

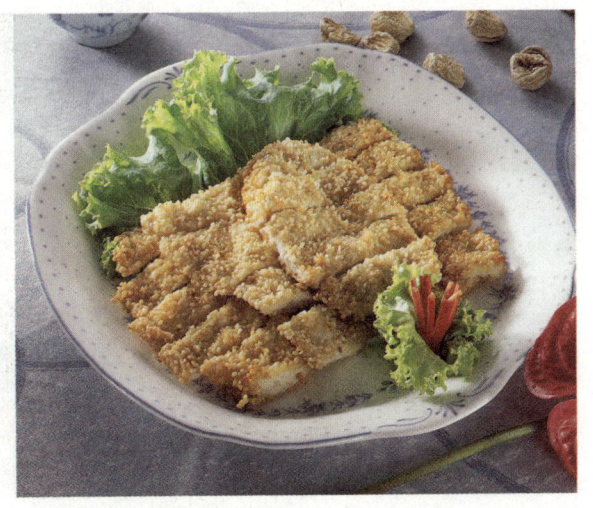

鹅肉 【补气补肝】

养肝功效	鹅肉具有补肝益气的功效，可用于辅助治疗中气不足、消瘦乏力、气阴不足引起的气短、咳嗽等病症。天气寒冷时，吃鹅肉还能补肝和防治感冒。
相宜搭配	✓ 鹅肉+山药　▶ 益气养阴，清热生津 ✓ 鹅肉+冬瓜　▶ 补脾健胃，清热消火 ✓ 鹅肉+柠檬　▶ 益气补虚，暖胃生津
禁忌搭配	✗ 鹅肉+梨　▶ 对肾脏刺激较大 ✗ 鹅肉+柿子　▶ 导致腹泻、腹痛 ✗ 鹅肉+鸡蛋　▶ 伤元气 ✗ 鹅肉+大米　▶ 易引起身体不适
不宜人群	高血压病、高脂血症、动脉硬化、湿热内蕴、舌苔黄厚而腻、顽固性皮肤疾病、皮肤生疮毒、淋巴结核以及各种肿瘤等病症患者不宜食用。

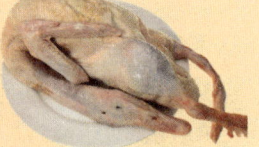

养肝菜例　清蒸鹅肉

- **材料** 鹅肉500克
- **调料** 姜片、葱段各10克，盐5克，胡椒粉少许，料酒10毫升
- **做法**

① 将鹅肉洗净后切成块状，入沸水锅中焯烫后捞起滤除血水，装入碗中，加盐、胡椒粉、料酒腌渍约3小时。
② 将腌渍好的鹅块与姜片、葱段入锅中蒸约1小时，熟烂后取出，扣入盘中即可。

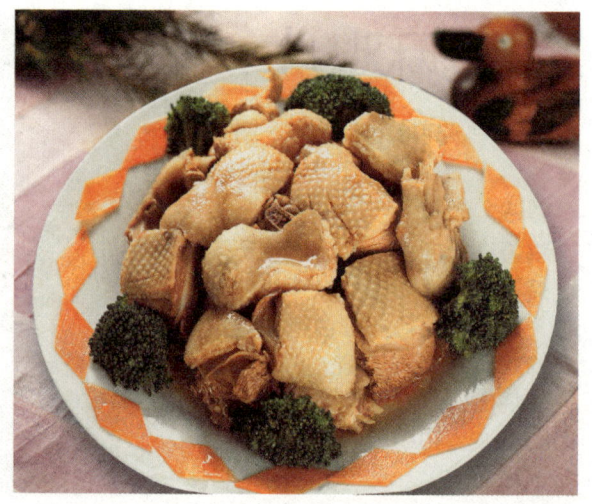

鸽肉 【补气补肝】

养肝功效	乳鸽含有较多的支链氨基酸和精氨酸，可促进体内蛋白质的合成。适当食用鸽肉可以为机体提供营养、能量，预防气短，确保机体内蛋白质含量充足，从而有效提高受损肝组织及肝细胞的修复与再生功能，起到补气补肝的作用。
相宜搭配	◯ 鸽肉+甲鱼肉 ▸ 滋肾益气，散结通经 ◯ 鸽肉+黄芪 ▸ 补中益气 ◯ 鸽肉+红枣 ▸ 益气补阳
禁忌搭配	✖ 鸽肉+黑木耳 ▸ 易引发痔疮或使人面部滋生黑斑 ✖ 鸽肉+香菇、蘑菇 ▸ 易引起不良反应，导致痔疮发作 ✖ 鸽肉+猪肝 ▸ 易导致营养不良，使皮肤出现色素沉积 ✖ 鸽肉+黄花菜 ▸ 易引起痔疮发作
不宜人群	食积胃热、先兆流产、尿毒症、体虚乏力患者不宜食用。

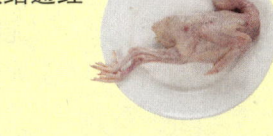

养肝菜例 洋葱炖乳鸽

- **材料** 乳鸽500克，洋葱250克
- **调料** 姜、白糖各5克，盐、高汤、胡椒粉各适量，酱油10毫升
- **做法**

①将乳鸽收拾干净，切成小块；洋葱洗净，切成角状；姜洗净，切丝。

②锅中加油烧热，下入洋葱片、姜丝爆炒至入味，再下入乳鸽，加入高汤，用小火炖熟，放白糖、盐、胡椒粉、酱油等调味后出锅即可。

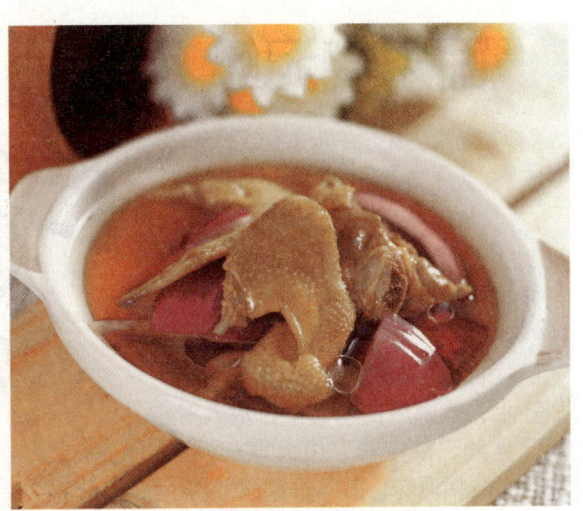

泥鳅 【补气补肝】

养肝功效	泥鳅不仅含有丰富的蛋白质，还含有脂肪、碳水化合物、钙、磷、铁、维生素A、维生素B_1、维生素B_2和烟酸等营养物质。它可以补脾利湿，起到减轻水肿，减少白蛋白丢失，辅助养气补肝的作用。尤其对肝炎，低蛋白血症引发的肝硬化腹水，肝癌晚期的严重腹水，都有一定的缓解作用。
相宜搭配	✓ 泥鳅+豆腐 ▶ 增强免疫力 ✓ 泥鳅+木耳 ▶ 补气养血，健体强身 ✓ 泥鳅+甜椒 ▶ 有助于降低血糖
禁忌搭配	✗ 泥鳅+茼蒿 ▶ 降低营养价值 ✗ 泥鳅+黄瓜 ▶ 不利于营养吸收 ✗ 泥鳅+蟹 ▶ 易引起腹泻
不宜人群	患有风湿疾病的人不宜多吃。

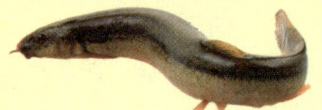

养肝菜例：面条烧泥鳅

- **材料** 泥鳅250克，面条100克
- **调料** 盐、香菜、辣椒油、姜片、辣椒粉、味精各适量
- **做法**

① 泥鳅洗净沥干；姜洗净切片；香菜洗净切段。
② 锅放油加热，下泥鳅加盐炒至变色，加开水，煮沸后倒入面条，放入辣椒油、姜片、辣椒粉，中火煮5分钟，加盐和味精调味，撒入香菜段即可。

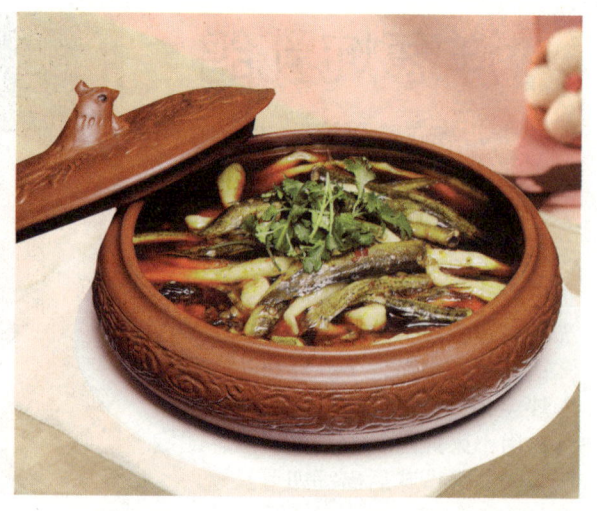

莲藕 【补气补肝】

养肝功效	莲藕含有人体所需的微量元素，对调节人体机能、疏肝健脾、养气补气效果极佳。莲藕还含有鞣质，有一定的健脾止泻作用，能增进食欲，促进消化，开胃健中，有助于胃纳不佳、食欲不振的肝病患者恢复健康。
相宜搭配	✓ 莲藕+猪肉　▶ 滋阴血，健脾胃 ✓ 莲藕+鳝鱼　▶ 强肾壮阳 ✓ 莲藕+羊肉　▶ 润肺补血
禁忌搭配	✗ 莲藕+菊花　▶ 易导致腹泻 ✗ 莲藕+人参　▶ 易降低药性 ✗ 莲藕+猪肝　▶ 降低对微量元素的吸收 ✗ 莲藕+大豆　▶ 影响对铁的吸收
不宜人群	脾胃消化功能低下、大便溏泄者以及产妇不宜食用。

养肝菜例 南乳炒莲藕

- **材料** 莲藕500克，南乳（红腐乳）50克，青椒、红椒各50克
- **调料** 香油10毫升，盐4克
- **做法**
① 莲藕去皮洗净，切片；青椒、红椒洗净，切小块。
② 锅烧热放油，加入藕片、青椒、红椒翻炒。
③ 腐乳搅拌均匀，倒进锅中，待藕片炒熟时加盐调味，淋上香油出锅即可。

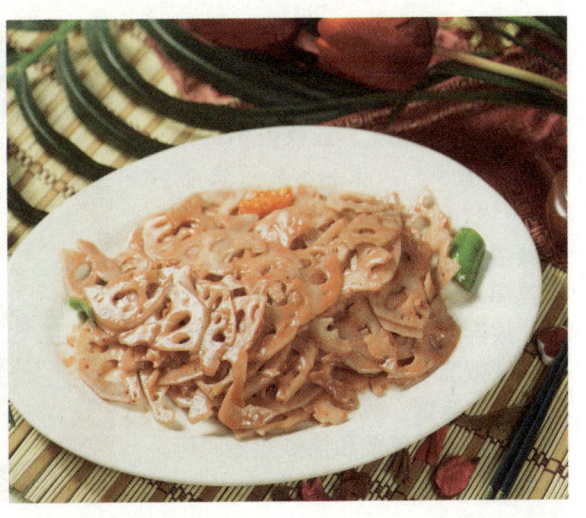

莴笋 【补气补肝】

养肝功效	莴笋含有一种略苦的臭莴笋素，能促进胃液、消化酶及胆汁分泌，有助于乙肝、丙肝病毒携带者及慢性肝病患者增进食欲。肝硬化且贫血者常吃莴笋可促进有机酸和酶的分泌，增加机体对铁元素的吸收利用，还有助于补气补肝，促进血小板的上升和恢复。
相宜搭配	✓ 莴笋+蒜苗 ▶ 预防高血压 ✓ 莴笋+芸豆 ▶ 补钙 ✓ 莴笋+香菇 ▶ 利尿通便 ✓ 莴笋+猪肉 ▶ 补脾益气 ✓ 莴笋+香干 ▶ 强壮筋骨
禁忌搭配	✗ 莴笋+蜂蜜 ▶ 易导致腹泻 ✗ 莴笋+乳酪 ▶ 易引起消化不良 ✗ 莴笋+细辛 ▶ 易降低药效
不宜人群	多动症儿童及眼病、痛风、脾胃虚寒、腹泻便溏者不宜食用。

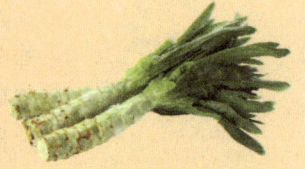

养肝菜例：葱香莴笋

- **材料** 莴笋250克，红辣椒50克
- **调料** 盐3克，味精2克，葱油20克，香油10毫升
- **做法**

① 莴笋去皮，去叶，洗净，切成长条，放沸水中焯熟后，捞起沥干。
② 红辣椒洗净切丝，与莴笋放一起。
③ 用盐、味精、葱油、香油调匀成调味汁，淋在莴笋条和辣椒丝上即可。

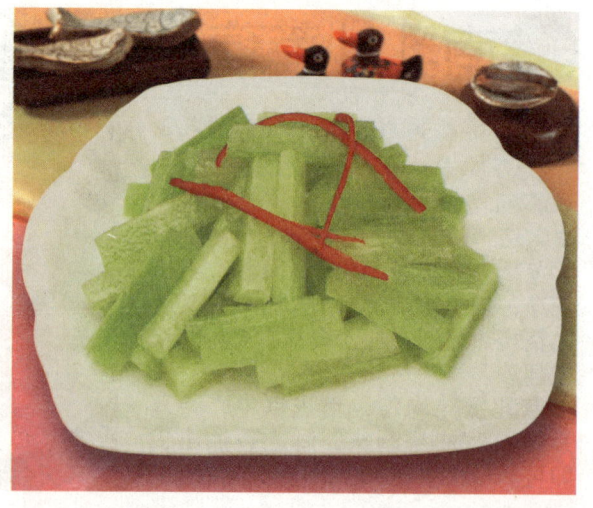

香菇 【补气补肝】

养肝功效	香菇中含有一种高纯度、高分子结构的葡聚糖,即香菇多糖。葡聚糖具有抗病毒、诱生干扰素和保护肝脏的作用。肝病患者经常食用香菇能提高机体免疫力,补气补肝,还能降低谷丙转氨酶含量,防止病情进一步发展。
相宜搭配	✓ 香菇+牛肉 ▶ 补气养血 ✓ 香菇+猪肉 ▶ 促进消化 ✓ 香菇+木瓜 ▶ 减脂降压 ✓ 香菇+油菜 ▶ 有助于提高免疫力
禁忌搭配	✗ 香菇+鹌鹑 ▶ 易面生黑斑 ✗ 香菇+鹌鹑蛋 ▶ 易面生黑斑 ✗ 香菇+野鸡 ▶ 易引发痔疮 ✗ 香菇+螃蟹 ▶ 易引发结石
不宜人群	慢性畏寒型胃炎患者、痘疹头发之人不宜食用。

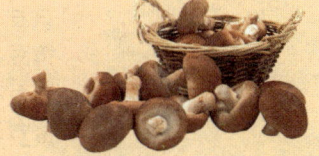

养肝菜例:豌豆炒香菇

● **材料** 豌豆350克,香菇150克
● **调料** 盐3克,鸡精2克,水淀粉10克
● **做法**
① 豌豆洗净,焯水后捞出沥干;香菇泡发,洗净,切块。
② 炒锅注油烧至七成热,放入香菇翻炒,再放入豌豆同炒至熟。
③ 加入盐和鸡精调味,用水淀粉勾芡,装盘即可。

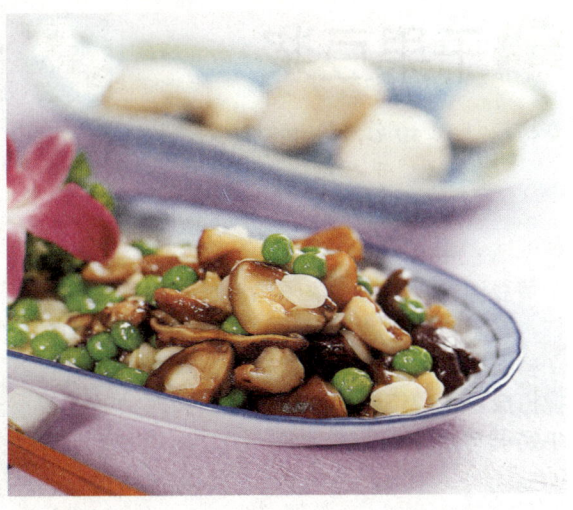

黄豆 【补气补肝】

养肝功效	黄豆含有丰富的蛋白质及其他营养素，可以为肝病患者补气补肝。此外，黄豆含有的"植物甾醇类"和"皂角苷"这两种成分是强有力的抗癌物质。植物甾醇类能抑制癌细胞的分化及增生，进而抑制肝癌的扩散。皂角苷则能激发免疫系统的功能，直接杀死癌细胞，减缓肝癌细胞生长，甚至能够逆转肝癌细胞的增生，对肝病有辅助治疗作用。
相宜搭配	黄豆+牛蹄筋 ▶ 预防颈椎病，美容 黄豆+香菜 ▶ 健脾宽中，祛风解毒 黄豆+胡萝卜 ▶ 有助骨骼发育 黄豆+白菜 ▶ 预防乳腺癌
禁忌搭配	黄豆+酸奶、芹菜 ▶ 影响钙的消化吸收 黄豆+虾皮 ▶ 影响钙的消化吸收 黄豆+菠菜 ▶ 不利于营养的吸收 黄豆+核桃 ▶ 易导致腹胀、消化不良
不宜人群	肝病轻症者可适量食用，但患有严重肝病、肾病、痛风、消化性溃疡、动脉硬化的人及低碘者、对黄豆过敏者则应禁食。

养肝菜例：干果豆浆

● **材料** 黄豆40克，榛子仁20克，松子仁、开心果仁各15克，牛奶20毫升

● **做法**
① 黄豆泡软，洗净；榛子仁、开心果仁、松子仁均洗净备用。
② 将所有原材料放入豆浆机中，添水搅打成豆浆，烧沸后滤出豆浆，加入牛奶调匀即可。

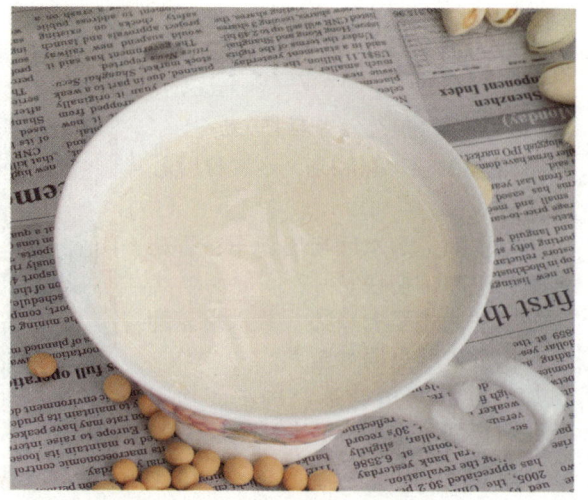

花生 【补气补肝】

养肝功效	花生含有大量脂肪、维生素，适量多食可养气补气。花生含有大量的止血素，有凝血止血的作用，可使受损伤的肝脏血管得到修复和加固。花生还含有丰富的蛋白质，对肝细胞的修复及肝细胞的再生有促进作用，有补肝之效。
相宜搭配	◯ 花生+红葡萄酒 ▶ 保护心脏，畅通血管 ◯ 花生+红枣 ▶ 健脾，止血 ◯ 花生+醋 ▶ 增进食欲，降血压 ◯ 花生+芹菜 ▶ 有助于预防心血管疾病
禁忌搭配	✗ 花生+螃蟹 ▶ 易导致肠胃不适、腹泻 ✗ 花生+黄瓜 ▶ 易导致腹泻 ✗ 花生+蕨菜 ▶ 易导致腹泻、消化不良 ✗ 花生+肉桂 ▶ 易降低营养价值
不宜人群	胆囊炎、慢性胃炎、慢性肠炎、脾虚便溏患者忌食。

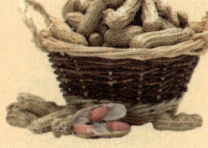

养肝菜例 花生丁香猪尾汤

● **材料** 猪尾90克，丁香5克，花生少许
● **调料** 盐3克
● **做法**

① 猪尾洗净，切成段，焯水至熟，备用；丁香、花生均洗净。
② 将猪尾、丁香、花生放入瓦煲内，加适量水，用大火烧开后改小火煲2.5小时，加盐调味即可。

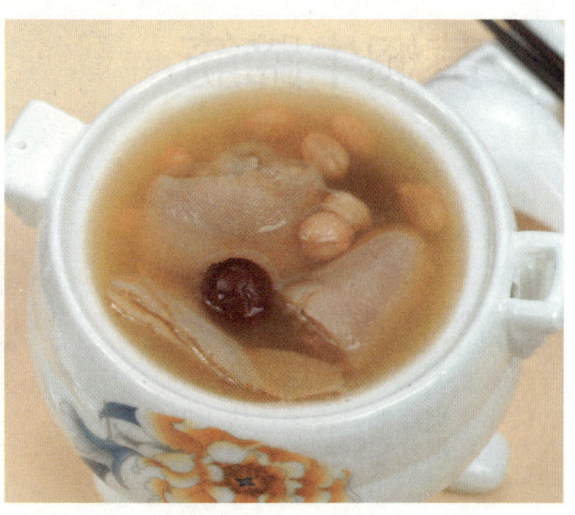

补血补肝类

● 这类食物具有补益肝血、养心安神的功效,适宜肝血亏虚者,症见面色无华、指甲不荣、心悸失眠、多梦、手足抽搐等。

牛蹄筋 【补血补肝】

养肝功效	牛蹄筋含有丰富的胶原蛋白,胶原蛋白可保护人体的皮肤组织和器官,维持机体正常运转,修复受损的肝细胞。此外,牛蹄筋熬汤对体虚瘦弱者有一定的补血补肝功效。
相宜搭配	✓ 牛蹄筋+板栗 ▶ 补充营养 ✓ 牛蹄筋+红枣 ▶ 补益脾气 ✓ 牛蹄筋+菜心 ▶ 健脾和胃
禁忌搭配	✗ 牛蹄筋+韭菜 ▶ 对身体不利 ✗ 牛蹄筋+生姜 ▶ 对身体不利
不宜人群	凡外感邪热或内有宿热者忌食。

养肝菜例：黄焖牛蹄筋

● **材料** 牛蹄筋500克,蒜10克,青、红椒片各5克
● **调料** 葱段10克,黄酒、酱油、辣椒油、高汤、香油各适量
● **做法**
 牛蹄筋洗净,焖熟,改刀待用。
② 油烧热,加入葱段、蒜炒香,放入牛蹄筋煸炒,加入高汤、调味料烧开。
③ 转小火焖至熟,待汤汁快干时加入青、红椒片翻炒均匀,淋入香油即可。

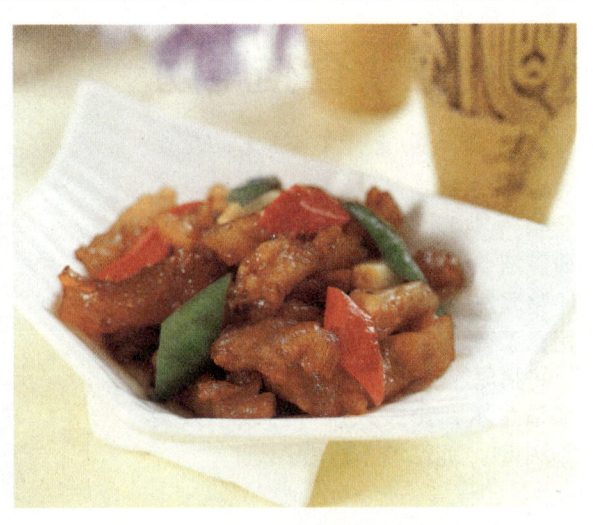

猪肝 【补血补肝】

养肝功效	猪肝中含有维生素C、硒等具有防癌和抗疲劳功效的物质，适当食用可补气补肝，对于肝功能异常的患者有一定益处。此外，猪肝不仅能补血，改善贫血病人造血系统的生理功能，减轻肝功能异常患者的症状，改善食欲，还能使血清白蛋白增加，球蛋白减少，对肝病患者的身体有很好的调节作用。
相宜搭配	✓ 猪肝+松子 ▶ 促进营养物质的吸收 ✓ 猪肝+苦菜 ▶ 清热解毒，补肝明目 ✓ 猪肝+榛子 ▶ 有利于钙的吸收 ✓ 猪肝+菠菜 ▶ 改善贫血 ✓ 猪肝+腐竹 ▶ 提高人体免疫力 ✓ 猪肝+雪里蕻 ▶ 有利于钙的吸收
禁忌搭配	✗ 猪肝+菜花 ▶ 降低铜、铁的吸收 ✗ 猪肝+山楂 ▶ 破坏维生素C ✗ 猪肝+鲤鱼 ▶ 影响消化 ✗ 猪肝+鲫鱼 ▶ 引起中毒 ✗ 猪肝+西红柿 ▶ 破坏维生素C
不宜人群	高血压、肥胖症、冠心病及高血脂患者不宜食用。

养肝菜例 巧手猪肝

- **材料** 猪肝400克，洋葱150克
- **调料** 盐4克，醋、辣椒油、香菜段、葱段各适量
- **做法**

① 猪肝洗净，切片；洋葱洗净，切丝。
② 将备好的原材料放入开水中焯熟，捞出沥水；猪肝晾凉后与洋葱一起放入容器。
③ 用盐、醋、辣椒油调成味汁，淋在猪肝上，加香菜、葱段，拌匀即可。

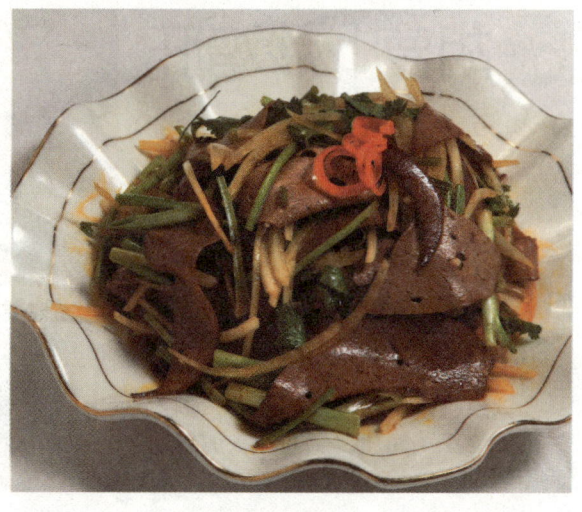

鸡肝 【补血补肝】

养肝功效	鸡肝含有丰富的优质蛋白质，所含的维生素C、维生素A、维生素B_1、维生素B_2都高于猪肉，而且它所含的氨基酸与人体接近，较易被人体吸收利用。肝病患者食用动物肝脏以肝补肝，不仅能补充营养，还可提高机体免疫力。鸡肝对于产后贫血者还具有一定的补血和调养功效。
相宜搭配	✓ 鸡肝+大米 ▶ 辅助治疗贫血及夜盲症 ✓ 鸡肝+枸杞子 ▶ 补肝益肾 ✓ 鸡肝+红枣 ▶ 辅助治疗夜盲症
禁忌搭配	✗ 鸡肝+鸡肉 ▶ 不利于身体健康 ✗ 鸡肝+芥菜 ▶ 降低营养价值 ✗ 鸡肝+白萝卜 ▶ 降低营养价值 ✗ 鸡肝+香椿 ▶ 降低营养价值 ✗ 鸡肝+芜菁 ▶ 维生素C会被氧化
不宜人群	孕妇不适宜食用。

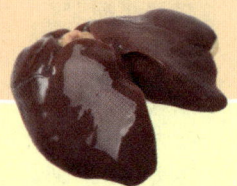

养肝菜例：胡萝卜炒鸡肝

- **材料** 鸡肝200克，胡萝卜条、芹菜段各65克
- **调料** 盐3克，料酒8毫升，姜片、蒜末、葱段各少许
- **做法**
① 芹菜、胡萝卜焯水；鸡肝洗净切片，焯水，加盐、料酒腌渍。
② 锅内加油烧热，将姜片、蒜末、葱段入锅爆香，倒入鸡肝片炒匀，倒入胡萝卜、芹菜翻炒至熟，加入适量盐调味即可。

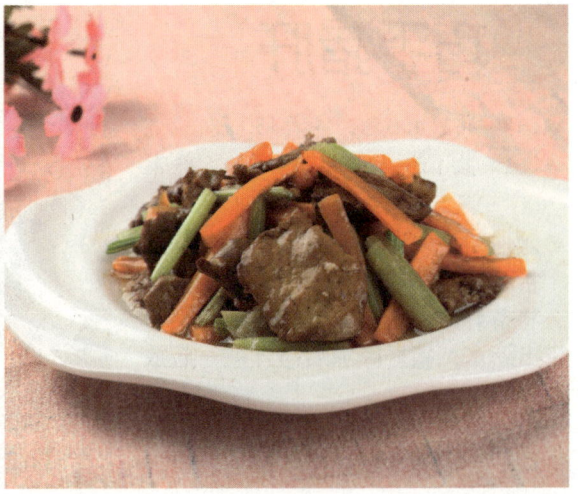

带鱼 【补血补肝】

养肝功效	带鱼具有增强免疫力、暖胃、补气养血的功效，对肝脏的滋补能起到很大的作用。带鱼含有丰富的硒，这种矿物质元素有抗氧化能力，并且对于预防肝病意义重大。摄入足量的硒可以极大地降低肝癌发病率，起到补肝之效。
相宜搭配	带鱼+木瓜 ▶ 对产后少乳、外伤出血等症具有一定疗效 带鱼+豆腐 ▶ 补钙 带鱼+苦瓜 ▶ 保护肝脏
禁忌搭配	带鱼+南瓜 ▶ 易引起腹泻 带鱼+菠菜 ▶ 不利于营养的吸收 带鱼+石榴 ▶ 易造成胃疼、呕吐、恶心
不宜人群	带鱼属动风发物，凡患有疥疮、湿疹等皮肤病或皮肤过敏者，癌症及红斑性狼疮、痈疖疔毒和淋巴结核、支气管哮喘等病患者，均不宜食用。此外，服异烟肼以及身体肥胖者也不宜多食。

养肝菜例：红焖带鱼

- **材料** 带鱼400克
- **调料** 盐、葱花、高汤、料酒、酱油、胡椒粉、辣椒油各适量
- **做法**

① 带鱼收拾干净，切成段；油烧热，放入带鱼炸至金黄色，捞出控油。
② 余油烧热，下盐、料酒、酱油、胡椒粉，注入高汤，放入带鱼，大火将汤汁烧沸后转小火煨至收汁，撒上葱花，淋辣椒油，冷却后装盘。

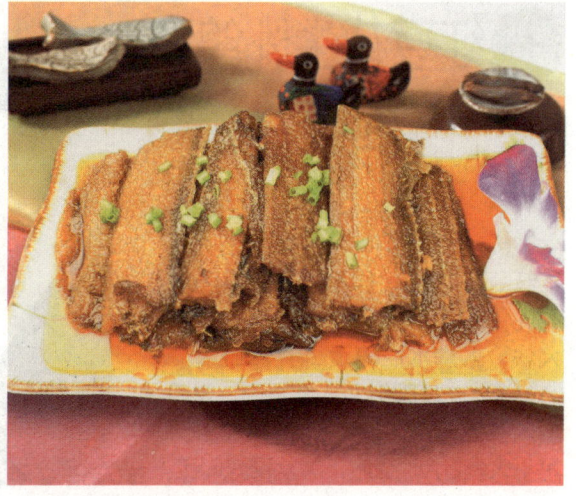

花生 【补血补肝】

养肝功效	花生含有大量的蛋白质、脂肪、维生素和碳水化合物。花生的外皮红衣还含有大量的止血素，不仅有补血止血的功效，还可使受损伤的肝脏血管得到修复和加固，起到补血补肝的作用。
相宜搭配	✓ 花生+红葡萄酒 ▶ 对心脏有益，畅通血管 ✓ 花生+红枣 ▶ 健脾，止血 ✓ 花生+醋 ▶ 增食欲，降血压 ✓ 花生+芹菜 ▶ 预防心血管疾病
禁忌搭配	✗ 花生+螃蟹 ▶ 易导致肠胃不适、腹泻 ✗ 花生+黄瓜 ▶ 易导致腹泻 ✗ 花生+蕨菜 ▶ 易导致腹泻、消化不良 ✗ 花生+肉桂 ▶ 降低营养价值
不宜人群	患有冠心病的人须慎食花生。

养肝菜例：红豆花生乳鸽汤

- **材料** 红豆、花生各50克，桂圆肉30克，乳鸽200克
- **调料** 盐4克
- **做法**
① 红豆、花生、桂圆肉洗净，浸泡。
② 乳鸽宰杀后去毛、内脏，洗净，切大块，入沸水中焯烫，去除血水。
③ 将清水1800毫升放入瓦煲内，煮沸后加入以上全部原料，大火煲沸后，改用小火煲2小时至熟，加盐调味即可。

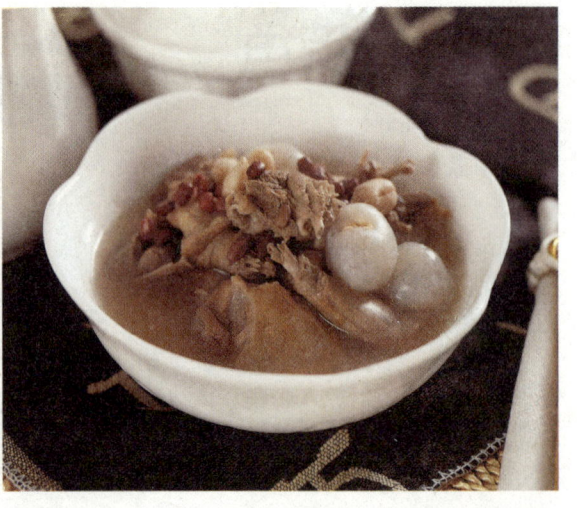

桂圆 【补血补肝】

养肝功效	桂圆含有多种营养物质，有补血安神、补养心脾之效，对于贫血有较好的食疗功效。此外，桂圆还有滋补作用，对患有肝病需要调养以及体质虚弱的人都有益处，能够起到补血补肝的作用。
相宜搭配	✓ 桂圆+大米 ▶ 补充元气 ✓ 桂圆+莲子 ▶ 养心安神 ✓ 桂圆+鸡蛋 ▶ 治疗血虚引起的头痛 ✓ 桂圆+人参 ▶ 增强免疫力
禁忌搭配	✗ 桂圆+大闸蟹 ▶ 易引发关节疼痛
不宜人群	有上火发炎症状者，舌苔厚腻、风寒感冒者，糖尿病患者，女性盆腔炎、尿道炎、月经过多者，均不宜食用桂圆。

养肝菜例：养心桂圆米浆

- **材料** 大米50克，桂圆肉30克
- **调料** 白糖适量
- **做法**

① 大米洗净，泡软；桂圆肉洗净，切成丁状。
② 将大米、桂圆肉放入豆浆机中，添水，按"米浆"键，待浆成，装杯，加入白糖调味即可。

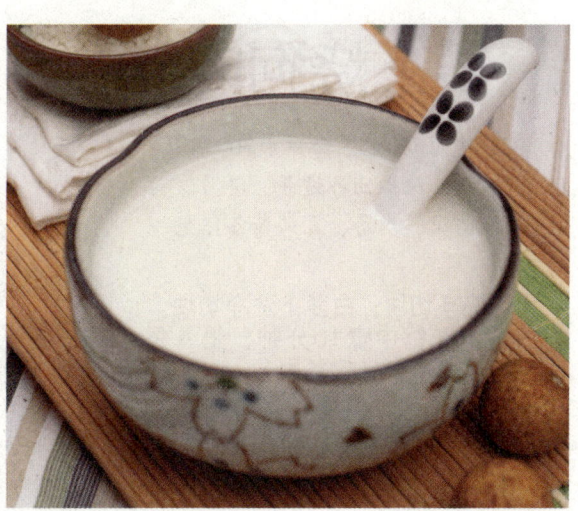

温补肝阳类

● 这类食物具有温补脾肾之阳气的作用,适用于肝病后期脾肾阳气不足者,症见形寒肢冷、下利清谷、小便清长、四肢水肿或腹水等。

狗肉 【温补肝阳】

养肝功效	狗肉有补肾益精、温补壮阳的功效。狗肉中含有少量稀有元素,对于调整肝病患者的高血压有一定的帮助,而且还可以用于防治虚弱症,如四肢厥冷和食欲不振等,能起到一定的温补肝阳之效。
相宜搭配	✓ 狗肉+胡萝卜 ▶ 温补脾胃,益肾助阳 ✓ 狗肉+木瓜 ▶ 可预防和治疗风湿痛、关节炎 ✓ 狗肉+豆腐 ▶ 壮腰健肾 ✓ 狗肉+辣椒 ▶ 开胃消食
禁忌搭配	✗ 狗肉+茶 ▶ 不利于人体健康 ✗ 狗肉+大蒜 ▶ 助火伤阴 ✗ 狗肉+生姜 ▶ 易导致腹痛 ✗ 狗肉+狗肾 ▶ 易引起痢疾
不宜人群	咳嗽、感冒、发热、腹泻和阴虚火旺者不宜食用狗肉。

养肝菜例 萝卜烧狗肉

● **材料** 狗肉500克,白萝卜300克
● **调料** 盐、辣椒油各适量,姜片、蒜苗段、八角、豆瓣酱各15克
● **做法**
① 狗肉洗净切块;白萝卜洗净切块。
② 白萝卜在锅中煮10分钟,垫入煲底;狗肉焯水,捞起备用。
③ 爆香姜片、蒜苗段、豆瓣酱、八角,下入狗肉炒香,下入盐、辣椒油调味,焖40分钟入味即可。

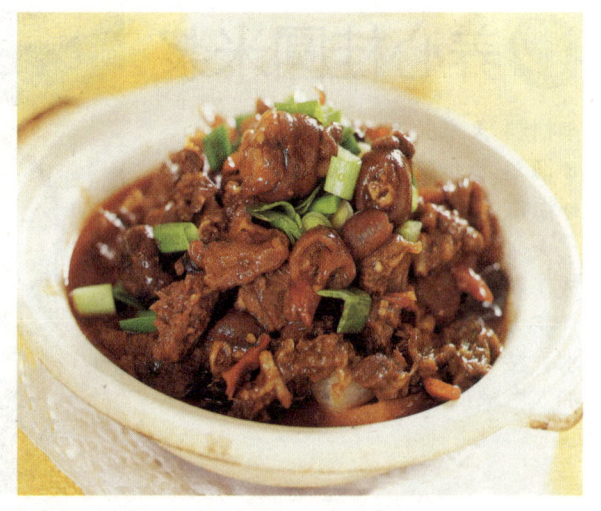

虾 【温补肝阳】

养肝功效	虾具有温补肝阳之效，属强壮补精食品，可辅助治疗阳痿体倦、腰痛、腿软、筋骨疼痛、失眠不寐等症状。虾中含有的微量元素硒能够有效预防肝癌等癌症。
相宜搭配	◯ 虾+香菜 ▶ 补脾益气 ◯ 虾+燕麦 ▶ 有利于牛磺酸的合成 ◯ 虾+韭菜花 ▶ 辅助治疗夜盲、干眼、便秘等症 ◯ 虾+白菜 ▶ 增强机体免疫力
禁忌搭配	✗ 虾+西瓜 ▶ 易降低免疫力 ✗ 虾+猪肉 ▶ 消耗阴精 ✗ 虾+南瓜 ▶ 易引发痢疾
不宜人群	高脂血症、动脉硬化、心血管疾病、急性炎症、面部痤疮、过敏性鼻炎、支气管哮喘等病症患者不宜食用。

养肝菜例 荔枝虾球

- **材料** 虾仁300克，鲜荔枝肉200克，洋葱片50克，鸡蛋清适量
- **调料** 盐3克，番茄酱、水淀粉、青椒片、红椒片各适量
- **做法**

① 荔枝肉与洗净的虾仁加鸡蛋清、水淀粉拌匀，裹成球状。
② 油锅烧热，下虾球、荔枝炸至金黄色，放青椒、红椒、洋葱同炒片刻。
③ 入盐、番茄酱调味，炒匀即可。

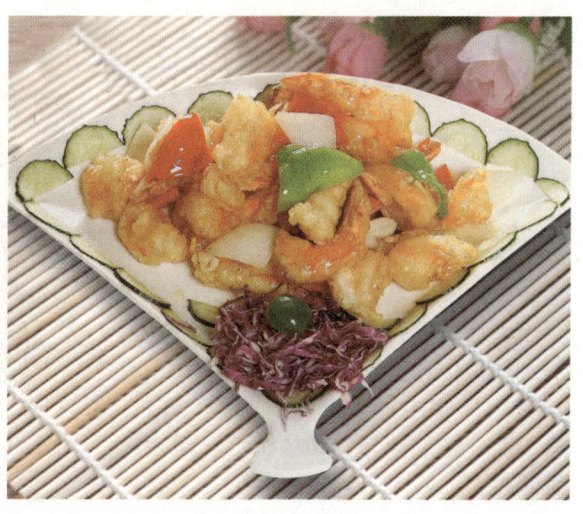

核桃 【温补肝阳】

养肝功效	核桃具有滋补肝阳、强健筋骨的功效。核桃油中的油酸、亚油酸等不饱和脂肪酸含量高于橄榄油，而饱和脂肪酸含量极微，因此是预防动脉硬化、冠心病的优质食用油。适量食用核桃能温补肝肾和润肺。
相宜搭配	✓ 核桃+鳝鱼 ▶ 降低血糖 ✓ 核桃+红枣 ▶ 美容养颜 ✓ 核桃+薏米 ▶ 补肺，补脾，补肾 ✓ 核桃+黑芝麻 ▶ 补肝益肾，乌发润肤
禁忌搭配	✗ 核桃+白酒 ▶ 导致血热 ✗ 核桃+黄豆 ▶ 易引发腹痛、腹胀、消化不良 ✗ 核桃+甲鱼 ▶ 易导致中毒或身体不适
不宜人群	肺脓肿、慢性肠炎患者不宜食用。

养肝菜例：核桃仁拌韭菜

- **材料** 核桃仁300克，韭菜150克
- **调料** 白糖10克，白醋3毫升，盐4克，香油8毫升
- **做法**
  ① 韭菜清洗干净，焯熟，切段。
  ② 锅内放入油，待油烧至五成热时，下入核桃仁炸至浅黄色捞出。
  ③ 在一只碗中放入韭菜、白糖、白醋、盐、香油拌匀，和核桃仁一起装盘即可。

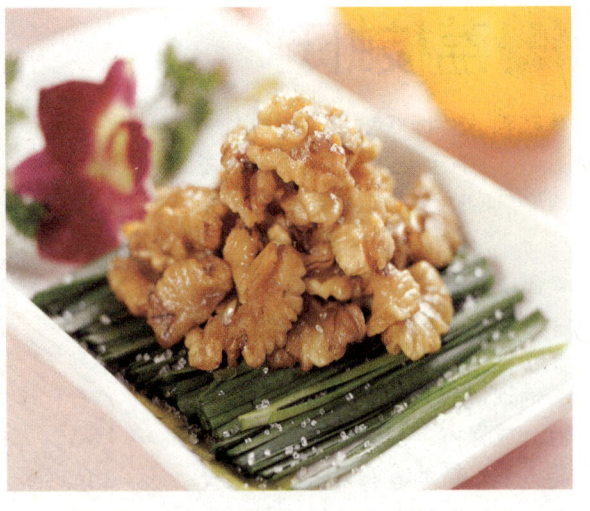

韭菜 【温补肝阳】

养肝功效	韭菜性温，能温补肝阳、益脾健胃、行气理血。此外，韭菜还具有降低血脂及扩张血管的作用，适用于辅助治疗心脑血管疾病和高血压。
相宜搭配	◯ 韭菜+黄豆芽 ▶ 排毒瘦身 ◯ 韭菜+豆腐 ▶ 辅助治疗便秘 ◯ 韭菜+鸡蛋 ▶ 补肾，止痛 ◯ 韭菜+绿豆芽 ▶ 通便补虚
禁忌搭配	✗ 韭菜+蜂蜜 ▶ 易导致腹泻 ✗ 韭菜+菠菜 ▶ 易导致腹泻 ✗ 韭菜+白酒 ▶ 容易上火 ✗ 韭菜+牛奶 ▶ 影响钙的吸收 ✗ 韭菜+虾皮 ▶ 影响营养的吸收
不宜人群	消化不良、肠胃功能较弱者、眼疾、胃病患者不宜食用。

养肝菜例 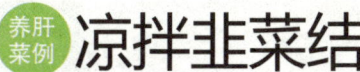凉拌韭菜结

- **材料** 韭菜200克
- **调料** 盐3克，味精1克，醋8毫升，老抽10毫升，香油12毫升
- **做法**
① 韭菜洗净，头部打成结。
② 锅内注水烧沸，放入韭菜结焯熟，捞起晾凉，装入盘中。
③ 用盐、味精、醋、老抽、香油调成调味汁，淋在韭菜结上即可食用。

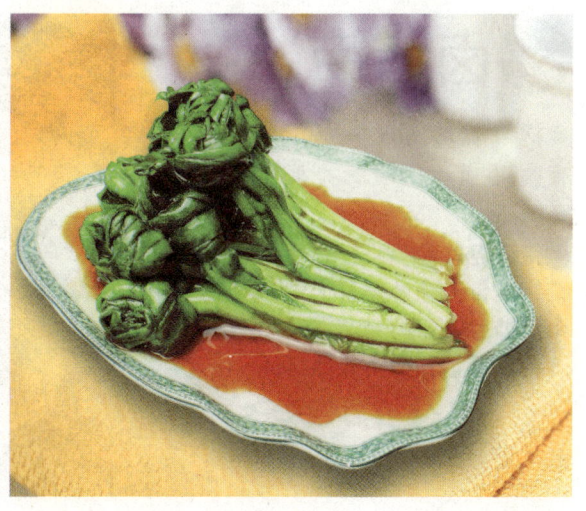

滋补肝阴类

● 这类食物具有滋补肝肾之阴的功效,适用于慢性肝病后期肝肾阴虚者,症见胁肋隐痛、腰膝酸软、形体消瘦、五心烦热、大便干燥、失眠盗汗等。

猪蹄 【滋补肝阴】

养肝功效	猪蹄具有补虚弱、填肾精等功效,对于长期患病者的神经衰弱和失眠等症有良好的改善作用,是肝病患者补血养阴、润肝养肝的食疗佳品。
相宜搭配	◯ 猪蹄+木瓜 ▶ 丰胸养颜 ◯ 猪蹄+黑木耳 ▶ 滋补阴液,补血养颜 ◯ 猪蹄+花生 ▶ 养血生精 ◯ 猪蹄+章鱼 ▶ 补肾
禁忌搭配	✕ 猪蹄+鸽肉 ▶ 滞气 ✕ 猪蹄+大豆 ▶ 影响营养吸收 ✕ 猪蹄+甘草 ▶ 引起腹泻
不宜人群	动脉硬化、高血压患者不宜食用猪蹄。

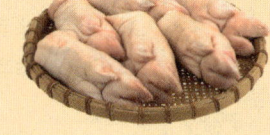

 养肝菜例

卤猪蹄

● **材料** 猪蹄200克
● **调料** 卤汁500克,香菜段少许
● **做法**
① 猪蹄烧净毛,刮洗干净后切块备用。
② 锅中倒入卤汁烧开,放入猪蹄,用小火炖3.5小时。
③ 捞出摆盘,撒上香菜即可。

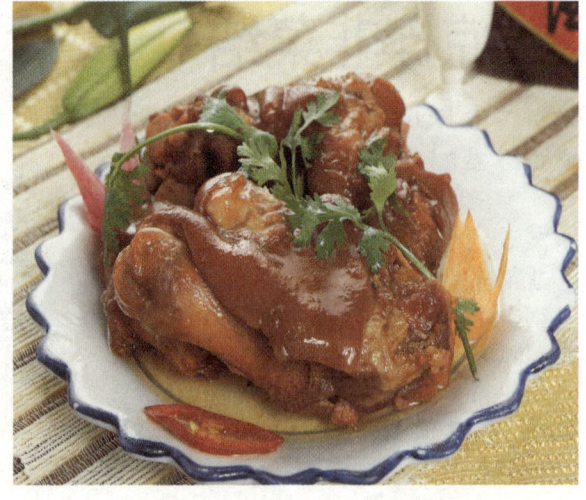

猪肉 【滋补肝阴】

养肝功效	猪肉中含有蛋白质、脂肪、碳水化合物、铁、钙、磷等成分，不仅可以补充人体所需的营养，还具有滋阴润燥、补虚强身等作用，是蛋白质与脂肪的主要来源。肝病患者适当增加蛋白质的摄入可以满足肝细胞再生的需要，同时也应适当增加脂肪的摄入，以提供较多的热量。食用猪肉对肝病患者有滋补肝阴的调理作用。
相宜搭配	✓ 猪肉+茄子 ▶ 降低胆固醇的吸收，稳定血糖 ✓ 猪肉+黑木耳 ▶ 降低心血管病的发病率 ✓ 猪肉+海带 ▶ 止痒 ✓ 猪肉+竹笋 ▶ 清热化痰，解渴益气
禁忌搭配	✗ 猪肉+豆类 ▶ 影响营养吸收，易引起腹胀 ✗ 猪肉+鲫鱼 ▶ 有损健康 ✗ 猪肉+甲鱼肉 ▶ 引起肠胃不适 ✗ 猪肉+羊肝 ▶ 产生怪味
不宜人群	体胖、多痰、舌苔厚腻者慎食；猪肉的热量和脂肪含量较高，患有冠心病、高血压、高血脂者忌食肥肉；凡风邪偏盛之人忌食猪头肉。

养肝菜例 鱼香肉丝

- **材料** 里脊肉丝300克，马蹄8个，黑木耳丝、葱丝、蒜末各少许
- **调料** 盐3克，红辣椒末、料酒、酱油、豆瓣酱、糖、醋各适量
- **做法**
① 里脊肉丝用盐、料酒腌渍，略炸。
② 葱丝、蒜丝、红辣椒末入锅爆香，加入黑木耳、马蹄略炒，加里脊肉丝及调料炒熟入味即可。

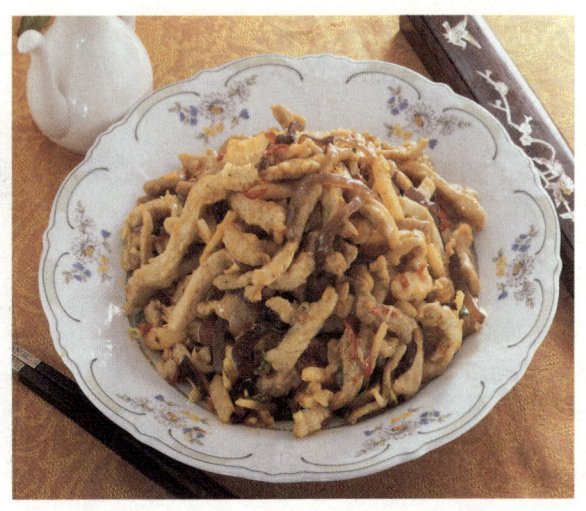

鸭肉 【滋补肝阴】

养肝功效	鸭肉营养丰富,其所含的蛋白质、B族维生素和维生素E比其他的畜肉及家禽要高。鸭肉中含有较为丰富的烟酸,它是构成人体内两种重要辅酶的成分之一。鸭肉还含有丰富的蛋白质,能够修复肝病患者受损的肝细胞,有利于改善肝功能和滋补肝阴。
相宜搭配	✓ 鸭肉+白菜 ▶ 促进血液中胆固醇的代谢 ✓ 鸭肉+芥菜 ▶ 滋阴润肺 ✓ 鸭肉+山药 ▶ 滋阴润肺 ✓ 鸭肉+地黄 ▶ 提供丰富的营养
禁忌搭配	✗ 鸭肉+甲鱼肉 ▶ 易导致水肿泄泻 ✗ 鸭肉+板栗 ▶ 易引起腹泻 ✗ 鸭肉+黑木耳 ▶ 引起身体不适
不宜人群	患湿疹、疱疹等皮肤病的人不宜多吃鸭肉。

养肝菜例:冬瓜薏米煲老鸭

- **材料** 冬瓜200克,鸭1只,红枣、薏米各少许
- **调料** 姜片10克,盐、胡椒粉各2克
- **做法**

① 冬瓜洗净,切块;鸭收拾干净,剁块,焯烫后捞起;红枣、薏米均洗净。
② 将鸭肉放入砂锅内,放入姜片、红枣、薏米、水烧开,再放入冬瓜煲至熟。
③ 加入盐、胡椒粉调味即可。

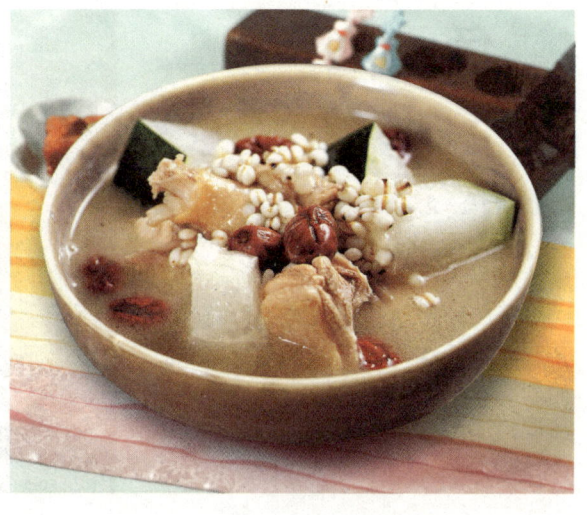

鸡蛋 【滋补肝阴】

养肝功效	鸡蛋中含有大量的维生素、矿物质和有高生物价值的蛋白质，对肝脏组织损伤有修复作用。鸡蛋不仅可以促进肝细胞的再生，还可以提高人体血浆蛋白量，增强机体的代谢功能和免疫功能，有滋补肝阴的功效。
相宜搭配	✓ 鸡蛋+苦瓜 ▶ 有利于骨骼、牙齿及血管的健康 ✓ 鸡蛋+醋 ▶ 降低血脂 ✓ 鸡蛋+干贝 ▶ 增强人体免疫力 ✓ 鸡蛋+百合 ▶ 清热解毒，养心安神 ✓ 鸡蛋+羊肉 ▶ 延缓衰老
禁忌搭配	✗ 鸡蛋+豆浆 ▶ 降低营养成分 ✗ 鸡蛋+大蒜 ▶ 降低营养成分 ✗ 鸡蛋+红薯 ▶ 容易造成腹痛 ✗ 鸡蛋+味精 ▶ 对人体有害
不宜人群	患有高热、腹泻、胆石症、皮肤生疮化脓等病症者及肾病患者不宜食用。

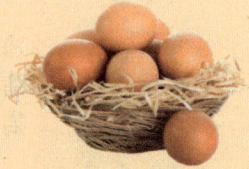

养肝菜例 蒸水蛋

- **材料** 鸡蛋2个
- **调料** 盐2克，酱油10毫升，葱花适量，香菜少许
- **做法**

① 鸡蛋打散，加入少许盐搅匀，再加入少许温水搅拌；香菜洗净切末。
② 锅中加水烧沸，放入鸡蛋隔水蒸20分钟。
③ 蒸熟后取出，淋上酱油，撒上葱花、香菜，即可食用。

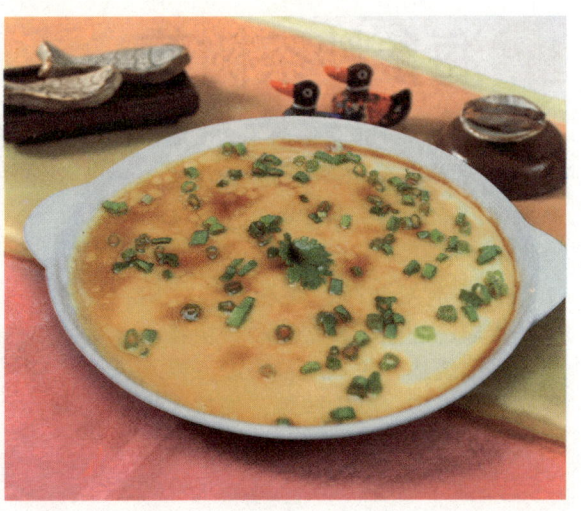

海参 【滋补肝阴】

养肝功效	海参体内含有18种氨基酸、钙、磷、铁等元素和多种维生素，对身体健康有益。海参还含有丰富的蛋白质，肝病患者食用海参能增强免疫力，修复遭到破坏的组织细胞，促进肝细胞的再生，滋补肝阴，保护肝脏不受病毒侵害。
相宜搭配	◎ 海参+鸭肉 ▶ 食性中和，温润美味 ◎ 海参+豆腐 ▶ 健脑益智，生肌健体 ◎ 海参+菠菜 ▶ 补血补铁，生津润燥 ◎ 海参+竹笋 ▶ 滋阴润燥，清热养血 ◎ 海参+枸杞子 ▶ 补肾益气，养血润燥
禁忌搭配	✖ 海参+葡萄 ▶ 易引起腹疼、恶心、呕吐等症状 ✖ 海参+柿子 ▶ 易引起腹疼、恶心、呕吐等症状 ✖ 海参+醋 ▶ 影响口感
不宜人群	患感冒、咯痰、气喘、急性肠炎、菌痢及大便溏薄等病症者不宜食用。

养肝菜例：海参炒茶树菇

- **材料** 茶树菇150克，海参250克，青椒、红椒各适量
- **调料** 盐3克，酱油适量
- **做法**

① 茶树菇泡发洗净；海参洗净，切条；青椒、红椒均去蒂洗净，切丝。
② 锅下油烧热，放入海参略炒，再入茶树菇、青椒、红椒同炒，加盐、酱油调味，炒熟装盘即可。

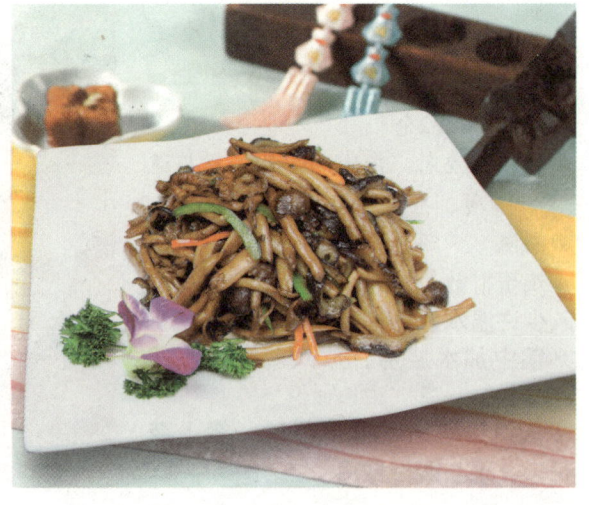

蛤蜊 【滋补肝阴】

养肝功效	蛤蜊有滋阴、软坚、化痰的作用，可滋阴润燥、补肝，能用于五脏阴虚消渴、纳汗等病症的调理和治疗。蛤蜊含蛋白质多而含脂肪少，适合血脂偏高或高胆固醇的肝病患者用于滋补肝阴，是肝病患者的一道食疗佳品。
相宜搭配	✓ 蛤蜊+豆腐 ▶ 补气养血 ✓ 蛤蜊+绿豆芽 ▶ 清热解暑，利水消肿 ✓ 蛤蜊+韭菜 ▶ 补肾降糖 ✓ 蛤蜊+槐花 ▶ 缓解鼻出血、牙龈出血
禁忌搭配	✗ 蛤蜊+马蹄 ▶ 降低营养价值 ✗ 蛤蜊+田螺 ▶ 易引起麻痹性中毒 ✗ 蛤蜊+高粱米 ▶ 破坏维生素B_1 ✗ 蛤蜊+芹菜 ▶ 破坏维生素C
不宜人群	受凉感冒、体质阳虚、脾胃虚寒、腹泻便溏、寒性胃痛腹痛等病症患者以及经期中的女性、产妇不宜食用。

养肝菜例 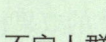清炒蛤蜊

● **材料** 蛤蜊450克
● **调料** 葱花、姜丝、红椒丝、干椒段各3克，料酒8毫升，盐3克
● **做法**
① 蛤蜊洗干净，入冷水锅中煮至开口，再冲洗干净，沥干。
② 油锅烧热，下姜丝、干椒段、红椒丝煸香，再放蛤蜊翻炒，加入葱花、料酒、盐，稍炒后盛入盘中即可。

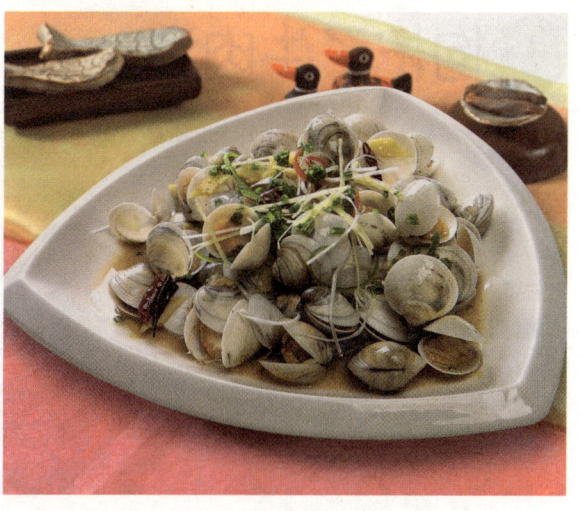

枸杞子 【滋补肝阴】

养肝功效	枸杞子含有胡萝卜素、维生素B$_1$、维生素B$_2$、维生素C和钙、磷、铁等元素，营养丰富。枸杞子中还含有甜菜碱，甜菜碱有抑制脂肪在肝细胞内沉积、促进肝细胞再生的作用。枸杞子性平味甘，能补肾益精，滋补肝阴，缓解失眠。
相宜搭配	✓ 枸杞子+菊花 ▶ 滋阴补肾，疏风清肝 ✓ 枸杞子+鹌鹑 ▶ 补肝肾，健脾胃 ✓ 枸杞子+百合 ▶ 补肾养血，清热除燥，宁心安神 ✓ 枸杞子+鳝鱼 ▶ 补肾养血 ✓ 枸杞子+田鸡 ▶ 补血养颜 ✓ 枸杞子+草莓 ▶ 补气养血 ✓ 枸杞子+蚕豆 ▶ 补阴血，益脾胃
禁忌搭配	✗ 枸杞子+绿茶 ▶ 破坏营养价值 ✗ 枸杞子+狗肉 ▶ 引起身体不适
不宜人群	枸杞子不是所有的人都适合服用，由于它温热身体的效果相当强，因此正在感冒发烧、有炎症、腹泻及高血压患者最好别吃。

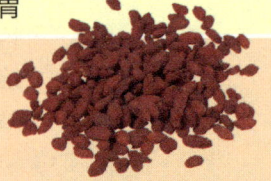

养肝菜例 枸杞子牛肉汤

- **材料** 新鲜山药600克，牛肉500克，枸杞子10克
- **调料** 盐4克
- **做法**
① 牛肉洗净，焯水后捞起，切片备用。
② 山药削皮，洗净切块。
③ 将牛肉放入炖锅中，加适量水，大火煮沸后转小火慢炖1小时。
④ 加入山药、洗净的枸杞子，续煮10分钟，加盐调味即可。

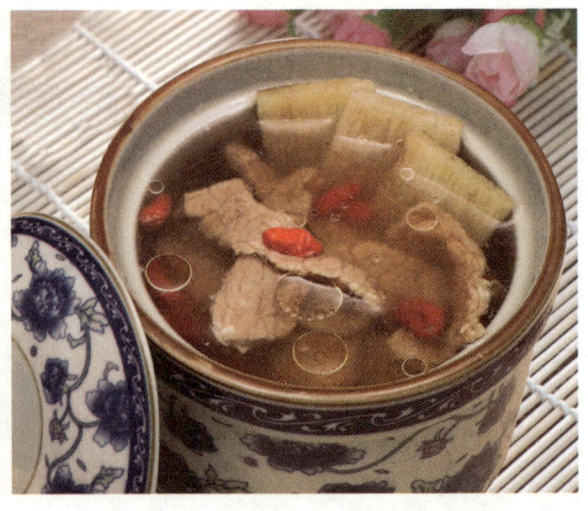

梨 【滋补肝阴】

养肝功效	梨含有钙、磷、铁等矿物质元素，还含有丰富的蛋白质、糖类、粗纤维和多种维生素，有保肝和帮助消化的作用。对于肝炎、肝硬化患者来说，将梨作为食疗佳品，经常食用有滋补肝阴的功效。
相宜搭配	⊘ 梨+猪肺 ▶ 清热润肺，助消化 ⊘ 梨+蜂蜜 ▶ 缓解咳嗽 ⊘ 梨+胖大海 ▶ 滋润喉头，补充津液 ⊘ 梨+冰糖 ▶ 润肺解毒 ⊘ 梨+姜汁 ▶ 止咳去痰
禁忌搭配	✗ 梨+螃蟹 ▶ 易引起腹泻，损伤肠胃 ✗ 梨+鸭肉、猪肉 ▶ 易伤肾脏 ✗ 梨+羊肉 ▶ 易导致消化不良 ✗ 梨+白萝卜 ▶ 易诱发甲状腺肿大
不宜人群	脾虚便溏、慢性肠炎、胃寒病、寒痰咳嗽或外感风寒咳嗽、糖尿病患者及产妇、经期中的女性不宜食用。

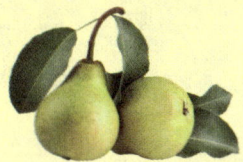

养肝菜例 甜蜜饮

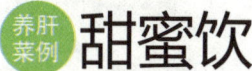

- **材料** 梨2个，鲜奶100毫升，蜂蜜15克，冰块适量
- **做法**
① 梨洗净切开，去核。
② 将雪梨块放入榨汁机中榨成汁。
③ 在梨汁中加入牛奶、蜂蜜、冰块，一起倒入搅拌机中拌匀即可。

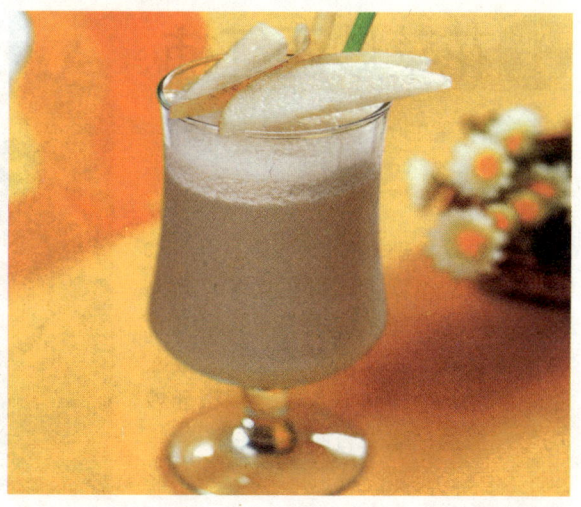

清肝泻火类

● 这类食物具有清肝泻火之功效，适用于肝火上炎或肝郁化火者，症见心烦、失眠、多梦、目赤肿痛、口苦口渴、大便秘结等。

西红柿 【清肝泻火】

养肝功效	西红柿含有维生素C、胡萝卜素、番茄红素以及多种无机盐，可促进消化液分泌，具有独特的抗氧化性，还能促进消化和吸收，对肝脏疾病有辅助调节作用，有清热解毒、生津消食、清肝泻火的功效。
相宜搭配	✓ 西红柿+芹菜 ▶ 降压，健胃消食 ✓ 西红柿+蜂蜜 ▶ 补血养颜 ✓ 西红柿+鸡蛋 ▶ 抗衰防老
禁忌搭配	✗ 西红柿+南瓜 ▶ 降低营养价值 ✗ 西红柿+红薯 ▶ 易引起呕吐、腹痛、腹泻 ✗ 西红柿+猕猴桃 ▶ 降低营养价值 ✗ 西红柿+鱼肉 ▶ 抑制营养成分的吸收
不宜人群	患有急性肠炎、菌痢及溃疡活动期的病人不宜食用。

养肝菜例 花菜炒西红柿

● **材料** 花菜250克，西红柿200克
● **调料** 香菜10克，鸡精、盐各适量
● **做法**

① 花菜去除根部，掰成小朵，用清水洗净后焯水，沥干；香菜洗净，切小段；西红柿洗净，切小丁。
② 起锅烧油，将花菜和西红柿丁放入锅中翻炒，待熟时加入盐、鸡精翻炒均匀，盛盘，撒上香菜段即可。

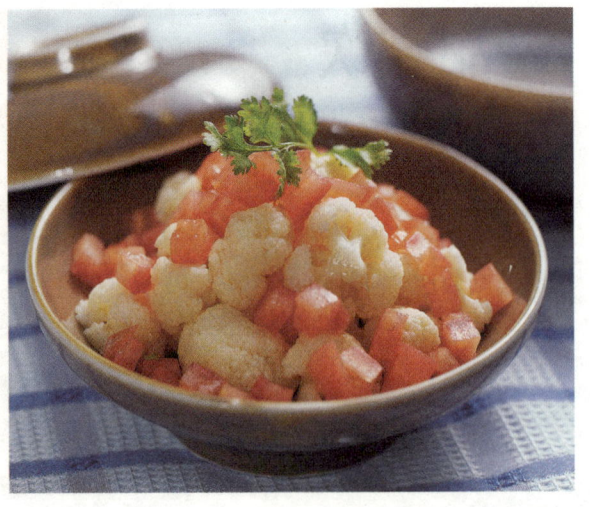

包菜 【清肝泻火】

养肝功效	包菜中含有的叶酸在体内制造核糖核酸、脱氧核糖核酸时扮演着重要的角色,是人体在利用糖分和氨基酸时的必要物质。常吃包菜能保护肝脏,并能预防脂肪肝,起到清肝泻火的作用。
相宜搭配	◎ 包菜+西红柿 ▶ 益气生津 ◎ 包菜+木耳 ▶ 健胃补脑 ◎ 包菜+猪肉 ▶ 补充营养,通便 ◎ 包菜+鲤鱼 ▶ 改善妊娠水肿
禁忌搭配	✘ 包菜+黄瓜 ▶ 降低营养价值 ✘ 包菜+肝脏 ▶ 损失营养成分 ✘ 包菜+兔肉 ▶ 易引起腹泻或呕吐
不宜人群	患皮肤瘙痒性疾病、咽部充血者不宜食用。

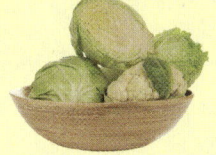

养肝菜例 包菜炒肉片

● **材料** 五花肉150克,包菜200克
● **调料** 盐、蒜末、白糖、酱油、淀粉各适量
● **做法**
① 五花肉洗净,切片,用盐、白糖、酱油、淀粉腌5分钟。
② 蒜末爆香,入择净的包菜炒软,加盐炒匀,盛出。
③ 另起油锅,入肉片翻炒,再入包菜炒匀即可。

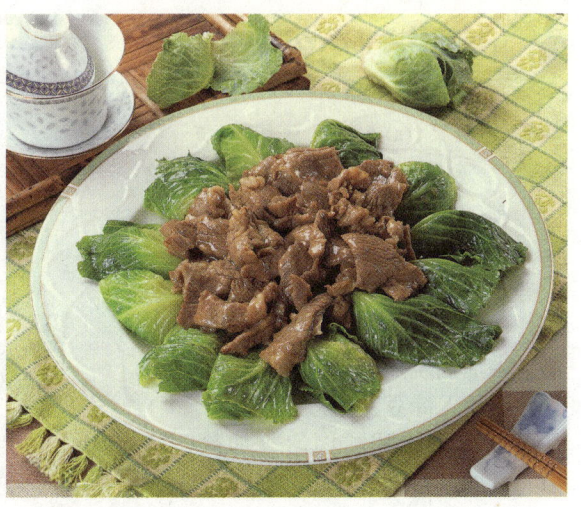

绿豆芽 【清肝泻火】

养肝功效	绿豆芽含有的维生素C有抗氧化性，具有清除自由基的功效。绿豆芽不仅能防止肝脏受损，还能阻止致癌物质的形成，还可软化血管，起到利尿的作用，有助于清热解毒、清肝泻火，让肝脏的功能得以恢复。
相宜搭配	✓ 绿豆芽+猪肚 ▶ 有助于降低胆固醇的吸收 ✓ 绿豆芽+韭菜 ▶ 解毒，补肾，减肥 ✓ 绿豆芽+鸡肉 ▶ 有助于降低心血管疾病的发病率
禁忌搭配	✗ 绿豆芽+猪肝 ▶ 易降低营养价值 ✗ 绿豆芽+狗肉 ▶ 易对身体不利
不宜人群	绿豆芽纤维较粗，不易消化，且性质偏寒，所以脾胃虚寒之人不宜久食；体质虚弱者不宜多喝绿豆芽汤。

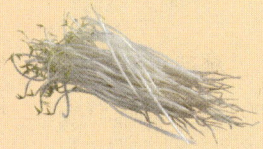

养肝菜例：韭菜炒绿豆芽

- **材料** 韭菜100克，绿豆芽250克
- **调料** 葱、生姜、盐、味精、香油各适量
- **做法**
  ① 绿豆芽洗净，沥水；韭菜择好洗净，切段；葱、生姜洗净，切丝。
  ② 锅中加油烧热后下入葱丝、姜丝爆香，再放入绿豆芽煸炒几下。
  ③ 下入韭菜段翻炒均匀，加盐、味精、香油调味即可。

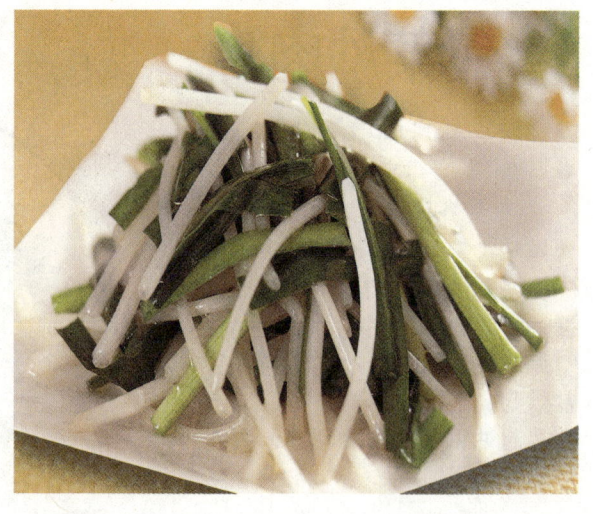

黄豆芽 【清肝泻火】

养肝功效	黄豆芽中含有丰富的维生素C、维生素B_2、叶酸和胡萝卜素，肝病患者常食可以预防维生素缺乏症，防治肝脏受损，起到利尿通便、清肝泻火的作用。
相宜搭配	✓ 黄豆芽+牛肉 ▶ 预防感冒，防止中暑 ✓ 黄豆芽+豆腐 ▶ 健脾开胃 ✓ 黄豆芽+木耳 ▶ 提供全面营养 ✓ 黄豆芽+青椒 ▶ 保护肝肾
禁忌搭配	✗ 黄豆芽+猪肝 ▶ 破坏营养价值 ✗ 黄豆芽+松花蛋 ▶ 易导致腹泻
不宜人群	慢性腹泻、脾胃虚寒者不宜食用。

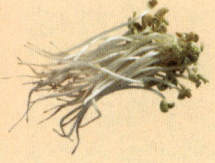

养肝菜例：黑木耳拌豆芽

● **材料** 黄豆芽、黑木耳各150克
● **调料** 盐3克
● **做法**
① 黄豆芽择洗干净。
② 黑木耳去掉未泡发好的部分，放入清水中洗净，切成丝。
③ 将黑木耳与黄豆芽一起入沸水中焯烫至断生，捞出沥干水分，加盐拌匀即可。

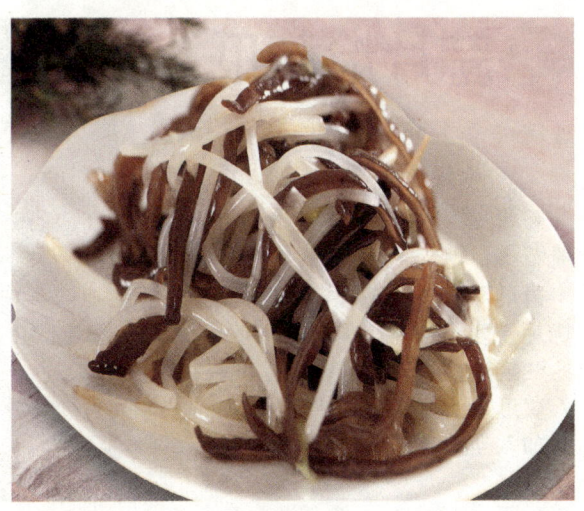

黄瓜 【清肝泻火】

养肝功效	黄瓜中所含的丙氨酸、精氨酸和谷胺酰胺对肝病患者，特别是酒精性肝硬化患者有一定益处。黄瓜中还含有抑制糖类物质转化为脂肪的丙醇二酸，能减肥消脂、降低胆固醇、清肝泻火，对脂肪肝、冠心病可起到调理作用。
相宜搭配	◯ 黄瓜+乌鱼　▶ 健脾利气 ◯ 黄瓜+鱿鱼　▶ 增强人体免疫力 ◯ 黄瓜+大蒜　▶ 排毒瘦身 ◯ 黄瓜+黄花菜　▶ 改善不良情绪 ◯ 黄瓜+豆腐　▶ 有助于降低血脂
禁忌搭配	✕ 黄瓜+柑橘　▶ 破坏维生素C ✕ 黄瓜+西红柿　▶ 破坏维生素C ✕ 黄瓜+小白菜　▶ 降低营养价值
不宜人群	脾胃虚弱、腹痛腹泻、肺寒咳嗽、胃寒者都应少吃黄瓜。

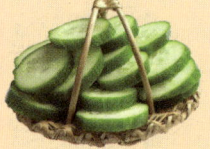

养肝菜例：蒜片炝黄瓜

- **材料** 黄瓜200克，蒜100克，朝天椒适量
- **调料** 盐、味精各适量
- **做法**

①黄瓜洗净，去皮，切片；蒜洗净，切片；朝天椒洗净，切段。
②油烧热，放入蒜和朝天椒爆香，加入黄瓜炒熟。
③加入盐和味精调味即可。

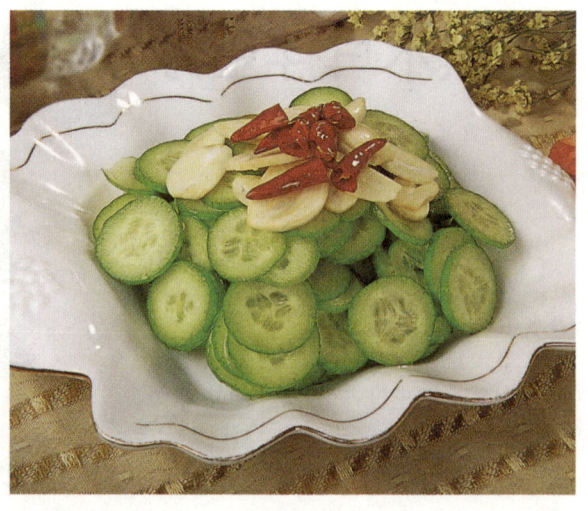

苦瓜 【清肝泻火】

养肝功效	苦瓜所含的膳食纤维和维生素C均相当于西红柿含有量的3倍,而维生素C是优质的抗氧化剂,能提高机体应激能力。苦瓜中的有效成分可以抑制正常细胞的癌变,促进突变细胞的复原,具有一定的清肝泻火的功效。
相宜搭配	✓ 苦瓜+茄子 ▸ 清心明目,益气壮阳,延缓衰老 ✓ 苦瓜+洋葱 ▸ 提高免疫力 ✓ 苦瓜+猪肝 ▸ 清热解毒,补肝明目 ✓ 苦瓜+瘦肉 ▸ 提高人体对铁元素的吸收 ✓ 苦瓜+青椒 ▸ 健美,抗衰老
禁忌搭配	✗ 苦瓜+滋补药 ▸ 降低营养价值 ✗ 苦瓜+排骨 ▸ 不利于钙的吸收 ✗ 苦瓜+豆腐 ▸ 容易引起结石 ✗ 苦瓜+黄瓜 ▸ 降低营养价值
不宜人群	脾胃虚寒、腹痛腹泻、肺寒咳嗽者少吃。

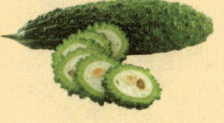

养肝菜例 三鲜酿苦瓜

- **材料** 苦瓜400克,瘦肉200克,水发香菇50克,枸杞子20克
- **调料** 盐3克,鸡精2克
- **做法**

① 将苦瓜去瓤洗净,切段;瘦肉洗净,剁碎;香菇洗净,剁碎;枸杞子洗净,沥干待用。

② 将瘦肉与香菇加盐和鸡精拌匀,装入每个苦瓜段中,再放入盘中,撒上枸杞子,入蒸锅蒸熟即可。

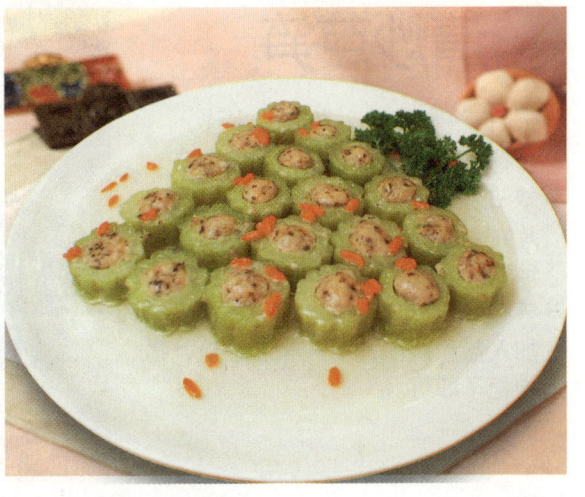

芦笋 【清肝泻火】

养肝功效	芦笋含有丰富的叶酸，能改善肝功能的异常症状，使肝细胞正常化，并促进受损肝细胞的修复或再生。芦笋还含有天冬酰胺，能利小便、镇静安神、清热泻火，对全身疲倦、急慢性肝炎、肝硬化等病症起到一定的缓解作用。
相宜搭配	⊘ 芦笋+黄花菜 ▶ 养血，止血，除烦 ⊘ 芦笋+沙拉 ▶ 消除疲劳 ⊘ 芦笋+冬瓜 ▶ 有助于降压降脂 ⊘ 芦笋+百合 ▶ 有助于降压降脂 ⊘ 芦笋+海参 ▶ 有助于防癌抗癌
禁忌搭配	✗ 芦笋+羊肉 ▶ 易导致腹痛 ✗ 芦笋+羊肝 ▶ 降低营养价值
不宜人群	痛风者不宜多食。

养肝菜例 清炒芦笋

- **材料** 芦笋350克，枸杞子少许
- **调料** 盐3克，鸡精2克，醋5毫升
- **做法**

①芦笋洗净，沥干水分；枸杞子洗净。
②炒锅加入适量油烧至七成热，放入芦笋翻炒，放入适量醋炒匀。
③加入盐和鸡精，炒入味后装盘，撒上枸杞子即可。

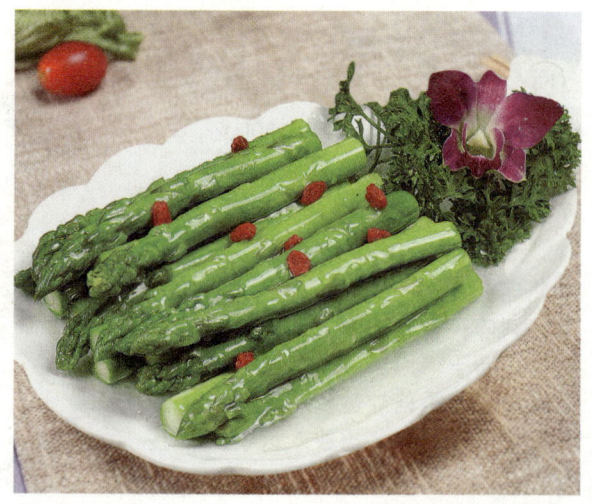

绿豆 【清肝泻火】

养肝功效	绿豆含有香豆素、生物碱、植物甾醇、皂苷和胰蛋白酶抑制剂等成分，可以增强机体免疫力，增加吞噬细胞的数量，起到清热解毒、疏肝理气、清肝泻火的作用，有助于保护肝脏，促进人体的新陈代谢。
相宜搭配	✓绿豆+燕麦 ▶ 有助于抑制血糖值上升 ✓绿豆+南瓜 ▶ 清肺，降糖 ✓绿豆+大米 ▶ 有利于消化吸收 ✓绿豆+百合 ▶ 解渴润燥
禁忌搭配	✗绿豆+苹果 ▶ 易引起中毒 ✗绿豆+鱼肉 ▶ 破坏维生素B_1 ✗绿豆+狗肉 ▶ 易引起中毒 ✗绿豆+羊肉 ▶ 易导致肠胃胀气
不宜人群	四肢冰冷乏力、腰腿冷痛、腹泻便稀等寒凉体质的人不宜食用。

养肝菜例 大米绿豆粥

- **材料** 大米50克，绿豆30克
- **调料** 盐适量
- **做法**

①将大米和绿豆混合比例均衡，再放入清水中洗净。
②洗净后放入清水中浸泡10小时。
③最后先用大火煮开，再改用小火煮，煮至软烂时，加盐调味即可。

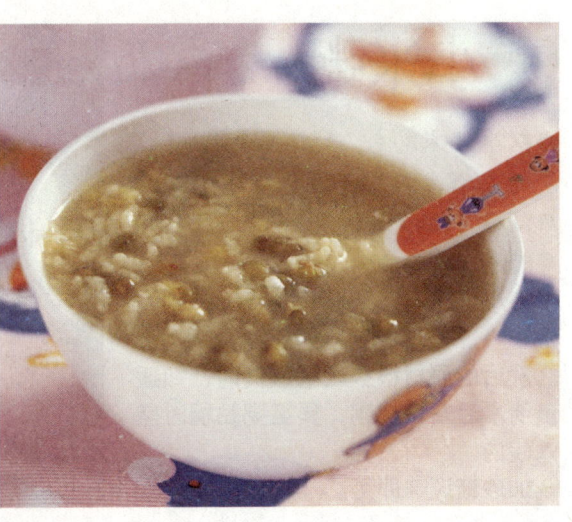

小米 【清肝泻火】

养肝功效	小米含有多种维生素、氨基酸、脂肪、纤维素和碳水化合物，营养价值非常高。此外，小米的含铁量也非常丰富，可以改善肝炎及肝硬化患者贫血的症状，有清肝泻火的作用。小米因富含维生素B_1、维生素B_2等，对肝病引起的消化不良也有缓解作用。
相宜搭配	✓ 小米+鸡蛋 ▶ 提高蛋白质的吸收 ✓ 小米+红糖 ▶ 补虚，补血 ✓ 小米+绿豆 ▶ 营养成分互补 ✓ 小米+猪心 ▶ 有助于睡眠
禁忌搭配	✗ 小米+杏仁 ▶ 易引起呕吐、泄泻 ✗ 小米+小麦 ▶ 影响消化吸收 ✗ 小米+马肉 ▶ 对身体不利
不宜人群	因小米所含的赖氨酸过低而亮氨酸过高，因此不宜作为妇女产后主食来食用。

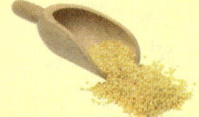

养肝菜例 小米粥

- **材料** 小米80克，干玉米碎粒30克，糯米35克
- **调料** 砂糖少许
- **做法**

①将小米、干玉米碎粒、糯米分别淘洗干净。
②洗后的原材料放入电饭煲内，加适量清水后开始煲粥，煲至粥黏稠时盛入碗内。
③加砂糖调味即可。

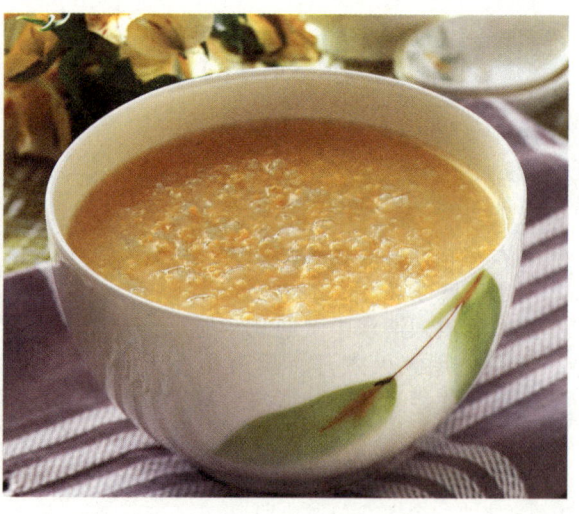

猕猴桃 【清肝泻火】

养肝功效	猕猴桃含有丰富的维生素C、维生素E、纤维素、胡萝卜素等营养成分，可强化免疫系统，起到清热消炎、解毒杀菌、缓解疲劳、清肝泻火的作用，对修复肝病患者受损的肝细胞、增强抵抗力是非常有好处的。
相宜搭配	✓ 猕猴桃+蜂蜜 ▶ 清热生津，润燥止渴 ✓ 猕猴桃+生姜 ▶ 清热和胃 ✓ 猕猴桃+薏米 ▶ 有助于抑制癌细胞 ✓ 猕猴桃+橙子 ▶ 预防关节磨损
禁忌搭配	✗ 猕猴桃+牛奶 ▶ 易引起腹胀、腹痛 ✗ 猕猴桃+肝脏 ▶ 破坏维生素C ✗ 猕猴桃+黄瓜 ▶ 破坏维生素C ✗ 猕猴桃+胡萝卜 ▶ 破坏维生素C
不宜人群	脾胃虚寒者应慎食；先兆性流产、月经过多和尿频者忌食。

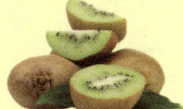

养肝菜例：水果金枪鱼派

●**材料** 猕猴桃70克，全麦吐司25克，水煮金枪鱼肉35克

●**调料** 红椒圈适量

●**做法**

① 全麦吐司对切成四等份；猕猴桃洗净、去皮，切成八片小圆片备用。

② 全麦吐司入盘，将四片猕猴桃片分别铺在全麦吐司上，再将水煮金枪鱼肉分别平铺在猕猴桃上面，最后铺上另外四片猕猴桃，点缀红椒圈即可。

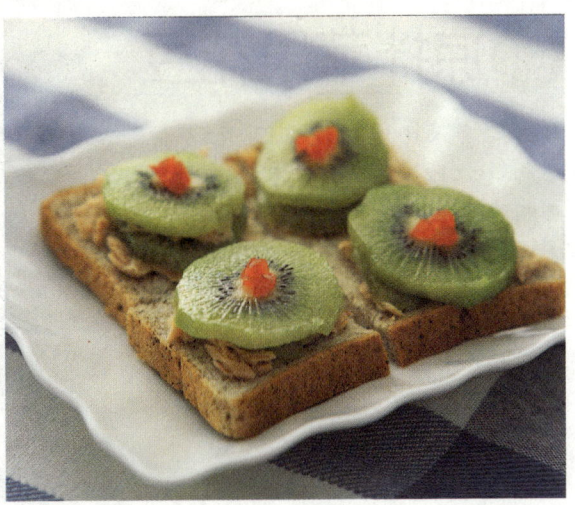

苹果 【清肝泻火】

养肝功效	苹果所含的果胶能促进胃肠道内铅、汞、锰及铍的排出，还可增强肝脏解毒功能。从苹果中提取的具有抗氧化，能抑制肿瘤细胞增殖，还能促进新生血管形成的物质，可以起到预防肝癌、清肝泻火的作用。
相宜搭配	⊘苹果+银耳　▶　润肺止咳 ⊘苹果+香蕉　▶　防止铅中毒 ⊘苹果+绿茶　▶　有助于防癌，抗老化
禁忌搭配	⊗苹果+胡萝卜　▶　易导致甲状腺肿大 ⊗苹果+白萝卜　▶　易导致甲状腺肿大 ⊗苹果+海味　▶　易引起腹痛、恶心、呕吐
不宜人群	苹果富含糖类和钾盐，冠心病、心肌梗死、肾病、糖尿病患者不宜多吃。

养肝菜例 凉拌苹果花豆

- **材料** 苹果100克，花豆120克
- **调料** 红砂糖15克，柠檬汁3毫升
- **做法**

①花豆泡水8小时，放入开水中煮熟，捞起沥干备用。
②苹果削皮，洗净，切丁，放入500毫升温开水，倒入柠檬汁备用。
③捞出苹果丁放入盘中，加入花豆、红砂糖，拌匀即可。

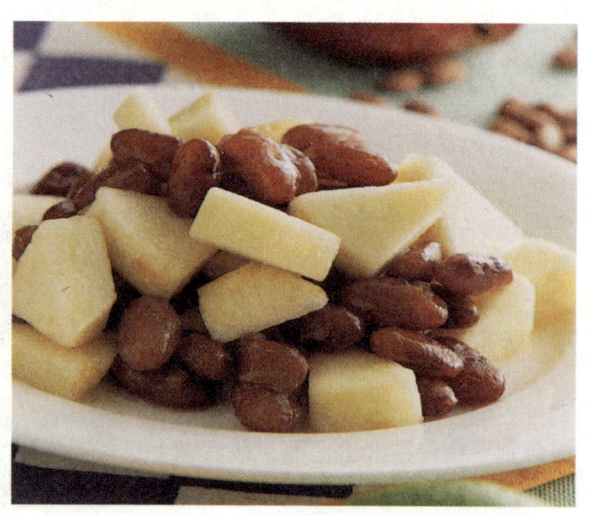

西瓜 【清肝泻火】

养肝功效	西瓜含有大量果糖、氨基酸、维生素C等物质。肝病患者适当食用可以补充营养，有利于肝脏的修复和再生。西瓜所含的糖和盐能够利尿，减少体内胆色素的含量，从而起到清肝泻火、利尿通便的作用。
相宜搭配	◎西瓜+大蒜　▶ 营养丰富 ◎西瓜+冬瓜　▶ 治疗暑热烦渴、尿浊等症 ◎西瓜+绿茶　▶ 提神醒脑，振作精神 ◎西瓜+鸡蛋　▶ 滋阴润燥
禁忌搭配	✗西瓜+海虾　▶ 易引起呕吐、头晕、恶心、腹痛、腹泻 ✗西瓜+冰激凌 ▶ 易引起腹泻 ✗西瓜+羊肉　▶ 易引起呕吐、头晕、恶心、腹痛、腹泻 ✗西瓜+鱼肉　▶ 降低锌的吸收
不宜人群	孕妇及肾功能不全、糖尿病、口腔溃疡者不宜食用。

养肝菜例 西瓜炒鸡蛋

- **材料** 西瓜100克，鸡蛋3个
- **调料** 盐3克，葱、生抽、香油各适量
- **做法**

①葱洗净，切成碎末；鸡蛋打入碗中，加盐，用筷子沿顺时针方向搅拌均匀；西瓜用挖球器挖成小球。

②炒锅内下油烧至六成热，下鸡蛋炒散，炒至金黄色时，下入西瓜炒匀。

③再放入盐、生抽、香油调味，撒上葱花，盛盘即可。

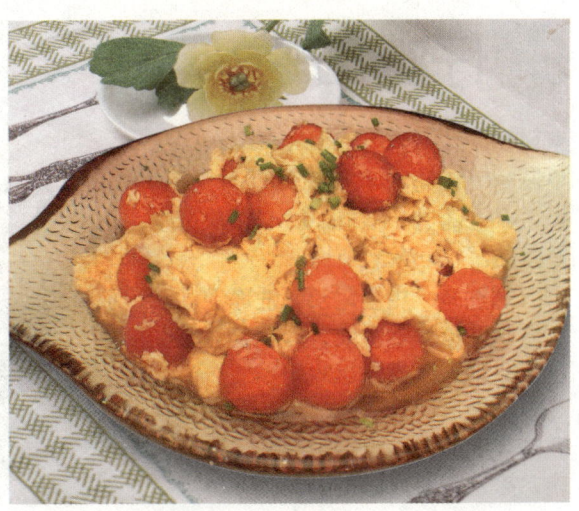

利湿护肝类

● 这类食物有利湿护肝之功效，与寒性食品配伍适用于急、慢性黄疸性肝炎、肝硬化、肝癌引起的黄疸属湿热者；与温性食品配伍则适用于上述黄疸属寒湿者。

田螺 【利湿护肝】

养肝功效	田螺含有丰富的钙、铁和硒，能够清除人体代谢中的废弃自由基，起到补血养颜、利湿护肝的功效。肝病患者适当食用田螺，对健康有益。
相宜搭配	✓ 田螺+白菜 ▶ 补肝肾，解热毒 ✓ 田螺+葱 ▶ 清热解毒 ✓ 田螺+蒜 ▶ 清热解毒，利尿
禁忌搭配	✗ 田螺+柿子 ▶ 影响消化 ✗ 田螺+蚕豆 ▶ 易引起腹痛 ✗ 田螺+牛肉 ▶ 易引起腹胀 ✗ 田螺+猪肉 ▶ 易伤肠胃
不宜人群	经期女性、产妇、脾胃虚寒、腹泻者不宜食用。

养肝菜例：仔鸡田螺

● **材料** 田螺300克，仔鸡200克
● **调料** 盐3克，味精1克，醋8毫升，酱油15毫升，料酒适量，香菜段少许
● **做法**
①田螺洗净，钳去尾部，洗净泥沙。
②仔鸡洗净，剁小块，入锅翻炒至变色后，加入田螺一起炒匀。
③炒至熟后，加入盐、醋、酱油、料酒炒匀入味，加味精调味，起锅装碗，撒上香菜段即可。

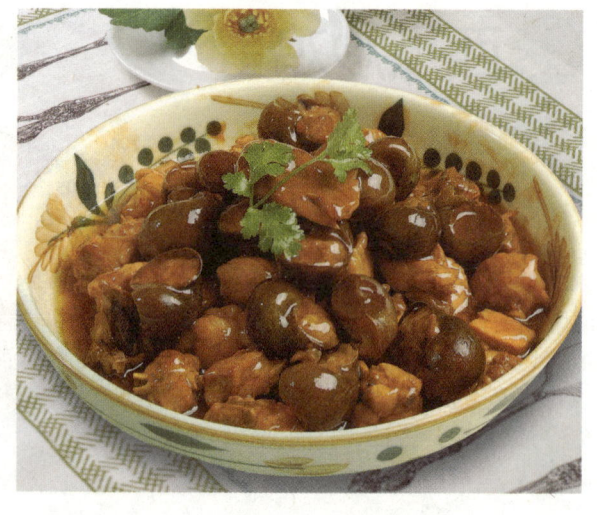

海蜇 【利湿护肝】

养肝功效	海蜇含有丰富的蛋白质、钙、磷、铁、烟酸等营养成分，肝病患者适当食用不仅可为机体提供营养、能量，还可保证机体内蛋白质及维生素的含量充足，从而有效提高受损肝组织及肝细胞的修复，起到利湿护肝的作用。
相宜搭配	⊘ 海蜇+马蹄 ▶ 止咳润燥 ⊘ 海蜇+猪肉 ▶ 缓解支气管哮喘 ⊘ 海蜇+木耳 ▶ 润肠，美白 ⊘ 海蜇+冬瓜 ▶ 清热，润肠，降压
禁忌搭配	✘ 海蜇+柠檬 ▶ 降低食物的营养价值 ✘ 海蜇+葡萄 ▶ 易引起腹痛、恶心、呕吐 ✘ 海蜇+柿子 ▶ 易导致腹胀
不宜人群	脾胃虚寒者慎食。

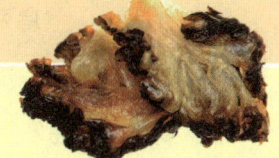

养肝菜例 老醋拌蜇头

- **材料** 海蜇300克，生菜50克
- **调料** 盐、酱油、香油、醋各适量
- **做法**

①海蜇洗净，切块；生菜洗净。
②锅中加水烧开，入生菜焯熟，捞出沥干摆盘；入海蜇焯熟，捞出沥干，加盐、酱油、香油、醋拌匀，放在生菜上即可。

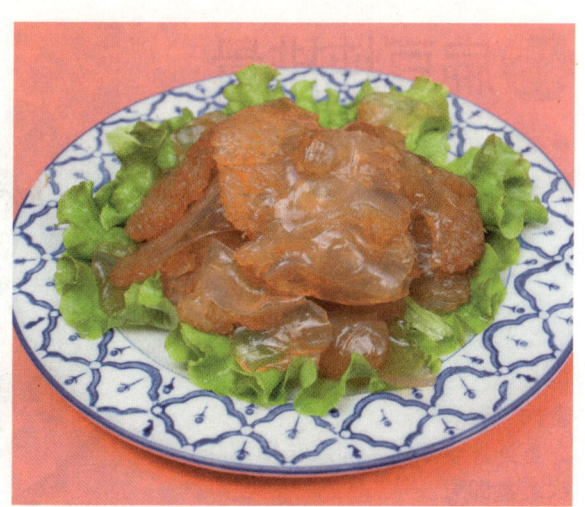

扁豆 【利湿护肝】

养肝功效	扁豆营养丰富，有健脾、和中、益气、化湿、消暑、护肤之功效，适用于缓解脾虚有湿、体倦乏力、少食便溏、水肿、暑湿、脾胃不和、呕吐腹泻等症状。扁豆祛湿，能滋阴养肝。
相宜搭配	◯ 扁豆+花菜　▶ 补肾脏，健脾胃 ◯ 扁豆+鸡肉　▶ 添精补髓 ◯ 扁豆+鸭肉　▶ 养胃益气 ◯ 扁豆+猪肉　▶ 补中益气
禁忌搭配	✗ 扁豆+橘子　▶ 易导致高钾血症 ✗ 扁豆+蛤蜊　▶ 易引起腹痛、腹泻 ✗ 扁豆+牛奶　▶ 影响营养吸收 ✗ 扁豆+柿子　▶ 易破坏营养价值
不宜人群	患寒热病、疟疾、腹胀者不宜食用。

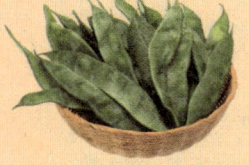

养肝菜例 扁豆炖排骨

- **材料** 排骨500克，扁豆200克
- **调料** 盐3克，味精2克，醋8毫升，老抽15毫升，糖适量
- **做法**

①扁豆洗净，切去头尾。
②排骨洗净，剁块，入锅炒至金黄色，加入盐，再放扁豆，并烹入醋、老抽、糖焖煮。
③至汤汁收浓时，加入味精调味，起锅装盘即可。

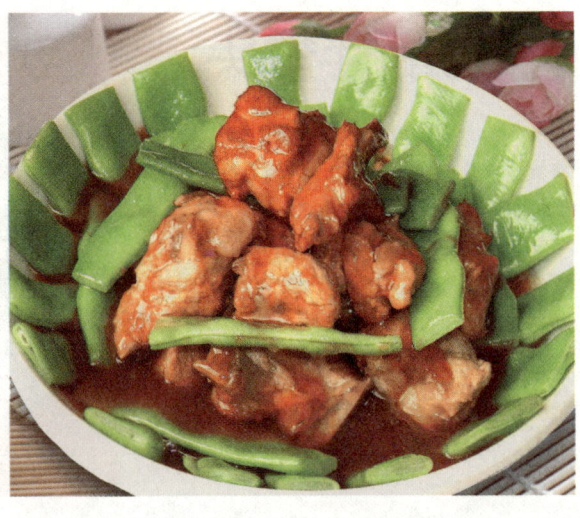

包菜 【利湿护肝】

养肝功效	包菜所含的天然多酚类化合物中的吲哚类化合物具有最强的酶诱导能力，它可使肝脏中的芳烃羟化酶活性提高54倍，能够预防肝癌。包菜含有的叶酸是人体在利用糖分和氨基酸时的必要物质，能保护肝脏，有利湿护肝的功效。
相宜搭配	◯ 包菜+西红柿 ▸ 益气生津 ◯ 包菜+木耳 ▸ 健胃补脑 ◯ 包菜+猪肉 ▸ 补充营养，通便 ◯ 包菜+鲤鱼 ▸ 改善妊娠水肿
禁忌搭配	✗ 包菜+黄瓜 ▸ 降低营养价值 ✗ 包菜+肝脏 ▸ 破坏营养成分 ✗ 包菜+兔肉 ▸ 易引起腹泻或呕吐
不宜人群	患皮肤瘙痒性疾病、咽部充血者不宜食用。

养肝菜例：蒜炒包菜

- **材料** 包菜300克，蒜15克
- **调料** 盐5克
- **做法**

① 包菜洗净，切成4厘米见方的块；蒜去皮，洗净，拍碎。
② 锅中注油烧热，放入蒜爆香，加入包菜一同炒软。
③ 再加入少许清水，加入盐翻炒至熟即可。

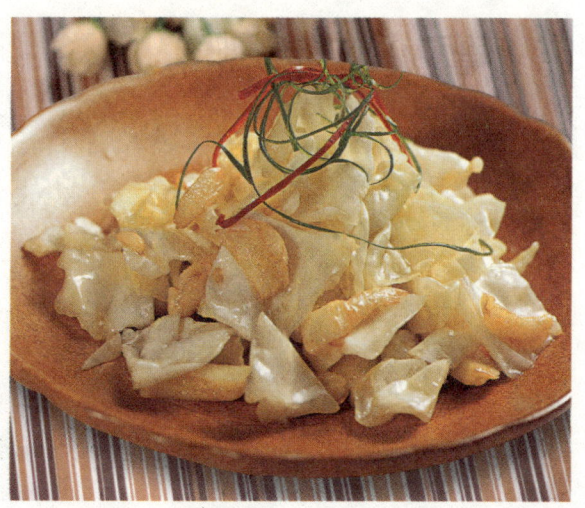

薏米 【利湿护肝】

养肝功效	薏米含有丰富的蛋白质、维生素B_1、维生素B_2。肝病患者食用薏米不仅能增强免疫力，修复破坏的组织细胞，促进肝细胞的再生，还能抑制肝病病毒的复制，起到利湿护肝的作用。
相宜搭配	薏米+山药、柿饼 ▸ 润肺益脾 薏米+粳米 ▸ 补脾除湿 薏米+菱角、半枝莲 ▸ 有助于抑制肿瘤 薏米+羊肉 ▸ 健脾补肾，益气补虚
禁忌搭配	薏米+杏仁 ▸ 易引起呕吐、泄泻 薏米+菠菜 ▸ 破坏维生素C
不宜人群	便秘、尿多者及怀孕早期的妇女应忌食，消化功能较弱的孩子和老弱病者也应忌食。

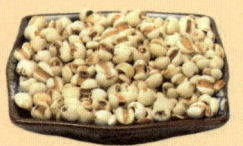

养肝菜例 薏米豌豆粥

- **材料** 薏米、豌豆各20克，大米90克，胡萝卜适量
- **调料** 白糖3克
- **做法**

① 大米、薏米均泡发，用清水洗净；豌豆洗净；胡萝卜洗净，切丁。
② 锅置火上，倒入适量清水，放入大米、薏米、胡萝卜，以大火煮至米粒开花。
③ 加豌豆煮至浓稠状，调入白糖拌匀即可。

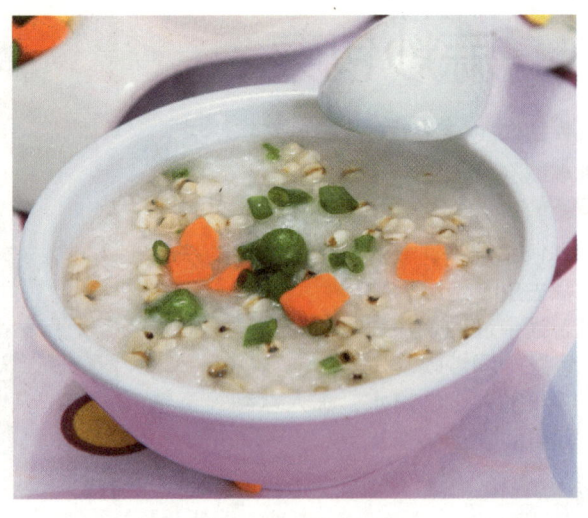

红小豆 【利湿护肝】

养肝功效	红小豆含有叶酸、蛋白质、粗纤维以及多种维生素和矿物质元素，对心脏病、肾病、水肿患者均有益。红小豆还具有利湿护肝、清热退黄、润肠通便、消脂解毒、降压降脂的功效。
相宜搭配	◯ 红小豆+糯米 ▶ 改善水肿、腹泻 ◯ 红小豆+冬瓜 ▶ 消除水肿
禁忌搭配	✗ 红小豆+牛肚 ▶ 影响营养的吸收 ✗ 红小豆+羊肉 ▶ 易引起腹痛
不宜人群	红小豆有利水的功效，尿多之人不宜食用。

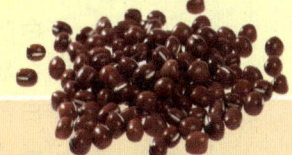

养肝菜例 红小豆薏米汤

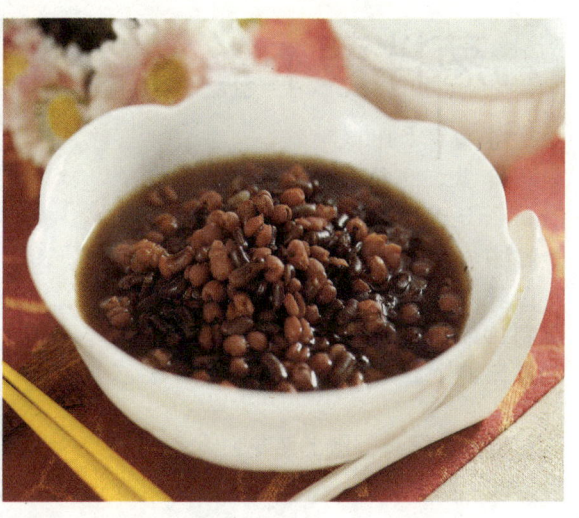

- **材料** 红小豆100克，薏米100克
- **调料** 白糖适量
- **做法**

①红小豆、薏米分别用清水洗净，浸泡数小时。
②锅置于火上，加水500毫升，大火煮开，再倒入红小豆、薏米、白糖用小火煮烂即可。
③可分3次食用。

疏肝理气类

● 这类食物具有疏肝理气、行气解郁之功效，适用于肝气郁滞或肝郁脾虚者，症见身倦乏力、食少腹胀、两胁胀痛、大便不畅等。

白萝卜 【疏肝理气】

养肝功效	白萝卜含芥子油、淀粉酶和粗纤维等营养元素，具有促进消化、增强食欲、通便排毒、止咳化痰的作用，还能加快胃肠蠕动，有助于疏肝理气。
相宜搭配	◯ 白萝卜+紫菜　▶ 清肺热 ◯ 白萝卜+豆腐　▶ 促进吸收 ◯ 白萝卜+羊肉　▶ 有助于降低血脂 ◯ 白萝卜+牛肉　▶ 补五脏，益气血
禁忌搭配	✗ 白萝卜+橘子　▶ 易诱发甲状腺肿大 ✗ 白萝卜+黄瓜　▶ 破坏维生素C ✗ 白萝卜+黑木耳　▶ 易引发皮炎 ✗ 白萝卜+蛇肉　▶ 易引起中毒
不宜人群	脾胃虚寒、溃疡、慢性胃炎、先兆流产、子宫脱垂者不宜食用。

养肝菜例 葱拌萝卜丝

● **材料** 白萝卜180克
● **调料** 盐、味精、糖、白醋、葱各适量
● **做法**
① 白萝卜洗净切成细丝，加盐拌匀，腌制10分钟后沥干；葱洗净切花。
② 将白萝卜丝加入味精、糖、白醋拌匀。
③ 白萝卜丝摆盘，撒上葱花，淋入少许热油，放凉即可。

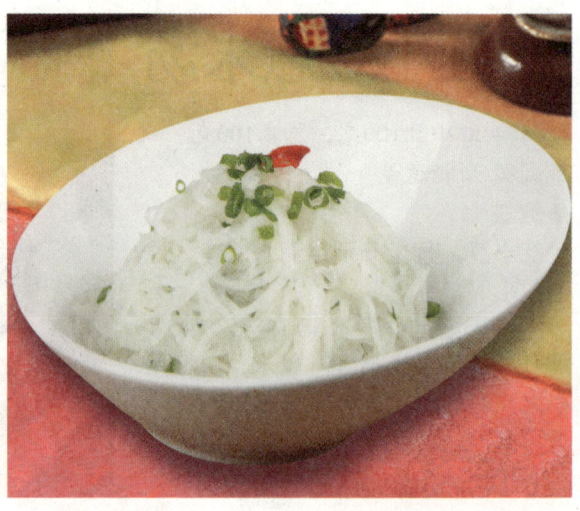

韭菜 【疏肝理气】

养肝功效	韭菜的营养价值很高，含有丰富的蛋白质、纤维素和维生素。肝病患者食用韭菜不仅可以补充各种维生素和矿物质元素，还可以增进食欲，促进消化，缓解压力，起到疏肝理气的作用。
相宜搭配	✓ 韭菜+黄豆芽 ▶ 排毒瘦身 ✓ 韭菜+豆腐 ▶ 缓解便秘 ✓ 韭菜+鸡蛋 ▶ 补肾，止痛 ✓ 韭菜+绿豆芽 ▶ 通便补虚
禁忌搭配	✗ 韭菜+菠菜 ▶ 易引起腹泻 ✗ 韭菜+白酒 ▶ 容易上火 ✗ 韭菜+牛奶 ▶ 影响钙的吸收 ✗ 韭菜+虾皮 ▶ 影响营养的吸收
不宜人群	消化不良、肠胃功能较弱者、眼疾、胃病患者不宜食用。

养肝菜例 韭菜炒香干

- **材料** 韭菜段150克，香干条120克
- **调料** 姜片、干红椒、盐、酱油、鸡精各适量
- **做法**

① 炒锅内加油烧热，入洗净切好的香干，加酱油、盐炒香，捞出沥干油。
② 将锅底油烧热，放入姜片、干红椒爆出香味，再放入韭菜，炒至熟，倒入香干，再炒30秒，放入少许盐、鸡精炒匀即可。

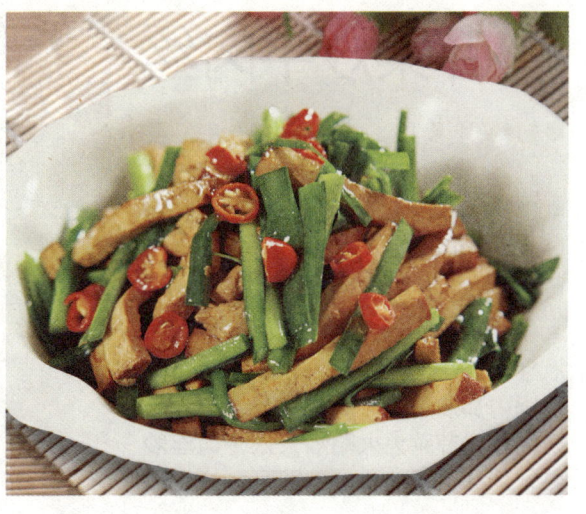

芹菜 【疏肝理气】

养肝功效	芹菜的营养价值很高,含有丰富的蛋白质、维生素、膳食纤维、胡萝卜素、钙、铁等营养成分,具有清热利湿、健胃养脾、疏肝理气的功效。肝炎患者常吃芹菜不仅能补充身体营养,还能对肝脏细胞有很好的修复作用。
相宜搭配	◎ 芹菜+西红柿 ▶ 有助于降低血压 ◎ 芹菜+牛肉 ▶ 增强免疫力 ◎ 芹菜+羊肉 ▶ 强身健体 ◎ 芹菜+核桃 ▶ 美容养颜,抗衰老
禁忌搭配	✗ 芹菜+醋 ▶ 易损坏牙齿 ✗ 芹菜+黄瓜 ▶ 破坏维生素C ✗ 芹菜+南瓜 ▶ 易引起腹胀、腹泻 ✗ 芹菜+兔肉 ▶ 易引起脱发
不宜人群	芹菜有降血压的作用,故血压偏低者应少食。

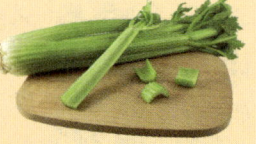

养肝菜例 芹菜炒牛肉丝

- **材料** 芹菜段、牛肉各150克,姜丝、蛋液各适量,淀粉10克
- **调料** 酱油4毫升、盐4克、水淀粉15毫升,红辣椒丝适量
- **做法**

① 牛肉洗净切丝,加酱油、淀粉、蛋液拌匀。
② 锅内加油烧热,爆香姜丝,放入红辣椒丝、芹菜大火略炒,入牛肉丝炒熟,加盐、水淀粉炒匀即可。

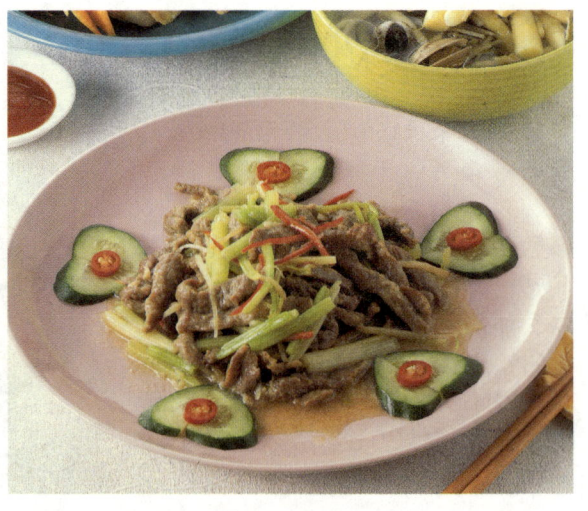

荞麦 【疏肝理气】

养肝功效	荞麦含有蛋白质、多种维生素、纤维素、镁、钾、钙、铁、锌、铜、硒等营养元素。肝病患者适当食用荞麦不仅可为机体提供营养、能量，还可保证机体内蛋白质及维生素的含量充足，起到疏肝理气的作用。
相宜搭配	✓ 荞麦+牛奶 ▶ 补充荞麦蛋白质中缺少的精氨酸、络氨酸 ✓ 荞麦+白萝卜 ▶ 缓解脾胃不调、腹部胀满、嗳气
禁忌搭配	✗ 荞麦+黄鱼 ▶ 易造成消化不良 ✗ 荞麦+猪肉 ▶ 易造成脱发 ✗ 荞麦+胡萝卜 ▶ 在肝脏中产生毒素，易导致肝病
不宜人群	过敏体质、体虚气弱、癌症、脾胃虚寒者不宜食用。

养肝菜例 真味荞麦面

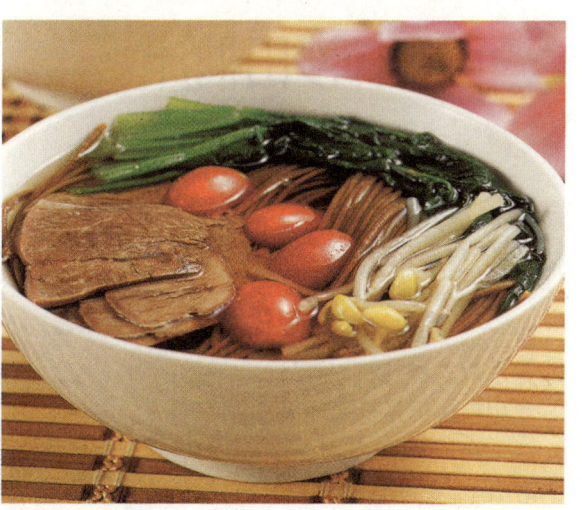

- **材料** 荞麦面、熟牛肉片、香干片、菜心、黄豆芽、圣女果适量
- **调料** 盐3克，淀粉5克，卤汁适量
- **做法**
① 菜心洗净切段；圣女果洗净对切；黄豆芽洗净，焯水备用。
② 锅内加油烧热，香干、菜心入锅炒香，倒卤汁烧开，加盐、淀粉勾芡。
③ 荞麦面入沸水煮熟后入碗，倒上卤汁，摆上牛肉片、圣女果、黄豆芽即可。

柚子 【疏肝理气】

养肝功效	柚子含有大量维生素C，还含有钾、果胶、叶酸等营养成分。柚子几乎不含钠，能降低胆固醇和低密度脂蛋白，还能促使身体更容易吸收钙和铁元素，具有健胃润肺、清肠利便、疏肝理气的功效。
相宜搭配	◎柚子+鸡肉 ▶ 补肺，消痰，下气 ◎柚子+樱桃 ▶ 预防感冒 ◎柚子+苹果 ▶ 保护视力
禁忌搭配	✗柚子+螃蟹 ▶ 易刺激肠胃 ✗柚子+胡萝卜 ▶ 破坏维生素C
不宜人群	气虚体弱、腹部寒冷、常患腹泻者不宜食用。

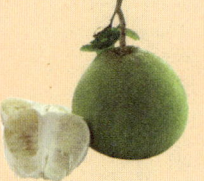

养肝菜例：西红柿沙田柚汁

- **材料** 沙田柚1/2个，西红柿1个，凉开水200毫升
- **调料** 蜂蜜适量
- **做法**

①沙田柚洗净，切块。
②西红柿洗净，切块，与沙田柚块、凉开水放入榨汁机内榨汁。
③饮用前加适量蜂蜜于汁中即可。

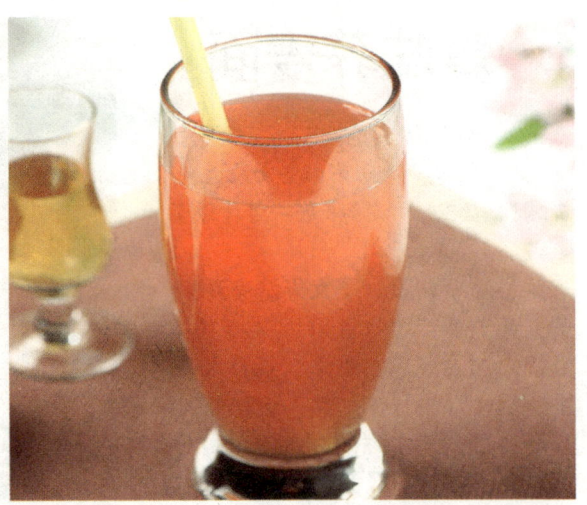

乌梅 【疏肝理气】

养肝功效	乌梅含有的梅酸可软化血管，推迟血管硬化，具有防老抗衰的作用，其含有的多种有机酸还能起到改善肝脏功能的作用。肝病患者适当食用乌梅，有助于疏肝理气。
相宜搭配	◯乌梅+蒜 ▶ 缓解细菌性痢疾 ◯乌梅+白糖 ▶ 缓解口渴、咳嗽 ◯乌梅+干姜 ▶ 温脏驱蛔
禁忌搭配	✗乌梅+猪肉 ▶ 易引起咳嗽、腹泻 ✗乌梅+红糖 ▶ 易引起恶心、呕吐 ✗乌梅+白酒 ▶ 易引起恶心、呕吐
不宜人群	感冒、气管炎、哮喘、实热内盛者不宜食用。

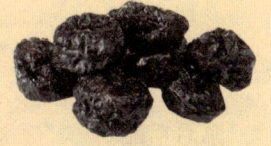

养肝菜例 乌梅沙冰

●**材料** 乌梅汁500毫升
●**调料** 冰块适量
●**做法**

① 先取一半乌梅汁装入小方块模型中，放入冰箱冷冻层冻成乌梅冰块，备用。
② 将乌梅冰块取出，放入果汁机中，再加入乌梅汁，搅匀即可。
③ 可依据个人口味再加冰块。

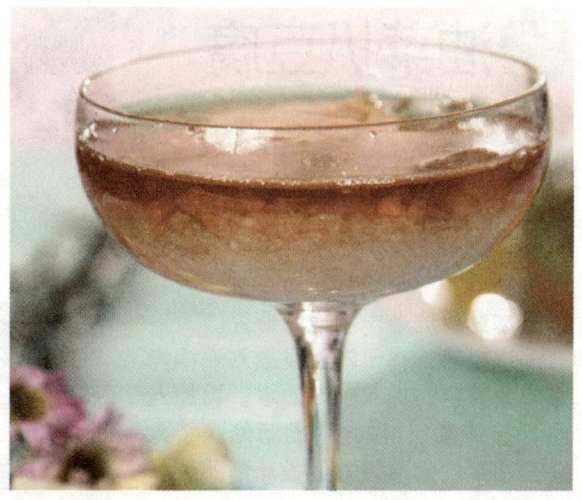

活血散结类

● 这类食物具有活血化瘀、行气散结等功效,适用于肝血瘀阻或瘀血与痰湿蕴结不解、络脉不通者,症见面色黑黯、胁肋疼痛、舌质瘀斑、胁下痞块等。

油菜 【活血散结】

养肝功效	油菜含有丰富的营养成分,具有清除自由基、活血、散结、化瘀、滋阴的功效,还可以软化血管,起到利尿解毒、恢复肝脏功能的作用,适合肝病患者食用。
相宜搭配	油菜+黑木耳 ▶ 平衡营养 油菜+豆腐 ▶ 清肺止咳 油菜+蘑菇 ▶ 有助于抗衰老 油菜+猪肝 ▶ 提高营养价值
禁忌搭配	油菜+螃蟹 ▶ 易引起腹痛 油菜+黄瓜 ▶ 破坏维生素C 油菜+南瓜 ▶ 降低营养价值
不宜人群	孕早期妇女、小儿麻疹后期、患有疥疮、狐臭的人不宜食用。

养肝菜例 油菜扒豆腐

● **材料** 油菜100克,日本豆腐80克
● **调料** 番茄酱15克,盐3克,味精5克
● **做法**
① 油菜洗净,放入盐水中焯一下,摆盘备用。
② 日本豆腐洗净,切成圆形片。
③ 油锅烧热,将日本豆腐放入油锅内煎成金黄色,加入少许的水,再加入盐、味精煮1分钟,捞出沥油,装入盛有油菜的盘中,淋上番茄酱即可。

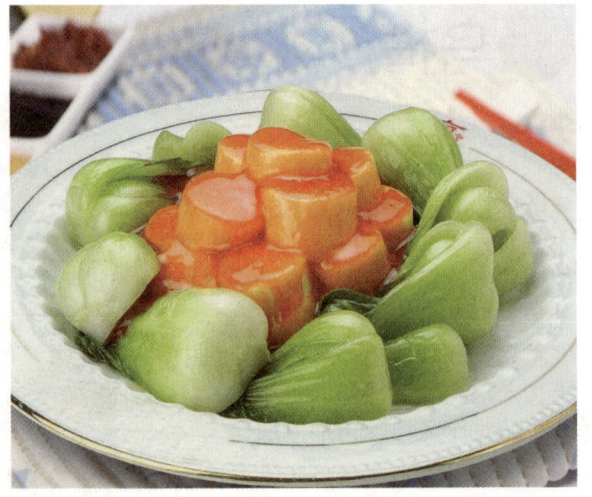

海带 【活血散结】

养肝功效	海带是一种含碘量很高的海藻，还含有褐藻酸钠盐、淀粉、甘露醇等营养物质，能被人体直接吸收，可降低胆固醇与脂肪的积聚，对动脉出血有止血作用，也有一定的活血散结的功效。
相宜搭配	✓ 海带+黑木耳 ▶ 促进排毒 ✓ 海带+猪肉 ▶ 祛湿 ✓ 海带+冬瓜 ▶ 有助于降脂降压 ✓ 海带+虾 ▶ 补钙，防癌 ✓ 海带+豆腐 ▶ 补碘
禁忌搭配	✗ 海带+猪血 ▶ 易引起便秘 ✗ 海带+白酒 ▶ 易导致消化不良 ✗ 海带+咖啡 ▶ 降低对铁的吸收 ✗ 海带+葡萄 ▶ 降低对钙的吸收
不宜人群	脾胃虚寒、身体消瘦者不宜食用。

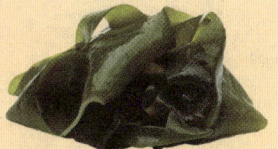

养肝菜例 海带蛤蜊排骨汤

- **材料** 海带结200克，蛤蜊300克，排骨250克，胡萝卜块适量
- **调料** 盐4克，姜片适量
- **做法**
① 蛤蜊入淡盐水，待其吐沙后洗净。
② 排骨切块焯去血水，冲净。
③ 将排骨、姜、胡萝卜加8碗水煮沸，炖30分钟后下入洗净的海带结继续炖15分钟；待排骨熟烂后，转大火入蛤蜊，待蛤蜊开口，加盐调味即可。

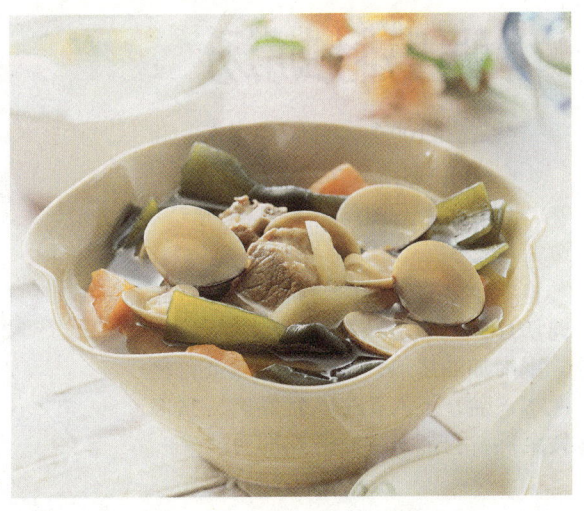

牡蛎 【活血散结】

养肝功效	牡蛎中含锌量极高，可使肝脏代谢能力及消化吸收能力增强，还能与肝炎病毒的外壳结合而形成复合物，使病毒复制的聚集能力减弱，继而使病毒不能在体内继续繁殖，从而起到活血散结的作用。
相宜搭配	◯ 牡蛎+鸡蛋 ▶ 有利于促进骨骼生长 ◯ 牡蛎+芡实+大米 ▶ 缓解阴道流血 ◯ 牡蛎+发菜+猪肉 ▶ 滋阴润阳，润肠通便 ◯ 牡蛎+百合 ▶ 润肺调中
禁忌搭配	✕ 牡蛎+啤酒 ▶ 易引起痛风 ✕ 牡蛎+芹菜 ▶ 易降低锌的吸收 ✕ 牡蛎+糖 ▶ 易导致胸闷、气短
不宜人群	虚而有寒者忌食牡蛎；患有急慢性皮肤病以及进食水产类易腹泻便溏者不宜多食牡蛎。

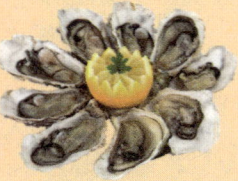

养肝菜例 强身牡蛎汤

- **材料** 花生100克，牡蛎肉75克，猪肉50克，菜心20克
- **调料** 盐4克，葱丝、姜片各3克
- **做法**

① 将花生米、牡蛎肉、猪肉洗净，猪肉切片；菜心洗净备用。
② 锅内加油烧热，下葱、姜爆香，倒入水、盐，下入花生、牡蛎肉、猪肉煲至熟，再加入菜心煮熟即可。

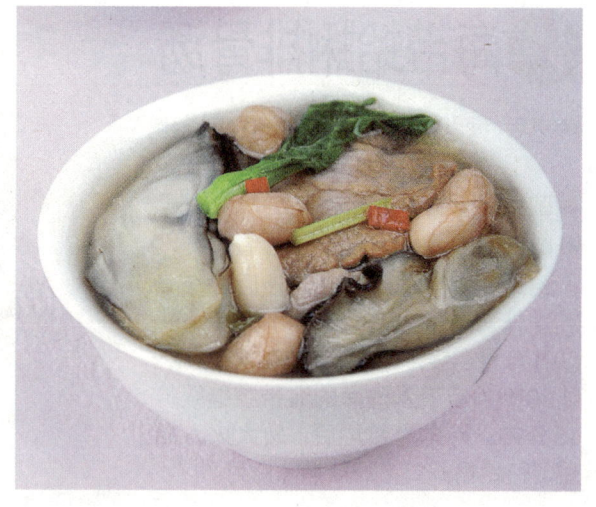

黑豆 【活血散结】

养肝功效	黑豆含有蛋白质、脂肪酸、纤维素、黑豆灰分和多种维生素，具有抗氧化性，能清除体内自由基，促进肌肤润滑，使肌肤有光泽，还能帮助清理肠胃，排出体内毒素，达到活血散结的目的。
相宜搭配	✓ 黑豆+橙子 ▶ 补充营养 ✓ 黑豆+鲫鱼 ▶ 补肾
禁忌搭配	✗ 黑豆+菠菜 ▶ 破坏营养价值 ✗ 黑豆+牛奶 ▶ 破坏营养价值 ✗ 黑豆+茄子 ▶ 影响营养吸收
不宜人群	儿童不宜食用；腹胀者及老人也不宜食用。

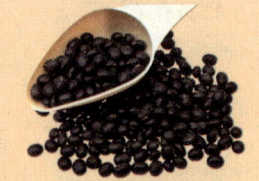

养肝菜例 黑豆玉米粥

- **材料** 黑豆、玉米粒各30克，大米70克
- **调料** 白糖3克
- **做法**

① 大米、黑豆均泡发洗净；玉米粒洗净。
② 锅置火上，倒入清水，放入大米、黑豆煮至开花。
③ 加入玉米粒同煮至浓稠状，加入白糖拌匀即可。

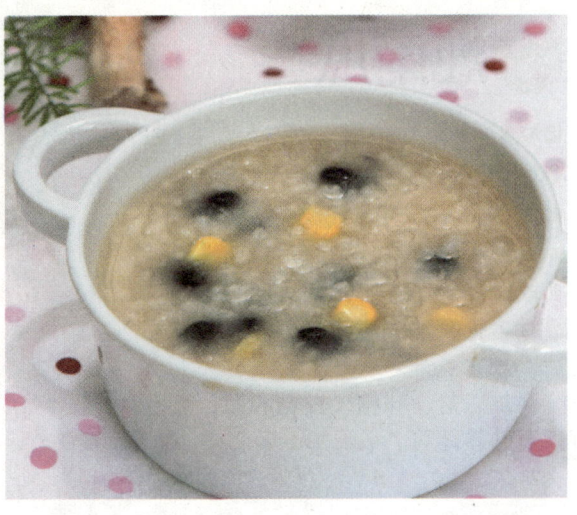

增强肝脏免疫力类

● 增强肝脏免疫力，不仅能对抗肝炎病毒，还能消除肝炎病毒。在肝病恢复期，有针对性地食用一些具有增强免疫力的食物，可促进身体的康复，防止复发。

南瓜 【增强肝脏免疫力】

养肝功效	南瓜中含有维生素和果胶，果胶有很好的吸附性，能黏结和消除体内的细菌毒素以及其他有害物质，对排毒有促进作用，还能避免肝病向肝硬化或肝癌发展，有助于肝脏功能的恢复和增强肝脏的免疫力。
相宜搭配	✓ 南瓜+猪肉 ▶ 预防糖尿病 ✓ 南瓜+绿豆 ▶ 起保健作用 ✓ 南瓜+莲子 ▶ 通便，排毒，减肥
禁忌搭配	✗ 南瓜+羊肉 ▶ 引发黄疸和脚气 ✗ 南瓜+辣椒 ▶ 破坏辣椒中的维生素C ✗ 南瓜+鹿肉 ▶ 导致死亡
不宜人群	有脚气、黄疸、下痢胀满、产后痧痘、气滞湿阻病症的患者忌食。

养肝菜例 炖南瓜

● **材料** 老南瓜300克，葱5克，姜3克
● **调料** 盐3克，味精2克，白糖2克
● **做法**

① 南瓜去皮、籽，切厚片；葱洗净，切段；姜洗净去皮，切片。
② 锅上火，加油烧热，下南瓜片炒香后，加水煮开。
③ 再加入盐、味精、白糖和葱、姜，煮至熟软即可。

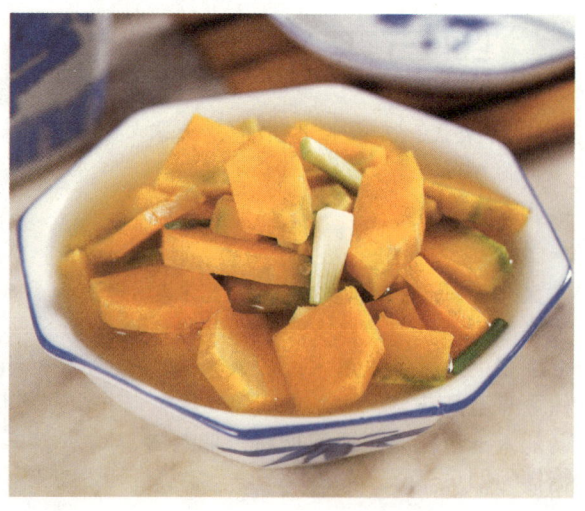

生菜 【增强肝脏免疫力】

养肝功效	生菜是一种高蛋白、低脂肪、低胆固醇、多维生素、多纤维素的蔬菜，对脂肪肝、高血脂有明显的预防作用。生菜还能破坏病菌的核酸，促进制造体内攻击病菌的干扰素，提高免疫力，对肝病患者有益。
相宜搭配	◇生菜+海带 ▶ 促进铁的吸收 ◇生菜+鸡蛋 ▶ 滋阴润燥，清热解毒 ◇生菜+豆腐 ▶ 减肥健美 ◇生菜+猪肝 ▶ 全面补充营养
禁忌搭配	✗生菜+积雪草 ▶ 影响积雪草的药效 ✗生菜+李子 ▶ 对身体不利 ✗生菜+虾 ▶ 对身体不利
不宜人群	生菜性寒凉，尿频、胃寒者应少吃。

养肝菜例 蒜蓉生菜

●**材料** 生菜500克，蒜蓉10克
●**调料** 盐、味精、鸡精各适量
●**做法**

①炒锅洗净，加适量水，放入盐、植物油烧沸，下入洗净的生菜焯水，捞出再用冷水冲凉。
②在锅内下适量油烧热，下入蒜蓉炒香后，下入生菜，加盐、味精、鸡精调味。
③炒熟后，起锅装入盘内即可。

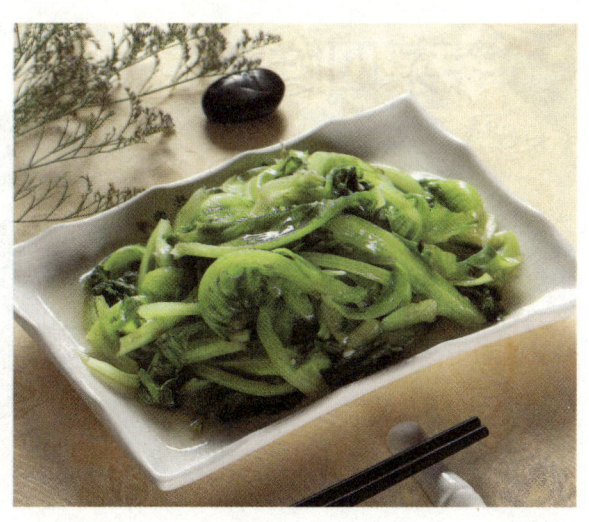

荠菜 【增强肝脏免疫力】

养肝功效	荠菜含有维生素B、维生素C、胡萝卜素、烟酸及无机盐，经常食用有利于脂肪肝患者祛脂消炎，对脂肪肝发展成肝硬化者可缩短凝血酶原时间，有止血、增强免疫力的功效。因此，荠菜适合慢性肝病有鼻出血、齿龈出血等症者食用。
相宜搭配	✓ 荠菜+粳米 ▶ 健脾养胃 ✓ 荠菜+黄鱼 ▶ 利尿止血 ✓ 荠菜+豆腐 ▶ 降压止血 ✓ 荠菜+马齿苋 ▶ 清热凉血 ✓ 荠菜+猪肉 ▶ 健脾养胃，护肾
禁忌搭配	✗ 荠菜+山楂 ▶ 易引起腹泻 ✗ 荠菜+鲫鱼 ▶ 易引起水肿
不宜人群	便清泄泻、阴虚火旺者，疮疡、热感冒等病症患者，素日体弱者，均不宜食用。

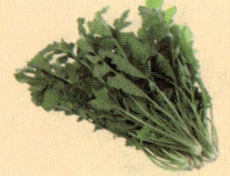

养肝菜例 荠菜四鲜宝

●**材料** 鸡蛋2个，荠菜末、草菇丁各50克，虾仁、鸡丁各30克
●**调料** 盐、鸡精、淀粉各适量
●**做法**
① 将鸡蛋蒸成水蛋。
② 将虾仁洗净，与鸡丁一起用盐、鸡精、淀粉上浆后，入四成热油中滑油备用。
③ 锅中加入清水、虾仁、鸡丁、草菇丁、荠菜末烧沸后，用剩余调料调味，勾芡浇在水蛋上即可。

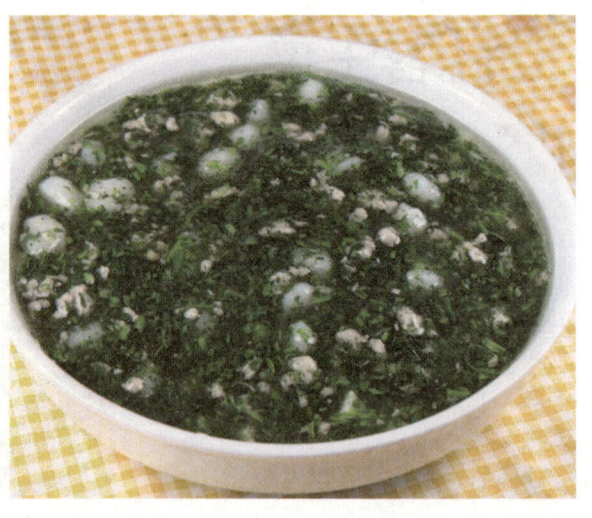

花菜 【增强肝脏免疫力】

养肝功效	花菜的维生素C含量极高，能促进肝脏排毒，增加抗病能力，提高人体免疫力，还可促进肝脏的自我修复和再生能力，对肝病的恢复十分有帮助。
相宜搭配	✓ 花菜+牛肉 ▶ 帮助吸收维生素B_1、维生素B_2 ✓ 花菜+西红柿 ▶ 有利于降脂降压 ✓ 花菜+辣椒 ▶ 有利于防癌抗癌 ✓ 花菜+香菇 ▶ 有利于降低血脂
禁忌搭配	✗ 花菜+猪肝 ▶ 影响人体对微量元素的吸收 ✗ 花菜+笋瓜 ▶ 破坏维生素C的吸收 ✗ 花菜+黄瓜 ▶ 破坏维生素C的吸收
不宜人群	尿路结石者不宜食用。

养肝菜例 清炒花菜

- **材料** 花菜350克，青、红椒各30克
- **调料** 盐3克，味精2克
- **做法**

① 花菜洗净，掰成小朵；青、红椒洗净，切圈。
② 花菜下入开水中烫熟，捞出备用。
③ 烧热油，放入青、红椒翻炒，再入花菜炒熟，加入盐和味精调味即可。

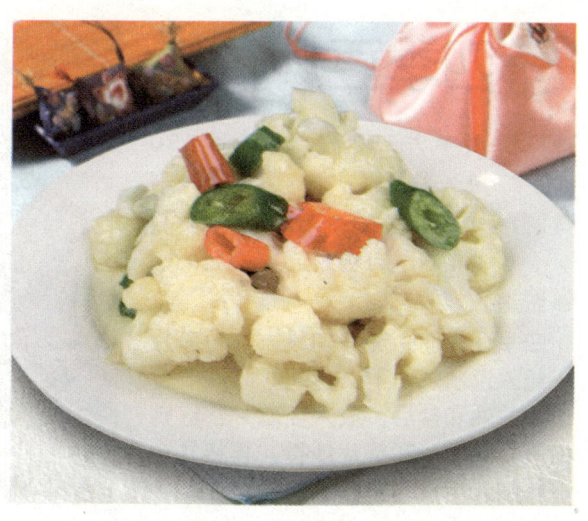

竹笋 【增强肝脏免疫力】

养肝功效	竹笋含有一种白色的含氮物质，同时竹笋中的植物蛋白、维生素及微量元素的含量也很高，能起到开胃消食、促进食欲、增强免疫力的作用。因此竹笋适用于胃胀、消化不良、胃口不好等患者食用，可以提高机体抗病能力。
相宜搭配	✓ 竹笋+鸡肉 ▶ 暖胃益气，补精填髓 ✓ 竹笋+鲫鱼 ▶ 缓解小儿麻痹 ✓ 竹笋+猪腰 ▶ 利肾利尿 ✓ 竹笋+牡蛎 ▶ 促进伤口愈合 ✓ 竹笋+鸡蛋 ▶ 维持消化系统健康
禁忌搭配	✗ 竹笋+羊肉 ▶ 导致腹痛 ✗ 竹笋+豆腐 ▶ 易形成结石 ✗ 竹笋+猪排骨 ▶ 影响钙的吸收 ✗ 竹笋+麦芽糖 ▶ 引发中毒
不宜人群	泌尿系统结石、寒性疾病患者不宜食用。

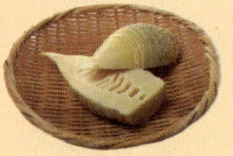

养肝菜例 四季豆炒竹笋

- **材料** 竹笋片350克，四季豆150克，红椒段少许
- **调料** 味精2克，盐3克，姜片、蒜片各15克，白糖3克，淀粉10克
- **做法**
① 四季豆去筋，洗净切段，与竹笋片一起入沸水焯一下，捞起。
② 锅放油和盐后，放入姜蒜片、红辣椒段、四季豆和笋片炒香，再将其余调料加入后炒匀至熟，勾芡即成。

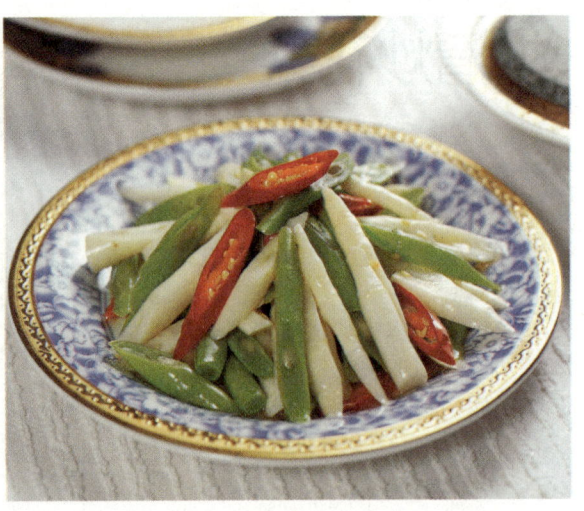

芦荟 【增强肝脏免疫力】

养肝功效	芦荟可以提高人体免疫力及肝脏的排毒能力，从而减轻肝脏的负担。同时，芦荟对于肝脏受损和硬化的组织部分能起到很好的修复作用，对肝炎、肝纤维化、肝硬化、肝癌都有一定的辅助治疗作用。
相宜搭配	✓ 芦荟+黑木耳 ▶ 美容养颜 ✓ 芦荟+苹果 ▶ 补脾健胃 ✓ 芦荟+猕猴桃 ▶ 美容养颜
禁忌搭配	✗ 芦荟+猪肚 ▶ 易引起腹泻 ✗ 芦荟+牛肚 ▶ 不利于营养吸收 ✗ 芦荟+丝瓜 ▶ 易引起腹痛、腹泻
不宜人群	芦荟素会导致孕妇流产或婴儿畸形，为安全起见，妇女怀孕期间应避免食用。

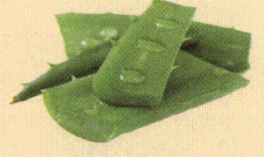

养肝菜例 芦荟鸡丁

- **材料** 鸡脯肉丁100克，芦荟200克，红椒丁少许，香菜段5克
- **调料** 盐3克，味精3克，胡椒2克，生粉5克
- **做法**

① 芦荟洗净去皮，切丁。
② 鸡脯肉丁加入生粉拌匀，在三成油温中划开。
③ 锅中再次放油烧热，炒香红椒丁，入芦荟丁、鸡丁、调味料炒入味，撒香菜即可。

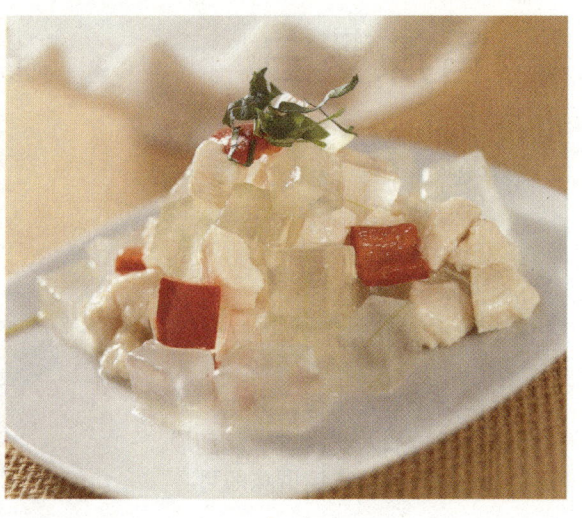

茭白 【增强肝脏免疫力】

养肝功效	茭白具有祛热、生津止渴、利尿除湿、退黄疸的功效，对于黄疸型肝炎有益。茭白更适合高血压病人、产后缺少乳汁的妇女和饮酒过量、酒精中毒的患者食用，有增强免疫力的功效。
相宜搭配	◯ 茭白+牛肉 ▶ 催乳汁 ◯ 茭白+芹菜 ▶ 有助于降低血压 ◯ 茭白+西红柿 ▶ 清热解毒，利尿降压 ◯ 茭白+香菇 ▶ 清中兼补，不燥不腻
禁忌搭配	✗ 茭白+豆腐 ▶ 易形成结石 ✗ 茭白+蜂蜜 ▶ 易引发痼疾 ✗ 茭白+竹笋 ▶ 易形成结石
不宜人群	阳痿、遗精、脾虚胃寒、肾脏疾病、尿路结石、腹泻者不宜食用。

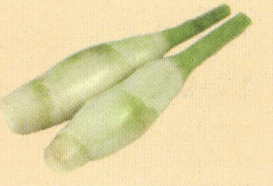

养肝菜例 香辣茭白

● **材料** 茭白400克，干红椒段50克
● **调料** 盐3克，味精1克，葱花适量，蒜蓉少许
● **做法**
① 茭白洗净，切细丝。
② 锅中加水烧开，下入茭白丝稍焯后，捞出。
③ 起锅烧油，下入蒜蓉、葱花、干红椒段爆香后，加入茭白丝一起翻炒，待熟时，加入盐、味精调味即可。

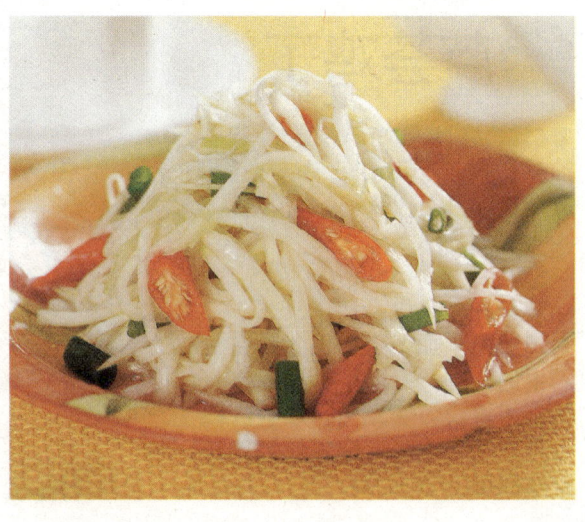

金针菇 【增强肝脏免疫力】

养肝功效	金针菇含有丰富的蛋白质、微量元素,有助于满足肝病患者对各种营养物质的需求,可预防肝癌的发生,还能提高免疫力,保护肝脏。金针菇还含有一种叫朴菇素的物质,能增强机体对癌细胞的抗御能力,常食有益身体健康。
相宜搭配	✓ 金针菇+豆腐 ▶ 有利于降压,降糖,减肥 ✓ 金针菇+白萝卜 ▶ 缓解消化不良 ✓ 金针菇+菠菜 ▶ 健脾和胃
禁忌搭配	✗ 金针菇+驴肉 ▶ 易引起心痛 ✗ 金针菇+牛奶 ▶ 易导致消化不良 ✗ 金针菇+蛤蜊 ▶ 破坏金针菇中的维生素B_1,导致营养流失
不宜人群	金针菇性寒,故平素脾胃虚寒、腹泻便溏者忌食。

养肝菜例 金针瓜丝

- **材料** 金针菇、黄瓜各150克
- **调料** 盐2克,生抽6毫升,醋8毫升,香油适量,红椒少许
- **做法**

① 金针菇洗净,放入沸水中焯熟,捞出沥水;黄瓜洗净,切丝;红椒洗净,去籽切丝。

② 将金针菇、黄瓜一同装盘,加入盐、生抽、醋拌匀,淋上香油,撒上红椒丝即可。

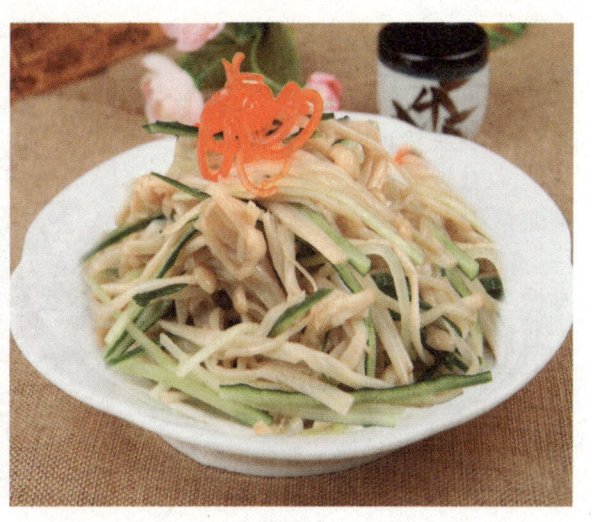

猴头菇 【增强肝脏免疫力】

养肝功效	猴头菇含有丰富的蛋白质，还含有7种人体必需的氨基酸和维生素、矿物质元素等，有提高免疫力的功效。猴头菇含有的不饱和脂肪酸还能促进血液循环，降低胆固醇，起到健胃、养肝、抗癌、益肾精的功效。
相宜搭配	⊘ 猴头菇+排骨 ▶ 养胃健胃，补气益气 ⊘ 猴头菇+鸽子 ▶ 滋阴补虚 ⊘ 猴头菇+木瓜 ▶ 健胃消食
禁忌搭配	⊗ 猴头菇+野鸡肉 ▶ 易导致胃出血
不宜人群	免疫力低下的人群，对菌类食品过敏的人群慎食。

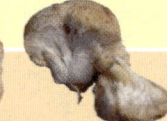

养肝菜例：三鲜猴头菇

- **材料** 猴头菇150克，香菇100克，红椒块30克，荷兰豆50克
- **调料** 植物油5毫升，盐、鸡精、生抽各适量
- **做法**
① 将猴头菇、香菇分别洗净，切块；荷兰豆去老筋洗净，切段。
② 将猴头菇、香菇、荷兰豆入油锅炒至断生，入红椒炒熟，加盐、鸡精、生抽调味，起锅盛盘即可。

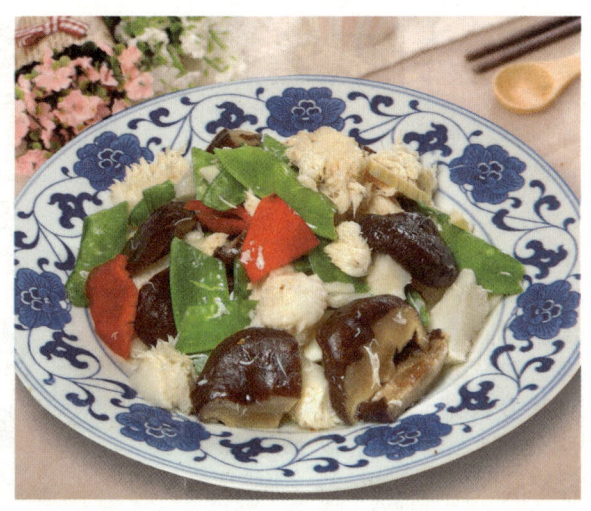

魔芋 【增强肝脏免疫力】

养肝功效	魔芋所含的膳食纤维能刺激机体，防治癌瘤，提高机体免疫力，还能延缓胃肠道对脂肪的吸收，促进胆固醇转化为胆酸，减少胆酸的肠肝循环需要，从而降低胆固醇和血脂，对脂肪肝有一定的食疗作用。
相宜搭配	◎ 魔芋+鲫鱼　▶ 补益正气，清热润燥 ◎ 魔芋+荷兰豆　▶ 补益脾胃 ◎ 魔芋+韭菜　▶ 滋补肝肾
禁忌搭配	✗ 魔芋+豆腐　▶ 易引起腹胀 ✗ 魔芋+香蕉　▶ 易引起腹胀 ✗ 魔芋+菠菜　▶ 易导致缺钙
不宜人群	消化不良、皮肤病、伤寒感冒者应少食。

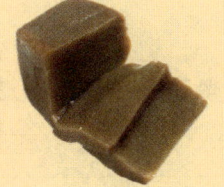

养肝菜例 香菇魔芋汤

- **材料** 香菇200克，魔芋150克
- **调料** 盐、味精、淀粉各适量
- **做法**

①香菇洗净，切片；魔芋洗净，切块，下入沸水中焯去碱味，捞出备用。
②将香菇倒入热油锅内炒软，再将500毫升水倒入锅中，加盐煮沸。
③放入魔芋，再煮约2分钟，加味精调味，以淀粉勾芡即可。

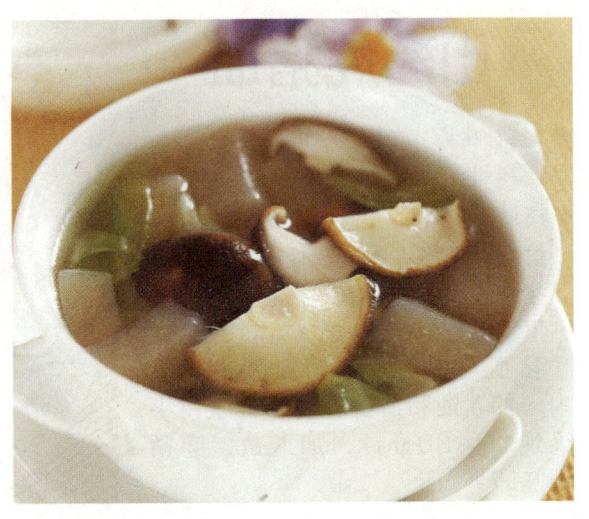

猪血 【增强肝脏免疫力】

养肝功效	猪血中的血浆蛋白被人体内的胃酸分解后会产生一种解毒、清肠的分解物,这种分解物能够与侵入人体内的粉尘、有害金属微粒发生化合反应,有利于促使毒素排出体外。食用猪血还能补充身体能量,促进肝细胞的修复,起到增强免疫力的作用。
相宜搭配	✓ 猪血+菠菜 ▶ 润肠通便 ✓ 猪血+葱 ▶ 生血,止血 ✓ 猪血+韭菜 ▶ 清肺健胃
禁忌搭配	✗ 猪血+何首乌 ▶ 不利于有效成分的吸收 ✗ 猪血+大豆 ▶ 易引起消化不良 ✗ 猪血+海带 ▶ 易导致便秘
不宜人群	胃下垂、痢疾、腹泻、高胆固醇血症、高血压、冠心病患者不宜食用。

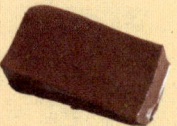

养肝菜例 山药炖猪血

- **材料** 猪血100克,鲜山药适量
- **调料** 盐、味精、食用油各适量
- **做法**

① 鲜山药洗净,去皮,切片。
② 猪血洗净切片,放入开水锅中焯烫一下捞出。
③ 猪血与山药片一同放入另一锅内,加入油和适量水烧开,改用小火炖15~30分钟,加入盐、味精调味即可。

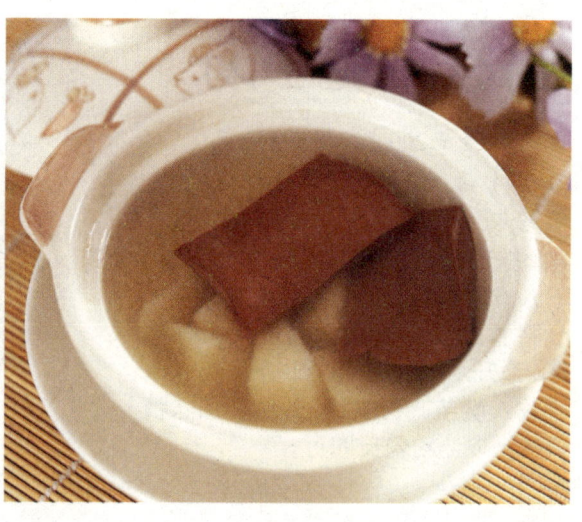

鹌鹑 【增强肝脏免疫力】

养肝功效	鹌鹑含有多种氨基酸，且胆固醇含量较低。肝病患者适当食用鹌鹑可为机体提供营养、能量，还可保证机体内蛋白质及维生素的含量充足，有效促进受损肝组织及肝细胞的修复，起到增强免疫力的作用。
相宜搭配	✓ 鹌鹑+红枣 ▶ 补血养颜 ✓ 鹌鹑+天麻 ▶ 改善贫血 ✓ 鹌鹑+桂圆 ▶ 补肝益肾，养心和胃 ✓ 鹌鹑+红小豆 ▶ 缓解小儿腹泻和小儿疳积
禁忌搭配	✗ 鹌鹑+黑木耳 ▶ 引起痔疮发作 ✗ 鹌鹑+蘑菇 ▶ 引起痔疮发作 ✗ 鹌鹑+猪肝 ▶ 使皮肤出现色素沉积 ✗ 鹌鹑+黄花菜 ▶ 引起痔疮发作
不宜人群	轻度肝病患者可少食，重症肝炎晚期、肝功能极度低下、感冒患者不宜食用。

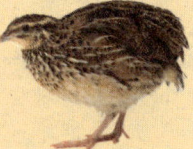

养肝菜例：苦瓜煲鹌鹑

- **材料** 鹌鹑肉200克，苦瓜100克，枸杞子10克
- **调料** 橄榄油4毫升，清汤、盐、姜片各适量
- **做法**
  ① 将鹌鹑肉洗净，切块，焯去血水；苦瓜洗净，去籽，切块；枸杞子洗净，备用。
  ② 净锅置火上，加橄榄油，倒入清汤，加入盐、姜片，下入鹌鹑、苦瓜、枸杞子，煲至熟即可。

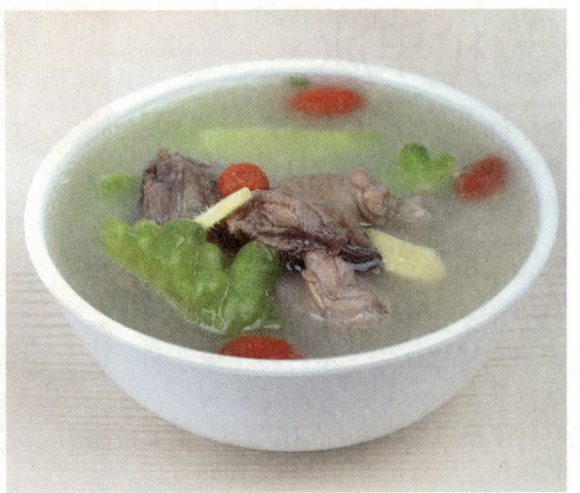

杧果 【增强肝脏免疫力】

养肝功效	杧果营养丰富，具有抗癌、清肠胃、降低胆固醇的功效，可在一定程度上分担肝脏负担，缓解肝病患者口干口苦等症状，还能促进肝细胞的修复和再生，补充身体所需的维生素，增强免疫力。
相宜搭配	◯ 杧果+蜂蜜 ▸ 防治晕车、晕船、呕吐 ◯ 杧果+白糖 ▸ 生津解渴 ◯ 杧果+猪肉 ▸ 治疗鼻出血
禁忌搭配	✗ 杧果+大葱 ▸ 易引发黄疸 ✗ 杧果+竹笋 ▸ 降低营养价值 ✗ 杧果+大蒜 ▸ 易引发黄疸
不宜人群	杧果性质带湿毒，患有皮肤病或肿瘤的人群应禁食。

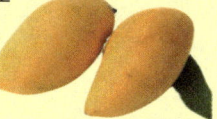

养肝菜例 杧果冰

- **材料** 杧果2个，果糖适量，冰砖1块
- **调料** 冰粒1杯
- **做法**

① 用刨冰机将冰砖刨成冰花，做塔形。
② 杧果洗净，去皮、核，切块，将部分杧果肉榨汁，再将冰粒放入搅拌机中搅成冰水，然后将杧果汁和冰水混合。
③ 将果糖均匀地覆盖在冰塔上，铺上杧果粒，再将杧果汁淋在上面即可。

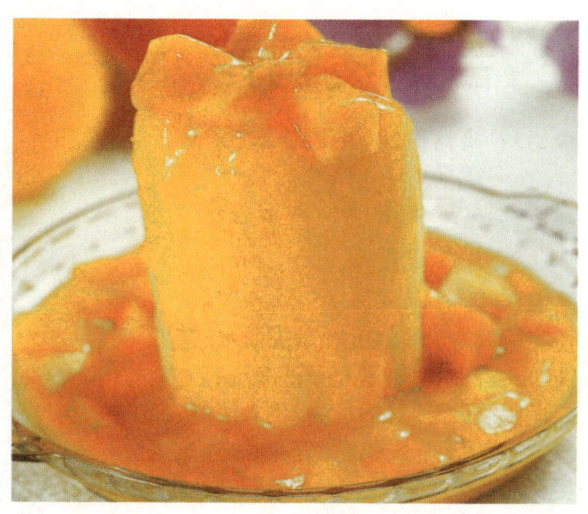

黑加仑 【增强肝脏免疫力】

养肝功效	黑加仑含有丰富的维生素C，可补充肝病患者本身易缺乏的元素，还可以为肝病患者增加营养、提高免疫力、保护肝脏，同时还能阻止致癌物质的形成，软化血管，起到利尿的作用，进而让肝脏的功能得以恢复。
相宜搭配	◯ 黑加仑+椰汁 ▶ 补充营养 ◯ 黑加仑+柠檬 ▶ 补充维生素 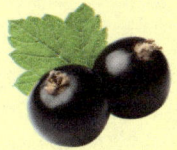
禁忌搭配	✗ 黑加仑+动物肝脏 ▶ 易破坏维生素C ✗ 黑加仑+鹅肉 ▶ 易对身体不利
不宜人群	对黑加仑过敏的人不宜食用。

黑加仑牛奶汁

- **材料** 黑加仑10克，牛奶适量
- **调料** 白糖适量
- **做法**

①黑加仑洗净，放入榨汁机中备用。
②将牛奶倒入榨汁机中，和黑加仑一起榨取汁液，倒入杯中，加白糖调味即可饮用。

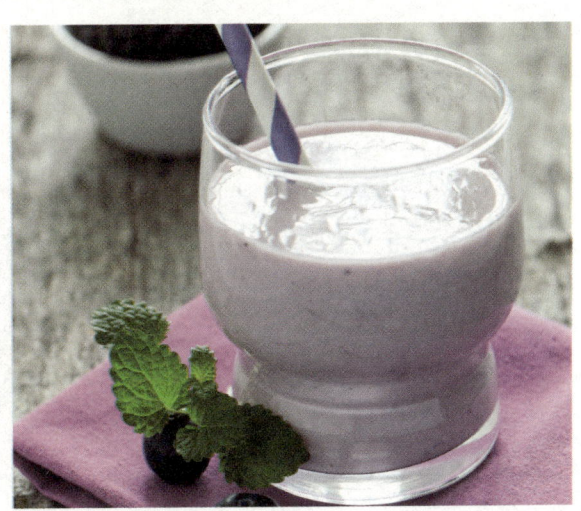

蓝莓 【增强肝脏免疫力】

养肝功效	蓝莓含有果糖、纤维素、维生素和抗氧化素等多种营养物质。病毒性肝炎患者适当食用蓝莓不仅能减轻肝纤维化的症状，还能增强免疫力，有利于身体的恢复。
相宜搭配	✓ 蓝莓+牛奶 ▸ 壮骨，提高免疫力 ✓ 蓝莓+山药 ▸ 健脾益气 ✓ 蓝莓+豆腐 ▸ 补中益气
禁忌搭配	✗ 蓝莓+钙片 ▸ 影响钙质吸收 ✗ 蓝莓+海带 ▸ 影响钙质吸收 ✗ 蓝莓+虾皮 ▸ 影响钙质吸收
不宜人群	腹泻者忌食。

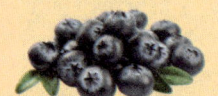

养肝菜例 苹果蓝莓柠檬汁

- **材料** 苹果1/2个，蓝莓70克，柠檬汁30毫升
- **调料** 冰块适量
- **做法**

① 苹果洗净，带皮切成小块；蓝莓洗净。
② 将蓝莓、苹果、柠檬汁、温开水、冰块一同放入果汁机内，搅打均匀，再将果汁倒入杯中即可。

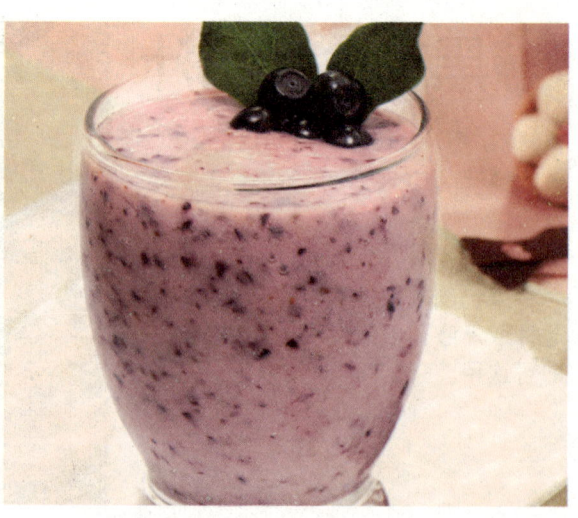

红枣 【增强肝脏免疫力】

养肝功效	红枣中含有三萜类化合物的成分，可抑制肝炎病毒的活性，提高体内单核吞噬细胞系统的吞噬功能，有保护肝脏、增强免疫力的功效。慢性肝病患者体内的蛋白相对偏低，而红枣富含氨基酸，可以预防低蛋白症状。
相宜搭配	✓ 红枣+人参 ▶ 气血双补 ✓ 红枣+小麦、甘草 ▶ 补血润燥，养心阴，安心神 ✓ 红枣+猪蹄 ▶ 可治女性经期鼻出血的症状 ✓ 红枣+大米 ▶ 健脾胃，补气血 ✓ 红枣+黑木耳 ▶ 缓解贫血
禁忌搭配	✗ 红枣+动物肝脏、黄瓜 ▶ 破坏维生素C ✗ 红枣+葱、蒜、海蜇、鱼 ▶ 引起消化不良 ✗ 红枣+蟹 ▶ 易导致寒热病 ✗ 红枣+虾米 ▶ 引起身体不适
不宜人群	湿热内盛、小儿疳积、寄生虫病、齿病疼痛、痰湿偏盛、腹部胀满、舌苔厚腻、糖尿病患者不宜食用。

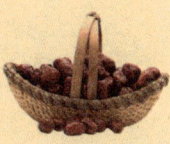

养肝菜例 红枣红米补血粥

● **材料** 红米80克，红枣、枸杞子各适量
● **调料** 红糖10克
● **做法**

① 红米洗净泡发；红枣洗净，去核，切成小块；枸杞子洗净，用温水浸泡至回软备用。
② 锅置火上，倒入适量清水，放入红米煮开。
③ 加入红枣、枸杞子、红糖同煮至浓稠状即可。

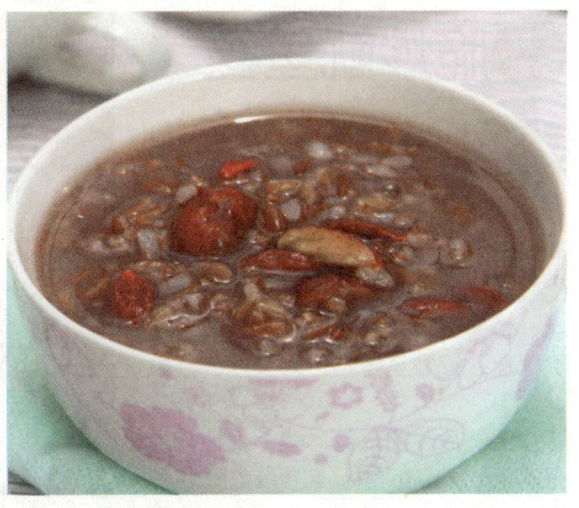

鱿鱼 【增强肝脏免疫力】

养肝功效	鱿鱼富含蛋白质、钙、磷、铁等营养物质。肝病患者食用鱿鱼，可缓解疲劳，改善肝脏功能。鱿鱼还含有硒，对预防肝病意义重大，可以极大地降低肝癌的发病率，有助于增强免疫力。
相宜搭配	✓ 鱿鱼+黄瓜 ▶ 营养全面丰富 ✓ 鱿鱼+银耳 ▶ 延年益寿 ✓ 鱿鱼+竹笋 ▶ 营养互补 ✓ 鱿鱼+猪蹄 ▶ 补气养血 ✓ 鱿鱼+木耳 ▶ 排毒，造血
禁忌搭配	✗ 鱿鱼+茄子 ▶ 对人体有害 ✗ 鱿鱼+冬瓜、鸭蛋 ▶ 引起身体不适 ✗ 鱿鱼+茶叶 ▶ 影响蛋白质的吸收 ✗ 鱿鱼+番茄酱 ▶ 加重肾脏负担
不宜人群	内分泌失调、甲亢、皮肤病、脾胃虚寒、过敏性体质者不宜食用。

养肝菜例 脆炒鱿鱼丝

- **材料** 鱿鱼干400克，竹笋100克
- **调料** 盐3克，味精1克，醋8毫升，生抽10毫升，红椒丝少许
- **做法**
① 鱿鱼干泡发，洗净，打花刀，切细丝；竹笋洗净，对剖切开。
② 鱿鱼入锅炒至将熟，入笋丝、红椒丝炒匀。
③ 炒至熟后，加入盐、醋、生抽翻炒至入味，以味精调味，起锅装盘即可。

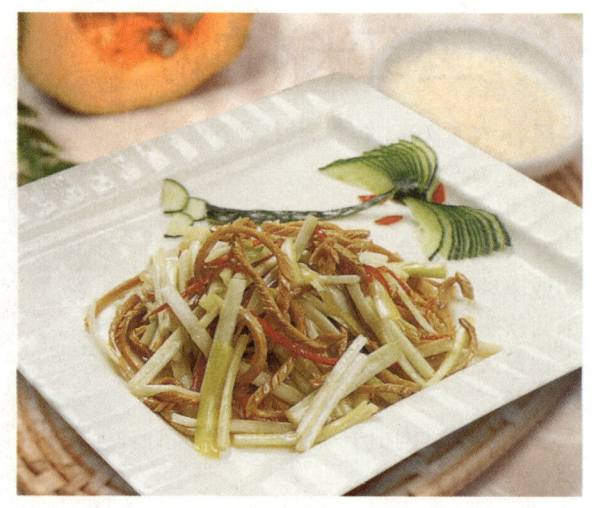

青鱼 【增强肝脏免疫力】

养肝功效	青鱼含有丰富的蛋白质、氨基酸、糖类、多种维生素及锌、钙、磷、铁、镁等矿物质元素。肝病患者适当食用青鱼,可为机体提供营养、能量,保证机体内蛋白质及维生素的含量充足,能有效增强受损肝组织及肝细胞的修复能力,提高免疫力。
相宜搭配	✓ 青鱼+银耳 ▶ 滋补身体 ✓ 青鱼+韭菜 ▶ 缓解脚气 ✓ 青鱼+苹果 ▶ 缓解腹泻
禁忌搭配	✗ 青鱼+李子 ▶ 导致消化不良 ✗ 青鱼+咸菜 ▶ 易引起消化道不适 ✗ 青鱼+西红柿 ▶ 不利于营养成分的吸收
不宜人群	癌症、红斑性狼疮、淋巴结核、支气管哮喘、痈疖疔疮、皮肤湿疹、疥疮瘙痒者不宜食用。

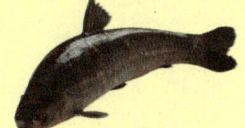

养肝菜例 滑熘鱼片

- **材料** 青鱼肉300克,竹笋片100克,黄瓜片50克,木耳50克,胡萝卜片50克
- **调料** 盐、红椒片、淀粉各适量
- **做法**
①青鱼肉洗净切片,用盐和淀粉腌渍片刻;木耳洗净,浸泡后撕块状。
②青鱼片入七成热油锅,炒至变白时捞起,沥油。
③原锅留油,入竹笋、黄瓜、红椒片、胡萝卜片、木耳、盐翻炒,再入青鱼片炒熟。

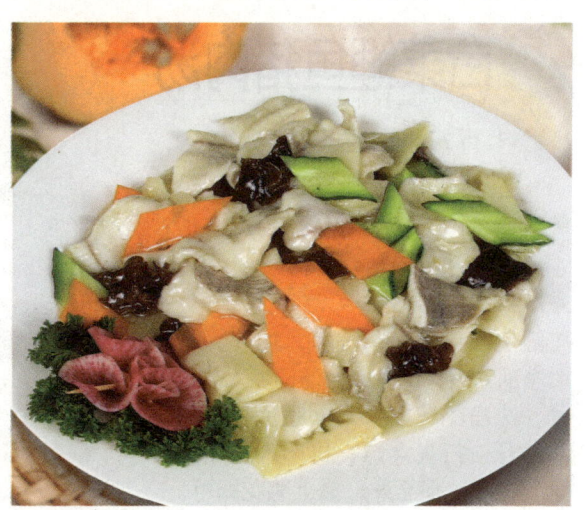

鲤鱼 【增强肝脏免疫力】

养肝功效	鲤鱼含有氨基酸、维生素A、维生素D，还含有丰富的蛋白质。肝病患者食用鲤鱼能增强免疫功能，修复破损的组织细胞，促进肝细胞的再生，保护肝脏不受病毒的侵害。
相宜搭配	✓ 鲤鱼+米醋 ▶ 除湿 ✓ 鲤鱼+香菇 ▶ 营养丰富 ✓ 鲤鱼+花生 ▶ 有利于营养的吸收 ✓ 鲤鱼+白菜 ▶ 缓解水肿
禁忌搭配	✗ 鲤鱼+甘草 ▶ 易引起中毒 ✗ 鲤鱼+咸菜 ▶ 引起消化道癌肿 ✗ 鲤鱼+狗肉 ▶ 易使人上火 ✗ 鲤鱼+紫苏 ▶ 妨碍药效的发挥
不宜人群	鲤鱼是发物，有慢性病者不宜食用，身体过于虚弱者应少食。

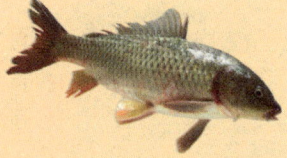

养肝菜例 白菜鲤鱼猪肉汤

- **材料** 白菜叶200克，鲤鱼175克，猪肉片适量
- **调料** 猪骨汤适量，盐4克，葱花、姜片各3克，花椒4粒
- **做法**
① 鲤鱼收拾干净，洗净，切片。
② 净锅上火，倒入猪骨汤，加入盐、姜片、洗净的花椒，下入鲤鱼片、猪肉片烧开，打去浮沫，再下入洗净的白菜叶，小火煲至熟，撒上葱花即可。

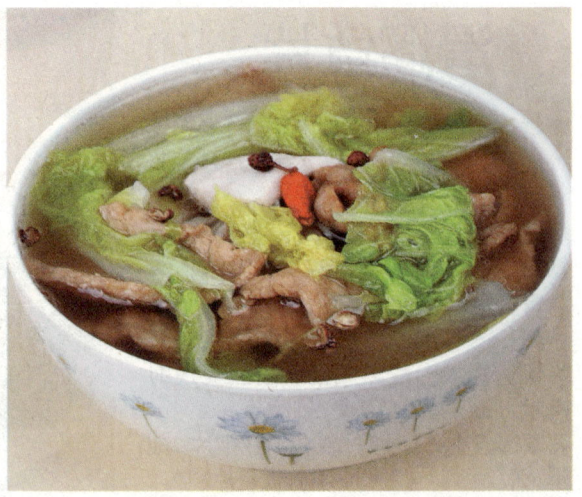

草鱼 【增强肝脏免疫力】

养肝功效	草鱼含有丰富的硒,这种矿物质元素有抗氧化性,并且对预防肝病有一定效果。摄入足量的硒可以极大地降低肝癌发病率,有助于增强人体免疫力。
相宜搭配	◯草鱼+油条 ▶ 益眼明目 ◯草鱼+豆腐 ▶ 增强免疫力 ◯草鱼+冬瓜 ▶ 祛风,清热,平肝 ◯草鱼+木耳 ▶ 补虚利尿
禁忌搭配	✗草鱼+甘草 ▶ 易引起腹痛 ✗草鱼+咸菜 ▶ 易生成有毒物质 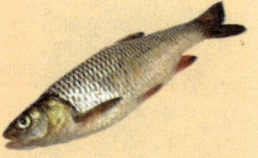
不宜人群	女子在月经期间不宜食用。

养肝菜例 西洋菜草鱼汤

- **材料** 西洋菜65克,草鱼50克
- **调料** 盐适量
- **做法**

①西洋菜择洗干净;草鱼宰杀洗净,切块备用。
②净锅置于火上,倒入水,下入鱼块烧开,加入盐煲至熟,撒入西洋菜煮熟即可。

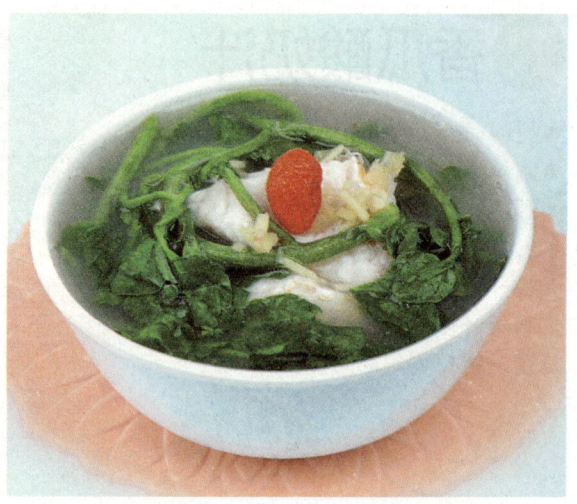

酸奶 【增强肝脏免疫力】

养肝功效	酸奶中含有大量的钙、镁、磷、乳酸菌和多种不饱和脂肪酸，可降低肝脏中引起肝损伤的酶的水平，从而减轻酒精带给肝脏的伤害。酸奶还可帮助修复肝细胞，促进肝脏的代谢，有增强免疫力的功效。
相宜搭配	✓ 酸奶+桃子 ▸ 增加营养价值 ✓ 酸奶+猕猴桃 ▸ 促进肠道健康 ✓ 酸奶+苹果 ▸ 开胃消食 ✓ 酸奶+草莓 ▸ 增加营养价值
禁忌搭配	✗ 酸奶+香蕉 ▸ 易产生致癌物质 ✗ 酸奶+香肠 ▸ 易引发身体不适 ✗ 酸奶+花菜 ▸ 易破坏酸奶的钙质
不宜人群	肝病较轻者可少食；泌尿系统结石、小儿痴呆、重症肝炎、肝性脑病、急性肾炎、肾衰竭、糖尿病酮症酸中毒患者忌食。

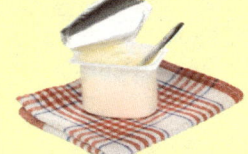

养肝菜例 香瓜酸奶汁

● **材料** 香瓜100克，酸奶1瓶
● **调料** 蜂蜜适量
● **做法**

① 香瓜洗净，去皮，去籽，切块，放入榨汁机中榨成汁。
② 将果汁倒入搅拌机中，加入酸奶、蜂蜜，搅打均匀即可。

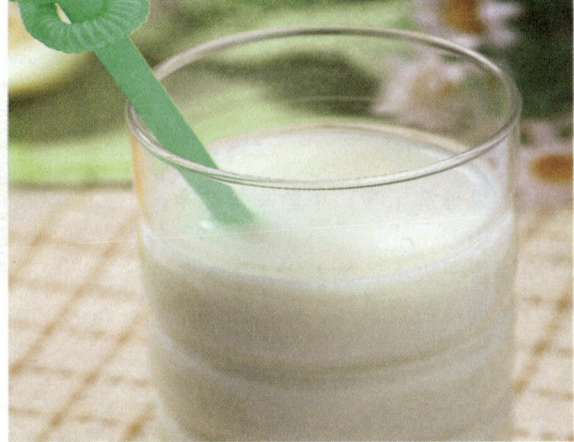

Part 3
常见养肝中药材

◎ 中医早在两千多年前就开始应用中药治疗肝病,大量临床实践证实,中医药对于治疗肝病有着明显的优势。

本章列举了具有补气补肝、清肝泻火、利湿护肝、滋补肝阴、温补肝阳、补血活血、增强肝脏免疫力七类功效的保肝中药材,对每种药材的别名、性味、归经、剂量、最佳搭配、食用禁忌、养肝功效、养生保健用法都进行了深入浅出的论述,并针对每种药材精选了药膳。让肝病患者真正选择"对"的药材进行调养,远离肝病困扰。

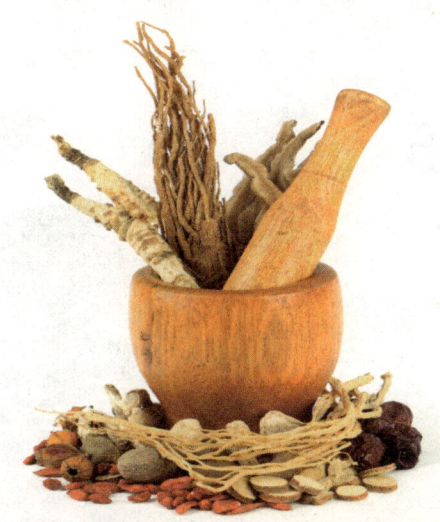

补气补肝类

● 这类药材具有益气补虚、健脾和胃的功效，适用于气虚者，症见少气懒言、神疲乏力、食欲不振等。

灵芝 【补气补肝】

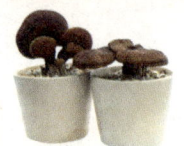

别名	灵芝草、神芝、芝草、仙草、瑞草。
性味	性平，味甘。
归经	归心、肝、脾、肺、肾五经。

最佳搭配	灵芝+鹌鹑 ▶ 补血益精 灵芝+猪蹄 ▶ 补益气血
食用禁忌	有外感病者、顽固性皮肤瘙痒症患者不宜食用。
养肝功效	灵芝能减轻乙硫氨酸引起的脂肪肝症状，还能促进肝细胞再生、加强肝细胞排毒功能，起到益气补肝的作用。
养生保健用法	①泡酒。灵芝10克，洗净，切碎放入白酒中密封浸泡，当白酒的颜色变成红色时即可饮用。此酒可补血益精。 ②炖煮食品。取灵芝25克、乌龟1只，均洗净切成块，一同放入锅中，加入清水，炖煮2小时即可食用。本品可健脾和胃。

美味药膳 灵芝肉片汤

● 材料 猪瘦肉150克，党参10克，灵芝12克
● 调料 盐4克，葱花、姜片、香油各适量
● 做法
①猪瘦肉洗净，切片；党参、灵芝洗净，用温水略泡备用。
②锅内加油烧热，下葱花、姜片爆香，下入肉片煸炒，倒入水烧开。
③下党参、灵芝，加盐煲熟，淋入香油即可。

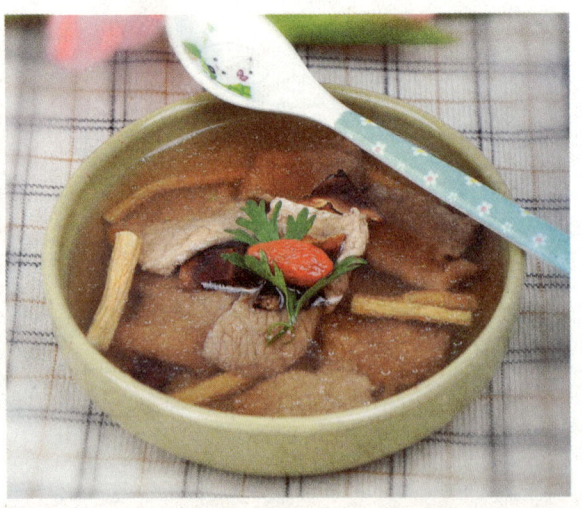

西洋参 【补气补肝】

别名 西洋人参、广东人参。

性味 性凉，味甘、微苦。

归经 归心、肺、肾经。

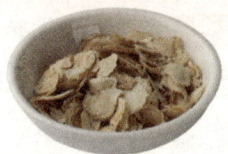

最佳搭配	◇西洋参+乌鸡　▶　健脾益肺，养血柔肝 ◇西洋参+燕窝　▶　养阴润燥，清火益气
食用禁忌	①畏寒、肢冷、腹泻、胃有寒湿、脾阳虚弱等阳虚体质者忌食。 ②不宜与藜芦、白萝卜同食。
养肝功效	西洋参含有十余种人参皂苷、少量挥发油等营养物质，肝病患者食用西洋参可补中益气，养肝补肝，促进受损肝细胞的修复与再生。
养生保健用法	①冲茶。西洋参3克，洗净切片放在碗中，用沸水冲泡，闷约5分钟后，即可饮用。此茶可增强免疫力。 ②嚼食。取2～3克西洋参片含于口中，细细咀嚼，有养阴润燥的功效。

美味药膳 玉竹西洋参茶

● **材料** 玉竹20克，西洋参3片

● **调料** 蜂蜜15克

● **做法**

①先将玉竹与西洋参洗净，用600毫升沸水冲泡30分钟。

②滤渣晾凉后，加入蜂蜜，拌匀即可。

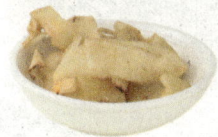

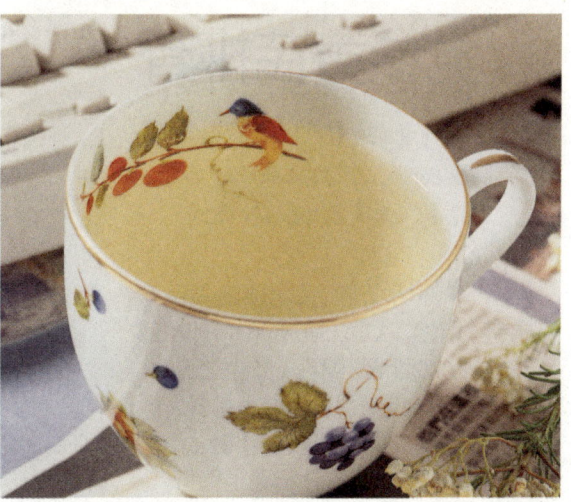

党参 【补气补肝】

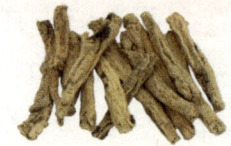

- **别名** 黄参、防党参、中灵草、黄党。
- **性味** 性平，味甘、微酸。
- **归经** 归脾、肺经。

最佳搭配	党参+蛏肉 ▶ 健脾益气，补虚催乳 党参+大米 ▶ 可作为放疗或化疗后白细胞减少症的食疗方 党参+鳝鱼 ▶ 补益气血
食用禁忌	①实证、热证、气滞者忌食。 ②不宜与藜芦同用。 ③服用党参时忌吃萝卜。
养肝功效	党参中含皂苷、微量生物碱、蔗糖、黏液及树脂等成分，有补中益气、保肝护肝的功效，对肝病脾虚腹胀、便溏腹泻、呃逆呕吐、纳呆气短、四肢乏力等症状均有较好的缓解作用。
养生保健用法	①煮粥。取党参10克、薏米30克、大米200克、山药50克。所有材料均洗净处理好后一起煮粥，有益气健脾的功效。 ②沏茶。党参10克，洗净切片放在碗中，用沸水冲泡，闷约5分钟后，即可饮用。此茶可健脾益气。

美味药膳 党参黄芪排骨

- **材料** 小排骨120克，淀粉适量
- **调料** 葱段5克，酒糟豆腐乳、姜片、党参、黄芪各3克，八角2克
- **做法**

①小排骨洗净切段，腌制后炸至金黄色。
②党参、黄芪、八角洗净放锅中，加水煎煮20分钟，加酒糟豆腐乳、姜片煮沸。
③在蒸锅里铺上葱段，加入小排骨、做法②中的汤汁，放入蒸笼蒸1小时；倒出汤汁，淀粉勾芡，淋在小排骨上即可。

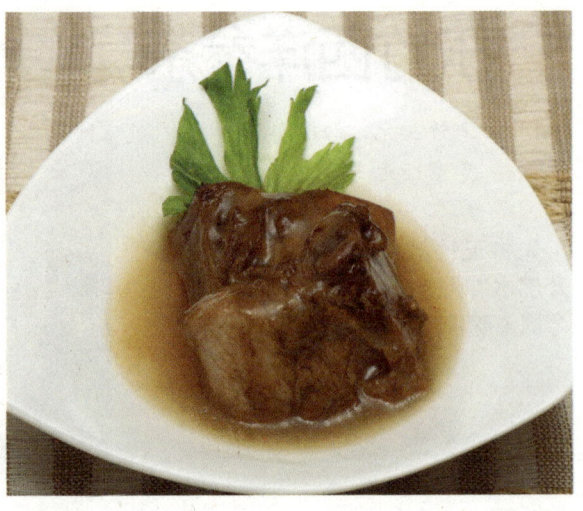

人参 【补气补肝】

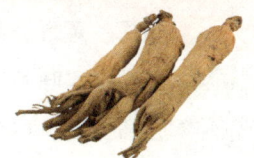

- **别名** 黄参、血参、土精、地精。
- **性味** 性平微温,味甘、微苦。
- **归经** 归脾、肺经。

最佳搭配	✓ 人参+山药 ▶ 降低胆固醇 ✓ 人参+鸡肉 ▶ 益气填精,养血调经	
食用禁忌	①不宜与茶叶、咖啡、白萝卜一起食用。 ②实证、热证和无体虚的人不能用人参进补。	
养肝功效	人参中含有的人参皂苷能够促进脂质代谢,降低胆固醇,有效预防脂肪肝并发症的发生;人参皂苷和人参多糖具有增强机体免疫力、益气补肝的作用,能够有效预防肝病患者病情的恶化。	
养生保健用法	①冲茶。人参适量,洗净切成薄片,放在碗内或杯中,用开水冲泡,闷盖5分钟后即可服用。此茶可提神健脑。 ②嚼食。以两三片人参含于口中细嚼,可生津提神,并且甘凉可口。	

美味药膳 人参糯米鸡汤

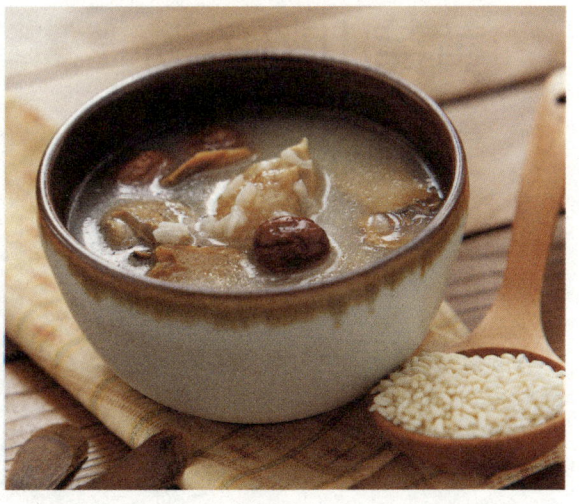

- **材料** 人参片15克,糯米100克,鸡腿1只,红枣6枚
- **调料** 盐适量
- **做法**

①糯米淘净,用清水浸泡1小时后,沥干备用。
②鸡腿剁块,洗净,焯烫后捞起,再洗净1次;红枣洗净。
③将糯米、鸡腿、参片、红枣盛入炖锅,加水后以大火煮开,再转小火炖至肉熟米烂,加盐调味即可。

黄芪 【补气补肝】

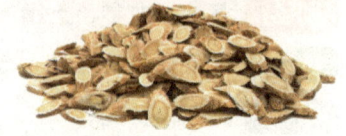

- **别名** 棉芪、黄耆、独椹、蜀脂。
- **性味** 性微温，味甘。
- **归经** 归肺、脾、肝、肾经。

最佳搭配	◇ 黄芪+猪肝 ◇ 黄芪+银耳	补气，养肝，通乳 可作为白细胞减少症患者的食疗方
食用禁忌	①不能与藜芦、防风、五灵脂同时食用。 ②表实邪盛、气滞湿阻、食积停滞者不宜食用。	
养肝功效	黄芪有抗氧化、稳定肝细胞膜、益气补肝的功效，能促进胆红素代谢，减少肝细胞坏死，促进肝细胞再生。	
养生保健用法	①沏茶。用黄芪5～10克洗净，开水泡10～20分钟后代茶饮用，可反复冲泡。此茶可补气养血。 ②煮粥。取黄芪50克左右洗净煎汤，将200克淘净的大米放入煎过的汤液中煮粥，起健脾益气的作用。	

美味药膳 黄芪山药鱼汤

- **材料** 石斑鱼300克，黄芪15克，干山药20克，米酒适量
- **调料** 盐3克，葱丝、姜片各适量
- **做法**

①将石斑鱼收拾干净，鱼背改刀；葱洗净，切丝。
②将黄芪、干山药洗净入锅，加1000毫升水以大火煮开，转小火熬高汤15分钟，再转中火，放入姜片和石斑鱼煮10分钟，加盐、米酒、姜片、葱丝调味即可。

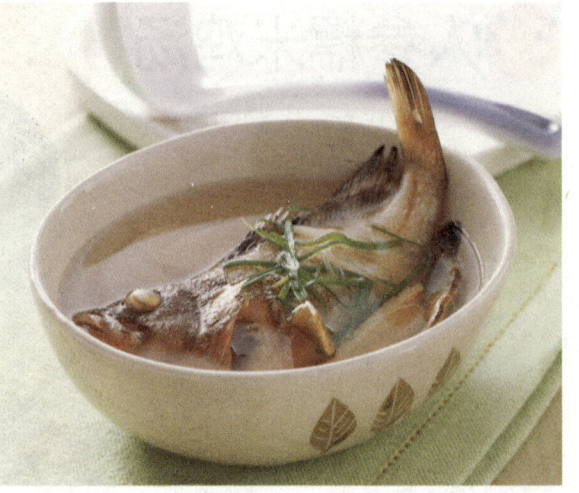

白术 【补气补肝】

别名 术、冬术、浙术、种术、祁术。
性味 性温,味苦、甘。
归经 归脾、胃经。

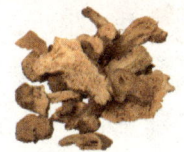

最佳搭配	✓ 白术+芋头 ▶ 益胃宽肠,通便排毒 ✓ 白术+兔肉 ▶ 祛病健身 ✓ 白术+鳝鱼 ▶ 补气,养血,温阳益脾
食用禁忌	①阴虚燥渴、胃胀腹胀、气滞饱闷者忌食。 ②内有实邪壅滞者禁服。 ③任何体质的人都不适宜长期大量食用白术。
养肝功效	白术能益气养肝,很好地保护肝细胞,对各型肝病引起的丙氨酸氨基转移酶增高均有较好的促降作用。
养生保健用法	①煮粥。取白术10克、鲫鱼约250克(1条)、粳米150克,洗净处理好后一同放入锅中煮成粥,有补中益气的功效。 ②磨粉。将白术30克洗净磨成粉末,吞服,对自汗不止有一定的功效。

美味药膳 猪肚白术粥

- **材料** 猪肚500克,白术30克,黄芪15克,粳米150克
- **调料** 生姜片6克,盐适量
- **做法**

①将猪肚翻洗干净,煮熟后切成小块;粳米洗净,备用。
②白术、黄芪洗净,一并放入锅中加适量清水煎煮。
③约煮1小时后加入粳米、姜片、猪肚煮粥,至粥熟后加入盐即可。

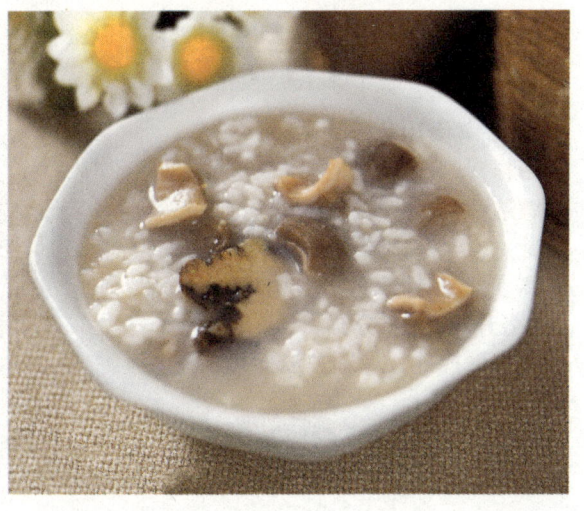

甘草 【补气补肝】

别名 甜草根、红甘草、粉甘草。
性味 性平和，味甘甜。
归经 归心、脾、肺、胃经。

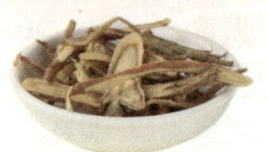

最佳搭配	◯甘草+土豆　▶　益气健脾，强身益肾 ◯甘草+花生　▶　降低胆固醇	
食用禁忌	①腹部胀满病症患者忌食。 ②不宜与京大戟、芫花、甘遂、海藻同用。	
养肝功效	甘草的主要成分甘草酸能够有效地抑制肝炎反应，可补中益气，补肝养肝，增强肝脏的排毒功能，并能促进胆红素的代谢，起到降酶利胆的作用。	
养生保健用法	①冲茶。将莲子心2克、生甘草3克用开水冲洗，再用刚滚的开水冲泡，闷5分钟即可饮用。此茶有清热祛火的功效。 ②煮汤。取生甘草10克、红枣10枚、小麦50克洗净处理好，一同放入砂锅内，加水煮熟即可。此汤有益气养血、清心安神的功效。	

美味药膳 黄连甘草汁

● **材料** 黄连10克，甘草5克
● **调料** 白糖适量
● **做法**
①黄连、甘草洗净备用。
②将黄连、甘草放入炖盅内，加水200毫升，蒸煮5分钟。
③加白糖搅拌，冷却去渣即可饮用。可长期服用。

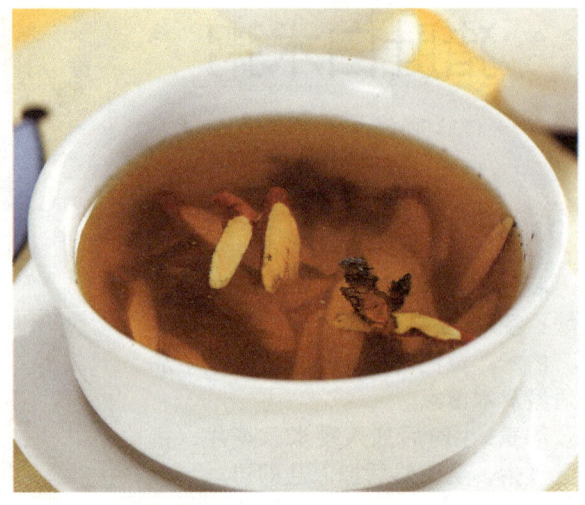

五味子 【补气补肝】

别名 山花椒、壮味、五味。
性味 性温，味甘、酸。
归经 归肺、心、肾经。

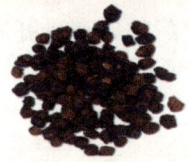

最佳搭配	◎五味子+鳝鱼 ▶ 可作为慢性肝炎患者的食疗方 ◎五味子+桑葚 ▶ 可作为酒后吐泻、虚汗者的食疗方 ◎五味子+蜂蜜 ▶ 可用于缓解咳喘无痰、口燥咽干等症状
食用禁忌	①外有表邪、内有实热或咳嗽初起、麻疹初发者禁服。 ②肝火旺盛者不宜食用。
养肝功效	五味子的有效成分对肝脏的病理损害有减轻作用，对肝脏合成蛋白质和糖原生成均有促进作用，还能提高肝细胞微粒体细胞色素P-450的含量，从而起到益气补肝的作用。
养生保健用法	①磨粉。取五味子适量，洗净，用砂锅焙干，研成粉末，每天口服6~8克，可益阴生津。 ②沏茶。取五味子15克，冰糖适量。五味子洗净，与冰糖一同放入杯中，冲入开水。此茶有养心安神之功效。

美味药膳 参麦五味乌鸡汤

- **材料** 乌鸡腿100克，人参片15克，麦门冬25克，五味子10克
- **调料** 盐3克
- **做法**

①将乌鸡腿剁块，放入沸水中焯烫，捞起洗净；人参片、麦门冬、五味子洗净，备用。
②将乌鸡腿和洗净的人参片、麦门冬、五味子放入锅中，加1800毫升水以大火煮开，转小火续炖30分钟。
③起锅前加盐调味即可。

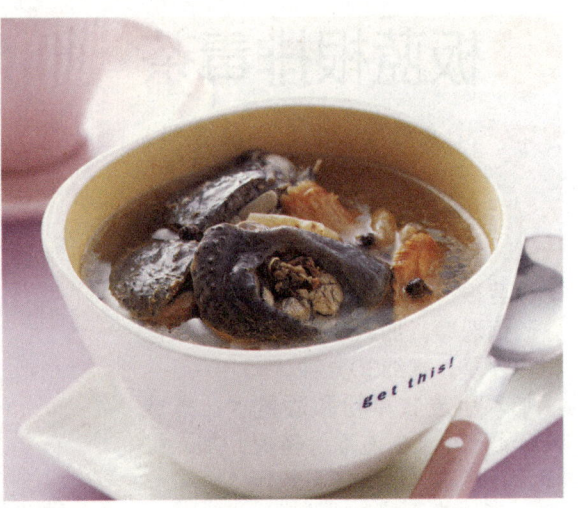

清肝泻火类

● 这类药材具有清肝泻火的功效,适用于肝火旺盛者,症见烦躁不安、性急易怒、头晕目眩、胁肋灼痛、口苦目赤、小便短赤、大便燥结等。

板蓝根 【清肝泻火】

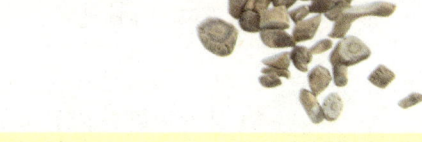

别名	靛青根、蓝靛根、大青根。
性味	性寒,味苦。
归经	归肝、胃经。

最佳搭配	✓ 板蓝根+田螺 ▶	利湿化浊
	✓ 板蓝根+绿茶 ▶	清热解毒
食用禁忌	①体虚而无实火热毒者忌食。 ②脾胃虚寒者不宜食用。	
养肝功效	板蓝根能够清肝泻火,保护肝脏,从而增强人体单核巨噬细胞的吞噬能力,对于消灭难以清除的肝病病毒有很大帮助。	
养生保健用法	①煮汤。板蓝根适量,洗净,放在锅中煎煮,可清热解毒。 ②研末。取板蓝根15克研末,用沸水冲泡,可清热解毒。	

美味药膳 板蓝根排毒茶

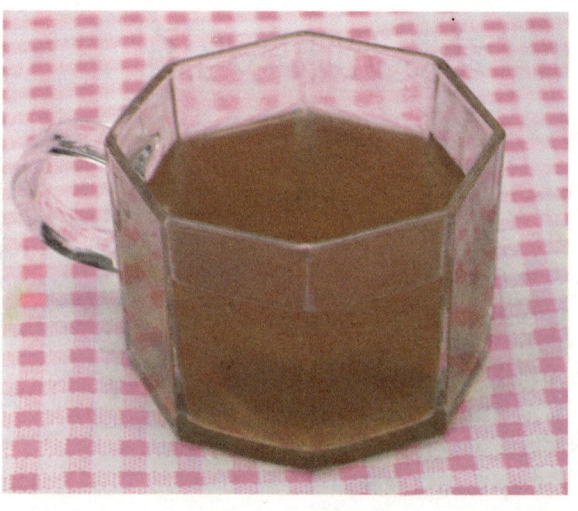

● **材料** 小麦牧草粉2克,板蓝根5克,甘草5克,柠檬汁5毫升

● **调料** 蜂蜜适量

● **做法**

①板蓝根、甘草洗净,沥干水。

②砂锅洗净,加入适量水,放入板蓝根和甘草,煮约30分钟。

③加入小麦牧草粉和适量水,煮成200毫升汁,去渣取汁待凉,加入柠檬汁、蜂蜜,拌匀即可饮用。

决明子【清肝泻火】

别　名　羊角豆、假绿豆、千里光。
性　味　性微寒，味甘、苦、咸。
归　经　归肝、大肠经。

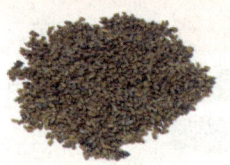

最佳搭配	⊘决明子+茄子　▶　清肝降逆，润肠通便 ⊘决明子+蜂蜜　▶　治疗便秘
食用禁忌	①脾胃虚寒、体质虚弱、大便溏泄者忌食。 ②孕妇忌服，气血不足者不宜服用。
养肝功效	决明子具有抗菌的功效，肝病患者体内有病毒，经常食用决明子可以有效地清肝泻火，增强肝脏的排毒功能。决明子有降脂、降血压的功效，对脂肪肝患者可起到有效降脂、促进新陈代谢的作用。
养生保健用法	①冲茶。决明子、绿茶、枸杞子、菊花各适量洗净，一同放入杯中，用开水冲泡，闷约5分钟，即可饮用。 ②做枕头。用决明子适量，放入枕头内做填充物，可防治失眠、落枕。

美味药膳　菊花决明子茶

● **材料**　红枣15颗，决明子15克，菊花10克
● **调料**　黑糖10克
● **做法**
①红枣洗净，切开去除枣核。
②决明子、菊花分别洗净，沥水。
③锅内加水，入决明子、红枣与菊花煮15分钟。
④待熬出药味后，滤净残渣，加入适量黑糖即可。

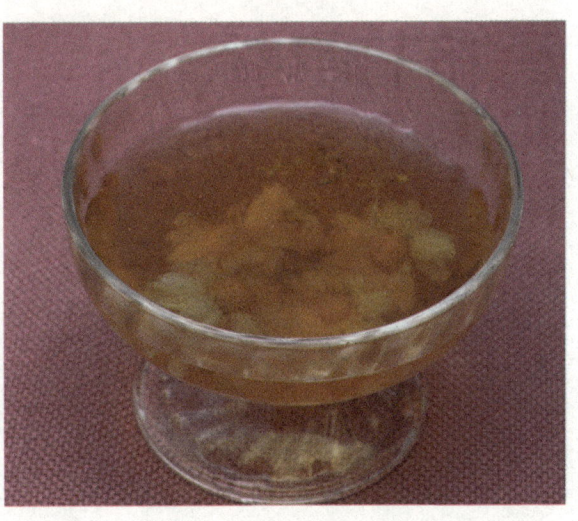

菊花 【清肝泻火】

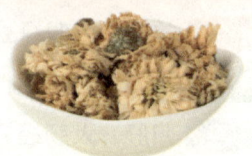

- **别名** 寿客、金英、黄花、秋菊、陶菊。
- **性味** 性微寒，味甘。
- **归经** 归肺、肝经。

最佳搭配	◇菊花+鱼腥草 ▶ 增强机体免疫力 ◇菊花+银耳 ▶ 滋养强壮，益肝明目 ◇菊花+黑木耳 ▶ 提高机体抗病能力	
食用禁忌	①体虚、脾虚、胃寒、容易腹泻者最好不要常饮。 ②过敏体质的人不适合饮用菊花茶。	
养肝功效	菊花能清肝泻火，平肝明目，经常服用菊花有明目、健脑、抗衰老的功效。菊花中所含的维生素A对于肝病患者能起到保肝护肝、提高机体免疫力的作用。	
养生保健用法	①泡茶。菊花适量，洗净，放在杯中，用热水冲泡，可清热生津，养目解酒，润喉。 ②做枕头。取适量菊花瓣阴干，放入枕中，对高血压、头晕、失眠、目赤有较好疗效。	

美味药膳 栀子菊花茶

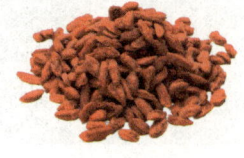

●**材料** 栀子、枸杞子、白菊花各适量

●**做法**

①将枸杞子、栀子、白菊花洗净。
②将枸杞子、栀子与菊花同时加入杯中，加沸水冲泡，盖上杯盖。
③待10分钟后即可饮用。

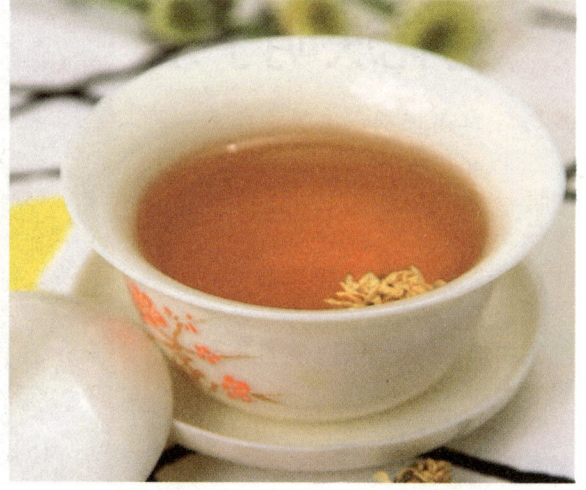

金银花 【清肝泻火】

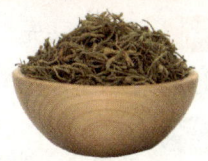

别名	忍冬、忍冬花、金花、银花、二花。
性味	性微苦，味甘。
归经	归肺、胃、心、大肠经。

最佳搭配	✓金银花+芦根 ▶ 清热解暑，生津止渴 ✓金银花+莲子 ▶ 清热解毒，健脾止泻 ✓金银花+绿豆 ▶ 清热解毒，清暑解渴
食用禁忌	①脾胃虚寒、腹泻便溏者忌服。 ②气虚疮疡脓清者忌服。 ③女性月经期间忌服。
养肝功效	金银花能清肝泻火，保护肝脏，可在一定程度上减轻肝脏的负担。同时金银花中的药物成分也可明显促进炎性细胞的吞噬功能，进而减轻肝病患者的炎症。
养生保健用法	①沏茶。金银花适量洗净，放入杯中，冲入开水，闷约3分钟，即可饮用，可降低血脂。 ②研末。取金银花20克洗净，用铁锅烘干、研末，可用蜂蜜调服，对暑热泻痢有一定的功效。

美味药膳 金银花蜂蜜饮

● **材料** 金银花10克
● **调料** 蜂蜜适量
● **做法**

①将金银花洗净，放入杯中，以沸水冲泡，加盖焖10分钟。
②调入蜂蜜拌匀即可饮用。

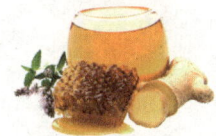
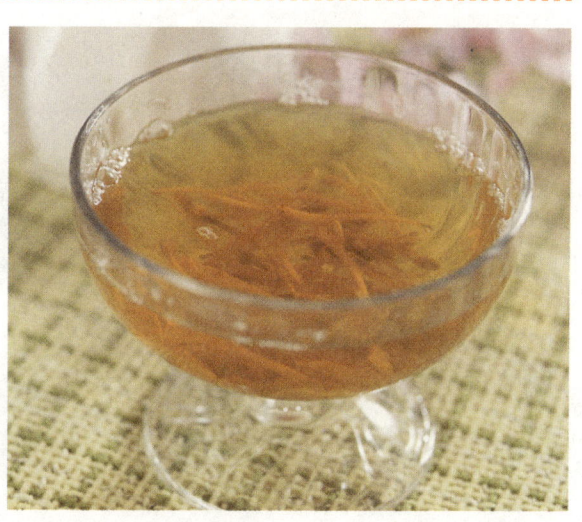

茵陈 【清肝泻火】

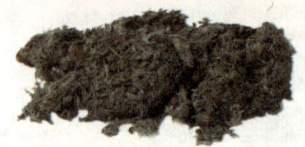

别名	因尘、马先、茵陈蒿、绵茵陈、绒蒿。
性味	性微寒,味苦、辛。
归经	归脾、胃、肝、胆经。

最佳搭配	茵陈+鲫鱼 ▶ 疏肝,清肝热 茵陈+红枣 ▶ 清利湿热 茵陈+猪肉 ▶ 健脾和胃
食用禁忌	①茵陈不宜长期大量食用。 ②非因湿热引起的发黄患者忌服。
养肝功效	茵陈具有清肝泻火、降酶、退黄及缓解相应症状的功效,对于转氨酶、胆红素升高及肝火旺盛的肝病患者比较有益,可以起到不错的辅助保肝、退黄的作用。
养生保健用法	①煲汤。将蒲公英50克、茵陈50克洗净切碎,同洗净的红枣10克共入锅中,水煎去渣取汁一碗,留枣,加入白糖50克稍炖即成。此汤有清热利湿的功效。 ②研末。茵陈蒿15克,荷叶1张,洗净共研为末,对皮肤瘙痒有一定的功效。

美味药膳 茵陈姜糖茶

- **材料** 茵陈20克,红糖30克,生姜12克,水适量
- **做法**

①将茵陈、生姜洗干净,姜拍碎。
②将茵陈、姜一同放入净锅内,加水600毫升,煮沸后再煮5分钟。
③加入红糖即可。

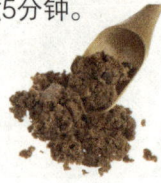
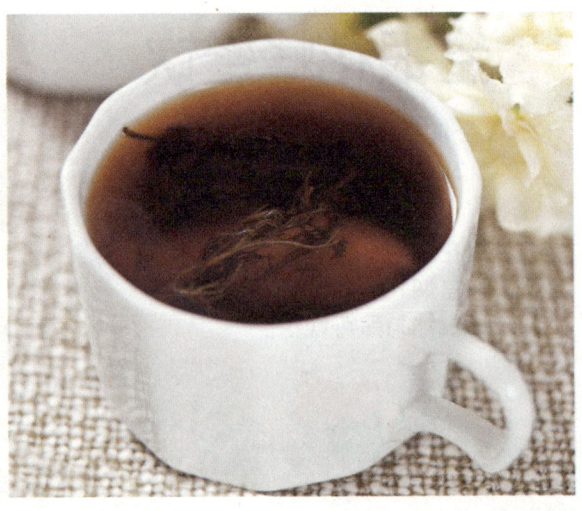

马齿苋 【清肝泻火】

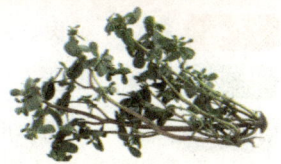

别名 长寿菜、马蛇子菜、蚂蚱菜。
性味 性寒，味酸。
归经 归大肠、肝经。

最佳搭配	马齿苋+绿豆 ▶ 消暑解渴，止痢 马齿苋+猪肠 ▶ 有助于治疗痔疮 马齿苋+莲藕 ▶ 清热解毒，凉血止咳
食用禁忌	①脾胃虚寒者忌食。 ②孕妇，尤其是有习惯性流产者忌食。 ③忌与胡椒、鳖甲同食。 ④不宜与甲鱼同食，否则会导致消化不良、食物中毒等症状。
养肝功效	马齿苋有清肝泻火、散血消肿、消炎止痛、止血凉血的功效。肝病患者食用马齿苋可修复受损的肝细胞，维持上皮组织的正常功能，起一定的辅助治疗作用。
养生保健用法	①煎汤。取鲜马齿苋200克洗净。先将绿豆50～100克洗净煮至熟烂时，再加入马齿苋同煮至熟，即可食用。此汤有清热、解毒、止痢的功效。 ②外敷。鲜马齿苋100克洗净，捣烂敷患处，可用于治疗腮腺炎。

美味药膳 马齿苋排骨汤

- **材料** 秦皮15克，排骨200克，马齿苋175克
- **调料** 盐4克，姜丝4克
- **做法**

①将排骨洗净，切块焯水。
②马齿苋、秦皮洗净，备用。
③汤锅放置火上，倒入水，加入盐、姜丝，下入排骨、马齿苋、秦皮，煲至熟即可。

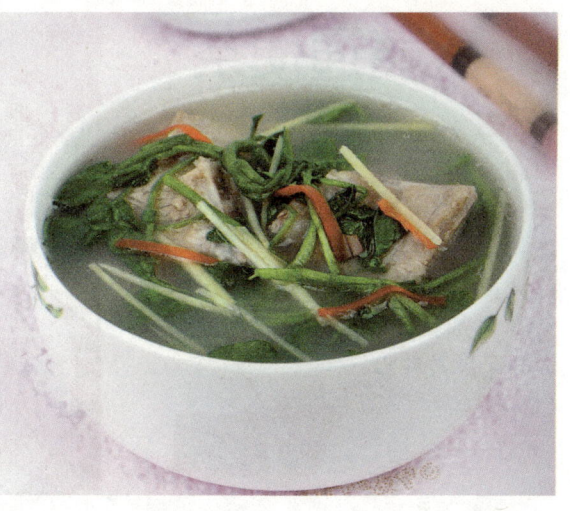

大黄 【清肝泻火】

别名 将军、黄良、火参、肤如、蜀大黄。
性味 性寒，味苦。
归经 归胃、大肠、肝、脾经。

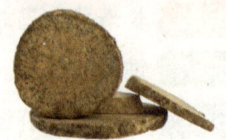

最佳搭配	◯ 大黄+甘草　▶　增强药效 ◯ 大黄+肉桂　▶　扶阳通便
食用禁忌	①血虚气弱、脾胃虚寒、无实热者忌食。 ②妇女怀孕、月经期、哺乳期应忌食。 ③如用本品泻下通便，煎服时应后下或用沸开水泡汁，否则药效会减弱。
养肝功效	大黄所含的大黄素能清除肝细胞的炎症和胆汁淤积，清除氧自由基，减轻脂质过氧化反应，改善肝纤维化功能，并能降低血清层粘连蛋白和透明质酸，从而起到清肝泻火的作用。
养生保健用法	①泡茶。取大黄适量，洗净切薄片，与洗净的红枣一同放入杯中，用沸水冲泡，可清热化湿，缓急止痛。 ②煮粥。将大黄10克择净，水煎取汁。将大米100克淘净，加清水适量煮粥，待熟时，加入大黄药汁，再煮一、二沸即成。此粥有泻下通便、清热解毒的功效。

美味药膳 大黄通便茶

- **材料** 大黄5克，番泻叶3克
- **调料** 蜂蜜20克
- **做法**

①将大黄、番泻叶洗净。
②大黄用适量水煎煮15分钟。
③熄火加番泻叶、蜂蜜，加盖焖10分钟，取汁即可。

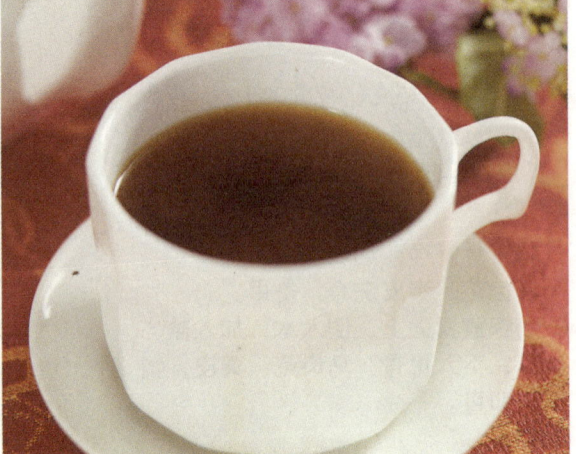

黄芩 【清肝泻火】

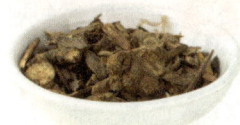

别名 山茶根、黄芩茶、土金茶根、黄花黄芩。
性味 性寒，味苦。
归经 归肺、胆、脾、大肠、小肠经。

最佳搭配	黄芩+人参 ▶ 清热安神 黄芩+白术 ▶ 安胎 黄芩+甘草 ▶ 辅助治疗慢性气管炎
食用禁忌	①脾胃虚寒、食少便溏者禁服。 ②黄芩与葱实、丹砂、牡丹、藜芦不能同用。
养肝功效	黄芩有清肝泻火的作用，其中含有的黄芩苷对由四氯化碳、半乳糖胺等所致的肝损伤有明显的防治作用，能使肝糖原含量增加。
养生保健用法	①外敷。将黄芩10克洗净研为细末，用清水调成糊状，外敷双足心涌泉穴，可清热解毒，适用于口臭、口苦。 ②研末。取黄芩与人参各适量，洗净研末，适量服用，对小儿心热惊啼有一定的效果。

美味药膳 黄芩解毒茶

● **材料** 黄芩、连翘各10克，芦荟醋30毫升

● **做法**
①黄芩、连翘洗净，加水500毫升。
②先用大火煮沸后，再转小火煮10分钟，取汁去渣待冷，加上芦荟醋即可饮用。

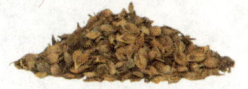
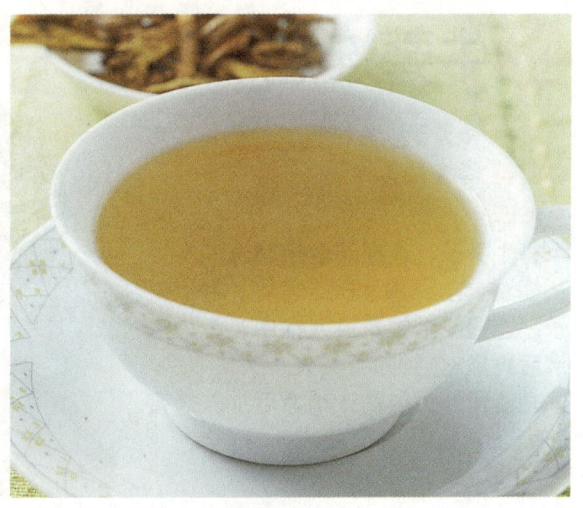

连翘 【清肝泻火】

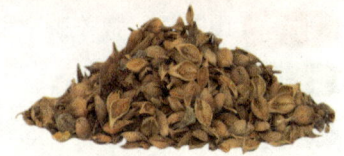

- **别名** 黄奇丹、连壳、黄花条。
- **性味** 性微寒,味苦。
- **归经** 归心、肺、小肠经。

最佳搭配	◇ 连翘+金银花、薏米 ◇ 连翘+金银花、山楂	▶ 清热利湿 ▶ 可用于产妇风热感冒的食疗方
食用禁忌	①脾胃虚弱、气虚发热者忌服。 ②痈疽已溃、脓稀色淡者忌服。	
养肝功效	连翘具有清肝泻火的功效,可明显减轻由四氯化碳所致的肝脏变性和坏死,并可使肝细胞内蓄积的肝糖原、核糖核酸恢复或接近正常。	
养生保健用法	①煮粥。取金银花60克、连翘15克,水煎去渣取汁,与洗净的薏米30克共煮成粥。本品有清热利湿、消肿解毒的功效。 ②煎汤。将金银花10克、连翘10克、牛蒡子6克、玄参6克、桔梗10克、蝉衣3克、浮萍10克、豆豉10克、荆芥3克、甘草3克一同放入锅中煎煮,可用于小儿猩红热。	

美味药膳 牛蒡连翘饮

- **材料** 牛蒡子、连翘和金银花各20克
- **调料** 蜂蜜10克
- **做法**

①将牛蒡子、连翘和金银花洗净。
②锅置火上,加水600毫升,将牛蒡子、连翘、金银花放入锅中,大火煮沸后再煮3分钟即可关火。
③去渣留汁,待药汁稍凉后加入蜂蜜即可。

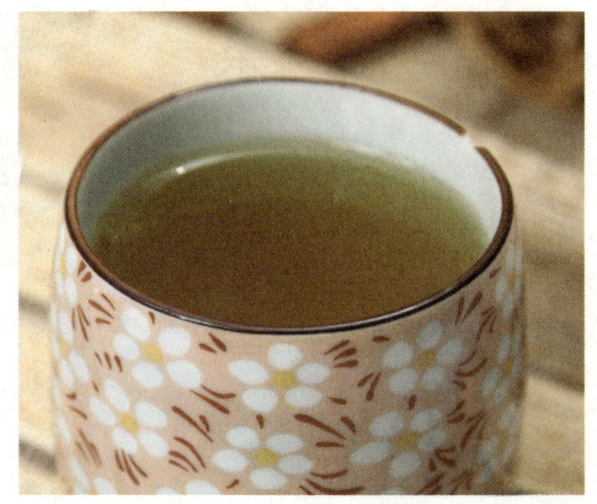

生地黄 【清肝泻火】

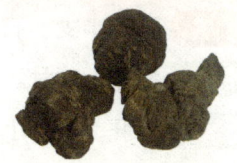

别名 牛奶子、婆婆奶、狗奶子。
性味 性寒，味甘、苦。
归经 归心、肝、肾经。

最佳搭配	◯生地黄+玄参、麦冬 ▶ 养阴生津 ◯生地黄+党参、茯苓 ▶ 益气养心，抗衰老 ◯生地黄+乌鸡 ▶ 补益气血	
食用禁忌	①脾胃有湿邪及阳虚者忌服。 ②生地黄不能与萝卜、葱白、韭白、薤白同用。	
养肝功效	生地黄性寒，能够清肝泻火，对肾脏也有一定的滋补作用，能够缓解乙肝引起的身体发热、口舌发苦的症状，对缓解患者的病情有一定的帮助。	
养生保健用法	①煎汤。生地黄10克洗净，加水500毫升，煎煮30分钟，药液放置稍凉时加蜂蜜两勺搅拌均匀，可润肠通便。 ②研末。取枸杞子100克、生地黄30克。将枸杞子、生地黄洗净焙干，研末，混匀。每次取10克，每日3次，温开水冲服，可补肝肾，平衡内分泌。	

美味药膳 生地黄玄参汤

●**材料** 生地黄、玄参、酸枣仁、夏枯草各20克，红枣3颗
●**做法**
①生地黄、玄参、酸枣仁、夏枯草、红枣一同洗净放入锅中。
②加适量水，煮半小时即可。饭后或睡前服用。

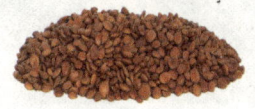
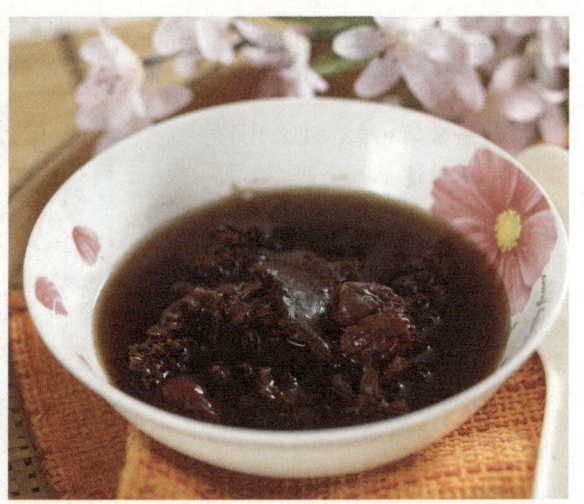

垂盆草 【清肝泻火】

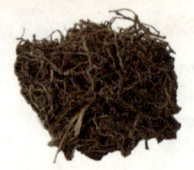

别名 狗牙半支、石指甲、半支莲。
性味 性凉，味甘。
归经 归肝、胆、小肠经。

最佳搭配	垂盆草+白英 ▶ 消炎退肿 垂盆草+红枣、白糖 ▶ 可用于急性肝炎的食疗方 垂盆草+橘皮 ▶ 清热化湿
食用禁忌	脾虚腹泻者慎服。
养肝功效	垂盆草有清热解毒、清利湿热、保护肝脏、降低转氨酶等作用，有助于急性肝炎、迁延性肝炎、慢性肝炎活动期、湿热黄疸等病症的治疗。垂盆草对肝病患者降低血清转氨酶起一定的作用，还可减轻患者的食欲不振、小便发黄等湿热症状。
养生保健用法	①外涂。取垂盆草适量，洗净捣汁外涂，可用于水火烫伤。 ②足浴。垂盆草适量，洗净，水煎取汁足浴，每次10～30分钟。本品有清热利湿的功效，适用于湿热黄疸者。

美味药膳 垂盆草粥

● **材料** 垂盆草30克，粳米100克
● **调料** 冰糖适量
● **做法**
①垂盆草洗净，加水800毫升煎煮10分钟左右，捞出药渣，留汁。
②将药汁与淘洗干净的粳米一同煮成稀粥。
③加入冰糖拌匀即可。

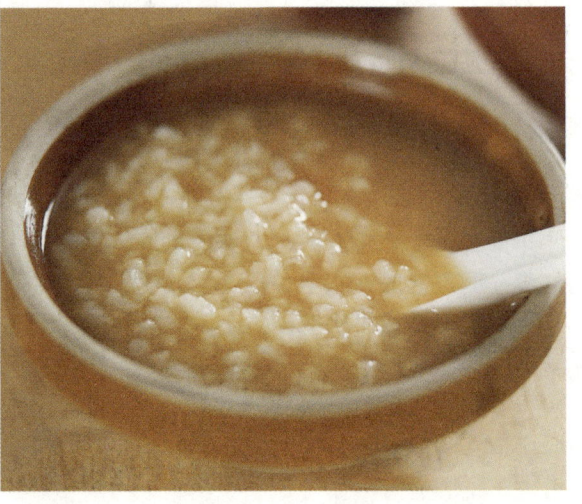

利湿护肝类

● 这类药材有清热利湿、保肝护肾的功效，适用于湿热蕴结者，症见胁肋满闷、口苦纳呆、呕恶腹胀、大便不调、小便短赤、舌红苔黄腻等。

芡实 【利湿护肝】

别名 鸡头苞、鸡头莲。

性味 性平，味甘。

归经 入脾、肾经。

最佳搭配	✓芡实+猪肉 ▶ 治神经痛、关节痛 ✓芡实+银耳 ▶ 固肾涩精，补脾止泻	
食用禁忌	①便秘、尿赤者和妇女产后皆不宜食。 ②食滞不化者慎服，大小便不利者禁食。	
养肝功效	芡实具有滋补强壮、利湿护肝、固肾涩精的功效，为滋养强壮性食物，可以改善肝病患者食欲不振、呕吐的症状。	
养生保健用法	①炖汤。取生芡实60克、红枣10克洗净加水煮熟，可用于贫血。 ②煮粥。取生芡实50克、糯米100克洗净加水熬粥，可用于遗尿。	

美味药膳 银耳芡实粥

● **材料** 芡实35克，粳米100克，干银耳1朵

● **调料** 糖少许

● **做法**

①银耳洗净，放入清水中泡发后撕成小块，备用；芡实洗净备用。

②锅洗净，置于火上，将洗净的粳米放入锅内，加入适量清水煮开。

③最后下入芡实、银耳煲成粥，加入适量的糖调味即可。

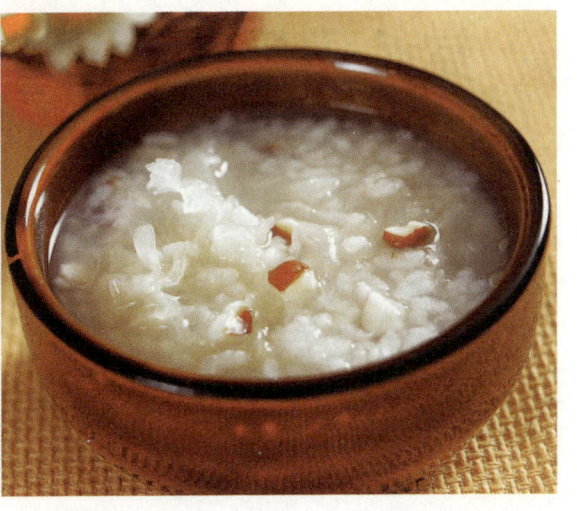

茯苓 【利湿护肝】

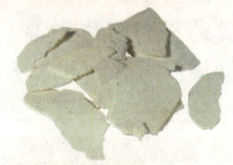

别名 云苓、松苓、松薯、松木薯。

性味 性平，味甘、淡。

归经 归心、肺、脾、肾经。

最佳搭配	✓ 茯苓+马蹄 ▶ 对鼻癌、胃癌、肝癌有辅助疗效 ✓ 茯苓+猪肝 ▶ 可改善贫血、头昏、目眩等症状 ✓ 茯苓+猪舌 ▶ 利水渗湿
食用禁忌	①阴虚而无湿热者忌服。 ②肾虚多尿、虚寒滑精、气虚下陷、津伤口干者慎服。 ③茯苓不能与米醋同用。
养肝功效	茯苓有利湿护肝的功效，其中含有的茯苓聚糖可以降低有毒物质四氯化碳对肝脏的损伤，防止肝细胞坏死，具有保肝护肝的功效。
养生保健用法	①煎汤。茯苓12克，桂枝、白术各9克，炙甘草6克，一同洗净放入锅中煎煮。此汤有健脾渗湿、温化痰饮的功效，可用于慢性支气管炎。 ②研末。取茯苓500～1000克洗净，研为细粉，每天6克，开水送服，可用于脂溢性脱发。

美味药膳 党参茯苓鸡汤

● **材料** 鸡腿1只，党参15克，茯苓10克，红枣8枚

● **调料** 盐适量

● **做法**

①鸡腿洗净剁块，放入沸水中焯烫，捞起冲净；党参、茯苓、红枣洗净。

②将鸡腿、党参、茯苓、红枣一起放入锅中，加7碗水以大火煮开，转小火续煮30分钟。

③起锅前，加盐调味即可。

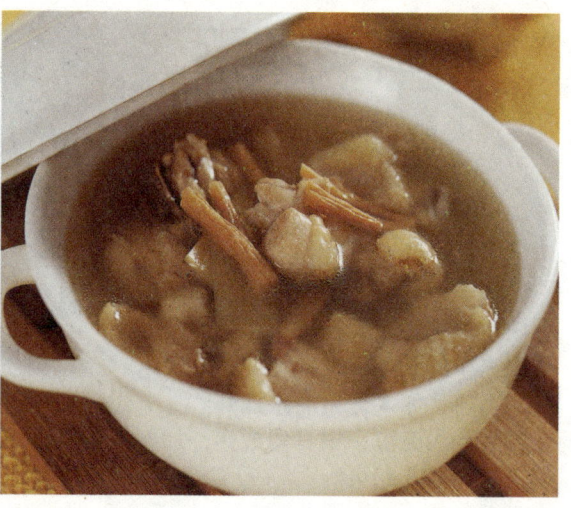

柴胡 【利湿护肝】

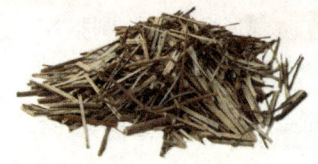

别名 茈胡、地薰、山菜、茹草。

性味 性微寒，味苦、辛。

归经 归肝经、胆经。

最佳搭配	✓ 柴胡+黄芩 ▸ 有助于治疗痢疾 ✓ 柴胡+香附、川芎 ▸ 有助于治疗耳聋 ✓ 柴胡+吴茱萸 ▸ 有助于治疗口疮
食用禁忌	①柴胡与皂荚、女莞、藜芦不能同用。 ②真阴亏损、肝阳上亢和阴虚火旺者不宜服用。 ③大叶柴胡有毒，不可当柴胡用。
养肝功效	柴胡有疏肝利胆、清热利湿的功效，其中含有的柴胡皂苷、柴胡多糖对肝病患者起保肝护肝、增强免疫力的作用。
养生保健用法	①煎汤。将柴胡10克、青皮6克、陈皮12克用冷水洗净浸泡20分钟，入锅，加适量水，煎煮30分钟，去渣取汁，待药汁转温后调入蜂蜜30克即成。此汤可疏肝理气解郁。 ②制糖浆。将柴胡、白芍、香附子、枳壳、生麦芽、甘草、川芎各10克洗净煮汁去渣，加白糖250克制成糖浆，适用于慢性肝炎、肝郁气滞之胁痛低热等症状。

美味药膳 柴胡秋梨饮

● **材料** 柴胡6克，秋梨1个
● **调料** 红糖适量
● **做法**

①柴胡、秋梨分别洗净，把秋梨切成块，备用。
②把柴胡、秋梨放入锅内，加入1200毫升水，先用大火煮沸，再改小火煎15分钟。
③滤去渣，以红糖调味即可。

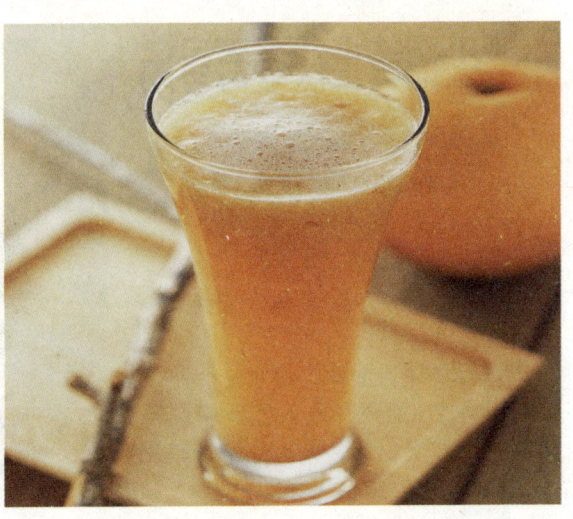

土茯苓 【利湿护肝】

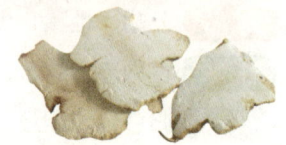

- **别名**：禹余粮、刺猪苓、过山龙。
- **性味**：性平，味甘、淡。
- **归经**：归肝、胃、脾经。

最佳搭配	土茯苓+金银花 ▶ 增强解毒功效 土茯苓+薏米 ▶ 舒通血脉，降低胆固醇 土茯苓+绿豆 ▶ 祛湿热，解毒凉血
食用禁忌	①肝肾阴亏者忌服。 ②服用土茯苓时忌茶。
养肝功效	土茯苓有解毒散结、保护肝脏、利湿泄浊的功效，对肝病患者降低转氨酶、保肝护肝、抑制肝病病毒都有不错的疗效。
养生保健用法	①炖汤。取土茯苓50克、猪脊骨500克。将猪脊骨洗净，切块，加水煨汤，煎成1000毫升左右，取出猪骨，撇去汤上浮油。土茯苓洗净切片，以纱布包好，放入猪骨汤内，煮至600毫升左右即可。此汤清热解毒，补肾壮骨，可用于痛风。 ②煮粥。取土茯苓50克、生米仁20克、粳米200克洗净一起放入锅中，煮粥，可清热解毒，除湿通络。

美味药膳 生地黄土茯苓脊骨汤

- **材料**：生地黄50克，土茯苓50克，猪脊骨700克，红枣5颗
- **调料**：盐3克
- **做法**：

①生地黄、土茯苓洗净，浸泡1小时；红枣洗净。
②猪脊骨切块，洗净，焯水。
③将清水2000毫升放入瓦煲中，煮沸后加入以上材料，大火煮沸，转用小火煲3小时，加盐调味即可。

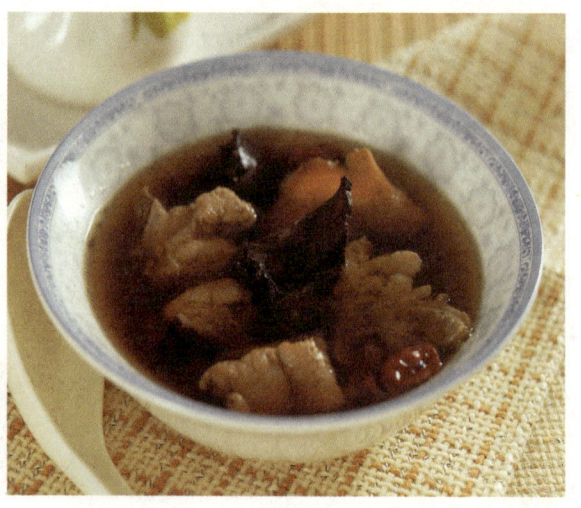

滋补肝阴类

● 这类药物有滋补肝阴的功效，适用于阴虚者，症见头晕目眩、目干、容易疲劳、肢体麻木、口燥咽干、失眠多梦、胁隐痛等。

鳖甲 【滋补肝阴】

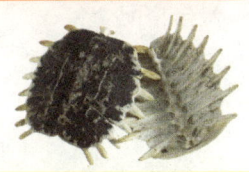

- **别名** 必甲、团鱼甲、脚鱼甲。
- **性味** 性微寒，味咸。
- **归经** 归肝、肾经。

最佳搭配	✓ 鳖甲+乌鸡 ▶ 补中止痛，滋补肝肾 ✓ 鳖甲+马兰头 ▶ 清热解毒，凉血止血，利湿消肿
食用禁忌	①脾胃虚寒、食少便溏者忌服。 ②虚而无热者忌用。
养肝功效	鳖甲有滋补肝阴的功效，食用鳖甲对提高肝病患者抗病毒能力和身体的免疫力起到一定的作用，同时也可以减缓肝纤维化的进程。
养生保健用法	①炖汤。取生地15克、鳖甲25克洗净，加水煎服，可用于紫癜。 ②研末。取鳖甲、乌贼骨各6克，洗净研末，可用于小儿厌食症。

美味药膳 甲鱼山药煲

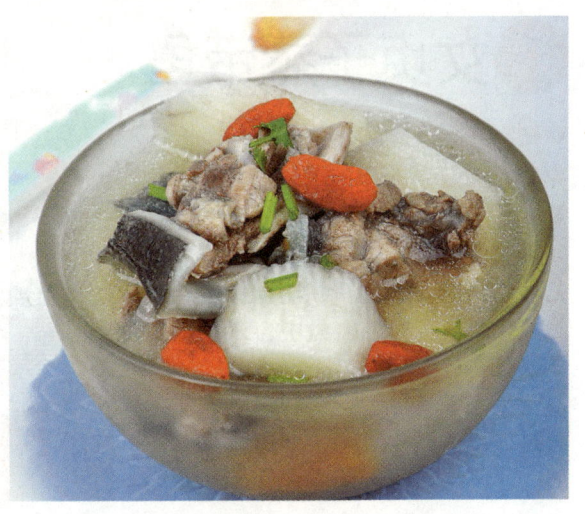

- **材料** 甲鱼400克，山药50克，枸杞子10克
- **调料** 花生油20毫升，盐4克，葱段、姜片、味精各3克、香油3毫升
- **做法**
  ①将甲鱼收拾干净切块，焯水；山药去皮洗净，切块；枸杞子洗净浸泡。
  ②锅内放花生油烧热，下葱、姜炝香，倒入水，加盐、味精，下入甲鱼、山药、枸杞子煲至熟，淋入香油即可。

女贞子 【滋补肝阴】

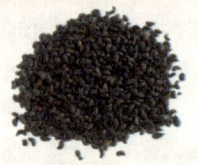

别名 女贞实、冬青子、白蜡树子。
性味 性凉,味甘、苦。
归经 归肝、肾经。

最佳搭配	✓女贞子+猪瘦肉 ✓女贞子+桂圆	▶ 补肾黑发,益精养颜 ▶ 能补肝肾,益心脾,黑须发
食用禁忌	①脾胃虚寒泄泻者忌服。 ②阳虚者忌服。	
养肝功效	女贞子具有滋补肝阴、降血脂、抗动脉硬化、抗肝损伤、调理免疫系统等功效,对肝病的治疗具有很好的辅助作用,可帮助患者的肝脏进行修复和再生,使患者得到更好的恢复。	
养生保健用法	①泡酒。取女贞子250克洗净,放入低度白酒500毫升中浸泡30天,每次饮1小杯,有滋补肝肾、活血化瘀的功效,适用于腰腿酸软疼痛、心烦失眠、口燥咽干、面色潮红的患者。 ②煎汤。取女贞子15克,黑芝麻、桑葚子、决明子各10克。药材洗净,加水煎服,可用于高脂血症、便秘、动脉硬化症者。	

美味药膳 女贞子蒸带鱼

●**材料** 带鱼1条,女贞子20克
●**调料** 姜、盐各适量
●**做法**
①带鱼洗净,去内脏和头鳃,抹适量盐,切成段;姜洗净,切丝备用。
②将带鱼、姜丝放入盘中,入蒸锅内蒸熟。
③下入洗净的女贞子,加水再蒸20分钟,出锅时撒上剩余姜丝即可。

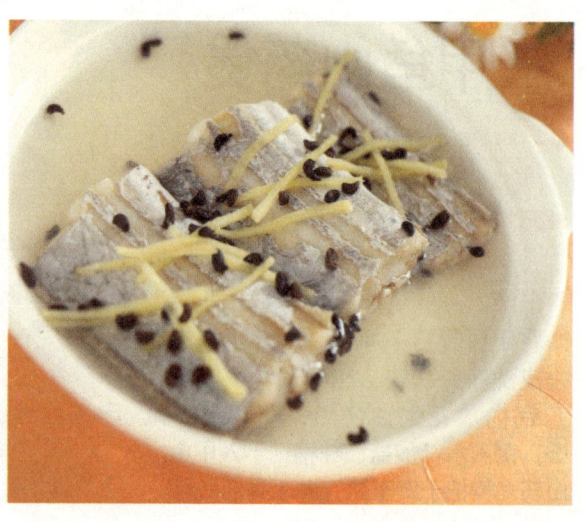

黄精 【滋补肝阴】

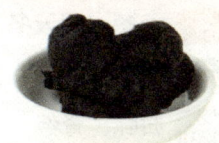

别名 老虎姜、鸡头参。
性味 性平，味甘。
归经 归脾、肺、肾经。

最佳搭配	◇ 黄精+鹿肉 ▶ 强身健体，补肾壮阳 ◇ 黄精+鸡肉 ▶ 养血补气，润发黑发
食用禁忌	①脾胃虚寒、食欲不振者忌服。 ②黄精不能与梅肉同食。
养肝功效	黄精具有益气养阴、保护肝脏、益肾的功效，为滋补肝阴之品。肝病患者食用黄精可强壮身体，提高免疫力，对缓解肝病病情起一定的作用。
养生保健用法	①煮粥。将黄精30克煎水取汁，再入洗净的粳米100克煮至粥熟，加适量冰糖服食，适用于阴虚肺燥、咳嗽咽干、脾胃虚弱。 ②炖汤。将党参、黄精各30克，山药60克，橘皮15克洗净，煎水取汁。将药汁与洗净的糯米150克拌匀，纳入猪胃，扎紧两端，置碗中蒸熟服食，可用于脾胃虚弱、少食便溏、消瘦乏力。

美味药膳 黄精桑葚粥

●**材料** 大米80克，黄精、干桑葚各20克，陈皮3克
●**调料** 葱花适量
●**做法**
①黄精、干桑葚、陈皮分别洗净；大米洗净。
②锅置火上加水放入大米，大火煮至米粒开花；放入黄精、干桑葚、陈皮，用小火熬至粥香，撒上葱花即可食用。

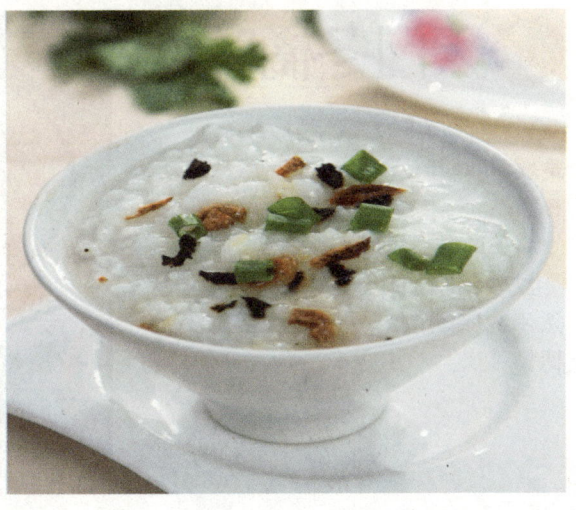

天门冬 【滋补肝阴】

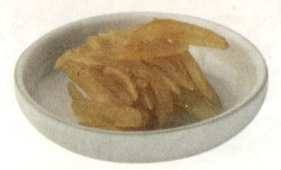

- **别名** 天冬、明天冬。
- **性味** 性寒,味甘、苦。
- **归经** 归肺、肾经。

最佳搭配	
天门冬+麦门冬	治心烦
天门冬+人参	治咳嗽
天门冬+粳米	治咳嗽吐血、咽喉肿痛

食用禁忌
①风寒、腹泻、食少者忌服。
②服用天门冬期间忌食鲤鱼。
③胃虚无热者忌服。

养肝功效
天门冬具有升高外周白细胞、增强网状内皮系统吞噬功能、滋补肝阴的功效。肝病患者使用天门冬可增强自身的免疫力,有利于肝病患者的恢复。

养生保健用法
①煮粥。取天门冬15克、粳米100克、冰糖少许。先煎洗净的天门冬,去渣取汁。将粳米洗净,煮粥,并倒入天门冬汁。粥熟后,入冰糖少许稍煮即可。空腹服食,能治咳嗽吐血、咽喉肿痛、消渴便秘等不适。
②制膏。取麦门冬、天门冬各适量洗净,加水煎煮浓缩,加适量蜂蜜收膏,适用于干咳无痰者。

美味药膳 天门冬橘叶饮

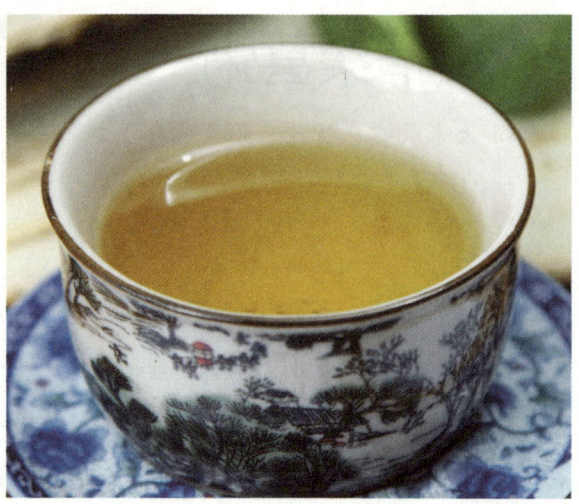

- **材料** 天门冬12克,橘叶20克
- **调料** 红糖适量
- **做法**

①将天门冬、橘叶用水清洗。
②放砂锅中加水2000毫升,用中火煮沸约20分钟,去渣取汁,加入红糖,可饮。

温补肝阳类

● 这类药物有温补肝阳的功效,适用于肝阳虚者,症见视物不明、形寒肢冷、胁下作痛、下肢不温、头身麻木等。

冬虫夏草 【温补肝阳】

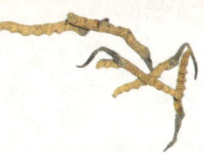

别名 中华虫草。

性味 性温,味甘。

归经 归肺、肾经。

最佳搭配	✓冬虫夏草+胡萝卜 ▶ 补虚润脏,养颜益肝 ✓冬虫夏草+鸭 ▶ 可用于虚劳咳喘、自汗盗汗等症状
食用禁忌	有表邪者、儿童、孕妇不宜食用。
养肝功效	冬虫夏草有温补肝阳、增强抗病毒能力的功效,对病毒性肝炎能发挥有利作用。
养生保健用法	①冲茶。取冬虫夏草5克洗净,放在锅中煮6~10分钟即可。此茶可养颜益肝。 ②煮粥。取虫草、白及各适量,洗净研细末,与洗净的粳米80克一起煮粥,可用于咯血。

美味药膳 虫草鲫鱼汤

● **材料** 杜仲30克,枸杞子30克,鲫鱼500克,虫草6克
● **调料** 盐适量
● **做法**

①鲫鱼洗净,划上花刀,入锅中煎至两面呈金黄色,盛出。
②杜仲洗净,用纱布包好;枸杞子、虫草用水略洗。
③将以上所有材料放入锅中,加适量清水煮1小时,挑去杜仲,放盐调味即可。

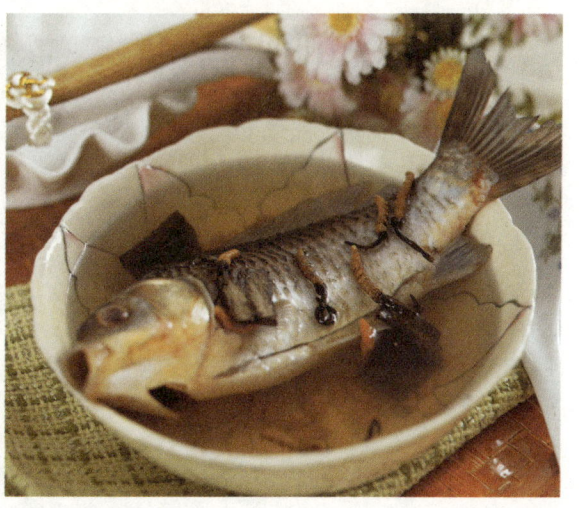

天麻 【温补肝阳】

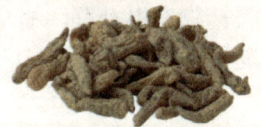

别名 赤箭芝、独摇芝、离母、合离草。

性味 性平，味甘。

归经 归肝经。

最佳搭配	天麻+川芎 ▶ 熄风止痛 天麻+乳鸽 ▶ 养阴柔肝 天麻+瘦猪肉 ▶ 对美尼尔综合征有缓解作用
食用禁忌	①凡患者见津液衰少、血虚、阴虚等症，均慎用天麻。 ②天麻不宜久煎。
养肝功效	天麻有温补肝阳的功效，其中含有的天麻多糖有增强免疫力的功效。肝病患者食用天麻可增强自身体质，对肝病的缓解起一定的作用。
养生保健用法	①炖汤。将河蚌去壳取肉洗净。先将天麻10克、菊花15克洗净，加适量清水煮沸，放入蚌肉10个，小火炖至蚌肉熟后，加入调味品。此汤可养阴清热，平肝熄风，适用于高血压患者。 ②泡酒。取天麻适量洗净，用高粱酒1000毫升浸泡10天后饮用，可熄风止痉，平肝潜阳。

美味药膳 天麻炖鹧鸪

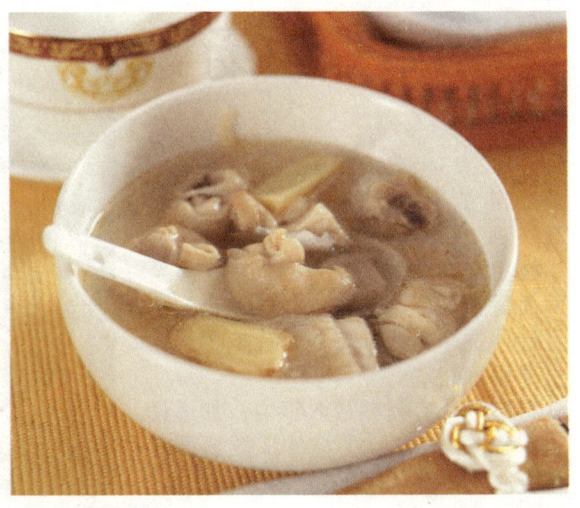

● **材料** 天麻片15克，生姜3片，鹧鸪1只

● **调料** 盐适量

● **做法**

①天麻片洗净；生姜洗净切片；鹧鸪收拾干净，切块。

②将天麻片、姜片和鹧鸪块放入炖锅，加适量清水大火煮沸，再改用小火炖至肉熟烂。

③加盐调味即可。

鹿茸 【温补肝阳】

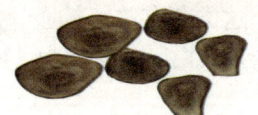

- **别名** 黄毛茸、青毛茸。
- **性味** 性温,味甘、咸。
- **归经** 归肾、肝经。

最佳搭配	◇鹿茸+乌鸡 ▶ 补肾益精 ◇鹿茸+红枣 ▶ 补血养阴	
食用禁忌	①服用本品宜从少量开始,缓缓增加,不宜骤用大量,以免阳升风动,头晕目赤,或助火动血,而致鼻衄。 ②外邪正盛的人忌服。	
养肝功效	鹿茸含有丰富的蛋白质、钙、铁、维生素、氨基酸、卵磷脂和微量元素等营养物质。肝病患者食用鹿茸可以温补肝阳,提高机体的免疫力,有利于促进肝细胞的修复与再生。	
养生保健用法	①研末。取鹿茸适量洗净,研为细粉状。每次1~3克,用纱布或滤纸包好,放入茶杯内,以开水冲泡,代茶饮。 ②泡酒。取鹿茸10克洗净,加入米酒中,浸泡1周后即可饮用,可强筋健骨。	

美味药膳 鹿茸枸杞子蒸虾

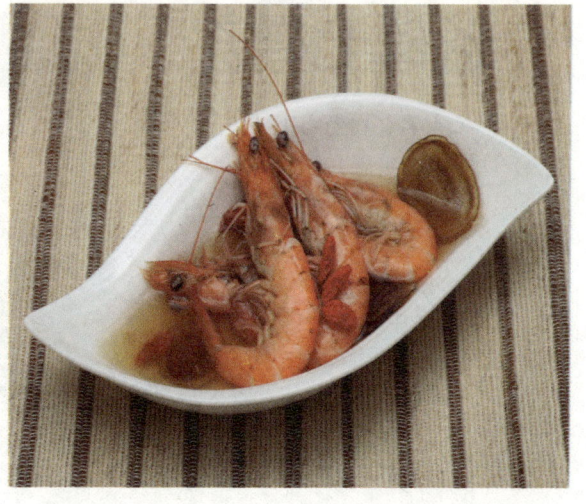

- **材料** 鹿茸、枸杞子各10克,大虾500克,米酒50毫升
- **做法**

①大虾剪去须脚,在虾背上划开,用清水冲洗干净;枸杞子洗净泡发。
②鹿茸去除绒毛洗净,与枸杞子一起用米酒泡20分钟左右。
③将备好的大虾放入盘中,浇入鹿茸、枸杞子和米酒,再将盘子放在沸水锅中,隔水蒸8分钟即成。

补血活血类

● 这类药有益气补血、活血化瘀的功效，适用于气血虚者，症见面色萎黄苍白、唇爪淡白、头晕乏力、眼花心悸、失眠多梦、大便干燥等。

益母草 【补血活血】

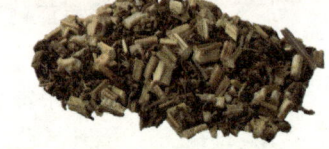

别名	益母艾、红花艾、坤草、茺蔚。
性味	性凉，味辛苦。
归经	归心、肝、膀胱经。
最佳搭配	✓ 益母草+香附 ▶ 益气活血 ✓ 益母草+桑寄生 ▶ 补肝养血
食用禁忌	孕妇、阴虚血少者禁用。
养肝功效	益母草有补血活血的功效，其中含有的硒可增强机体的免疫力，还能补血养血，提高肝脏自身的抗病能力。
养生保健用法	①煮汤。取益母草100克、香附100克洗净，加水同煎，可用于痛经。 ②做面膜。取益母草适量，洗净研末，调成糊状敷于面部即可。

美味药膳 益母土鸡汤

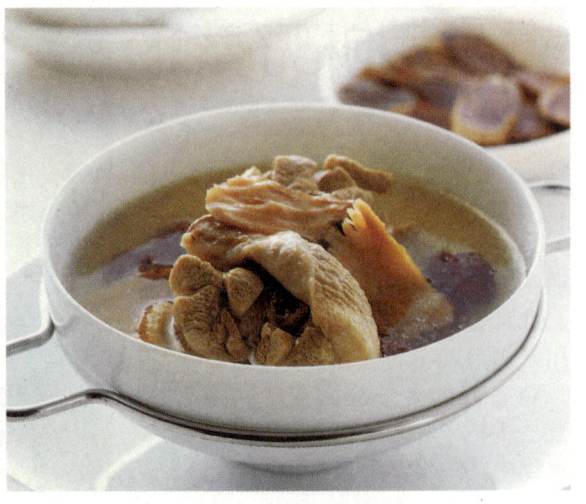

● **材料** 益母草、白芍各10克，红枣8枚，土鸡腿1只

● **调料** 盐3克

● **做法**

① 益母草、白芍、红枣洗净；鸡腿剁块，放入沸水中焯烫后捞出，洗净。

② 将土鸡腿和益母草、白芍、红枣放入锅中，加1000毫升水，以大火煮开，转小火续炖25分钟。

③ 起锅前，加盐调味即可。

阿胶 【补血活血】

- **别名** 驴皮胶、驴胶。
- **性味** 性平，味甘。
- **归经** 归肺、肝、肾经。

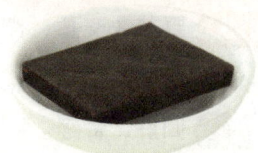

最佳搭配	✓ 阿胶+鸡蛋 ▶ 补血，滋阴，安胎 ✓ 阿胶+鸡肉 ▶ 滋阴补血，增强体质 ✓ 阿胶+枸杞子 ▶ 养胎，安胎
食用禁忌	①服用阿胶时忌食油腻食物。 ②凡脾胃虚弱、呕吐泄泻、腹胀便溏、咳嗽痰多者慎用。
养肝功效	阿胶有益气补血、保护肝脏的功效。肝病患者食用阿胶可增强抗病毒能力，辅助患者的抗病毒治疗，使病情尽快好转。
养生保健用法	①牛奶冲服。阿胶适量研末，加入热牛奶中搅匀，可增强免疫力。 ②煮粥。阿胶10克敲碎后研成细末入碗，放入洗净的莲子，隔水蒸熟，加入糯米粥即成。此粥可健脾，益气养神。

美味药膳 阿胶猪皮汤

- **材料** 阿胶25克，葱白15克，猪皮500克
- **调料** 姜片、绍酒、盐各适量
- **做法**

①将阿胶加入绍酒，上蒸笼蒸化。
②把猪皮洗净煮透，用刀将猪皮里外刮干净，再切成条。
③锅内加2000毫升开水，下猪皮及阿胶、葱白、姜片、盐、绍酒，先用旺火烧开，再转慢火熬30分钟。

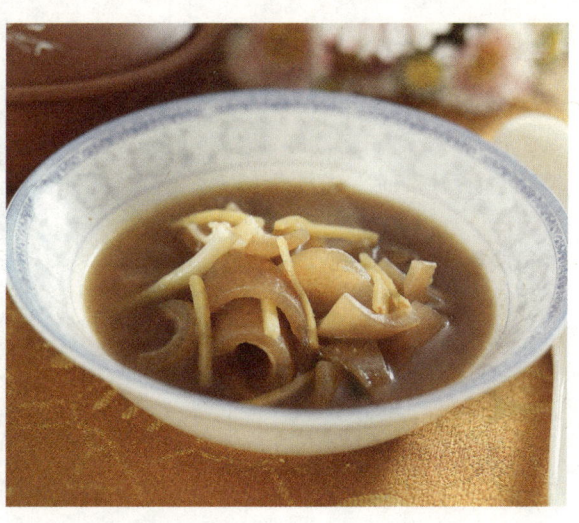

何首乌 【补血活血】

别名 野苗、交藤、交茎、夜合、地精。
性味 性微温，味苦、甘、涩。
归经 归肝、肾经。

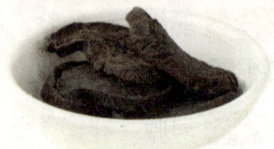

最佳搭配	✓ 何首乌+乌鸡 ▶ 增强药效 ✓ 何首乌+乌鳢 ▶ 强身健体，延缓衰老
食用禁忌	①大便溏薄者忌食。 ②忌与猪肉、猪血、萝卜、无鳞鱼、葱、蒜同食。
养肝功效	何首乌有益气补血、滋养肝脏的功效，其所含的丰富的卵磷脂能增强肝细胞的物质代谢，保护肝脏，促进脂肪降解，预防脂肪肝等病症的发生。
养生保健用法	①研末。取黑芝麻、怀山药、何首乌片各适量，洗净研为细粉，混合拌匀，瓶装备用，可健脾补肾，养血益精。 ②冲茶。取何首乌与酸枣仁、红枣、夜交藤各适量，一起洗净放入杯中，冲入沸水，可用于治疗失眠、神经衰弱。

美味药膳 首乌决明茶

● **材料** 决明子7.5克，何首乌7.5克，荷叶7.5克，东洋参7.5克

● **做法**
①将决明子、荷叶分别先过滤，决明子用棉布袋包起来。
②将所有药材洗净，用热开水冲泡10~20分钟，即可滤汁饮用。

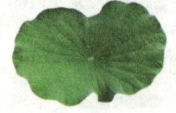
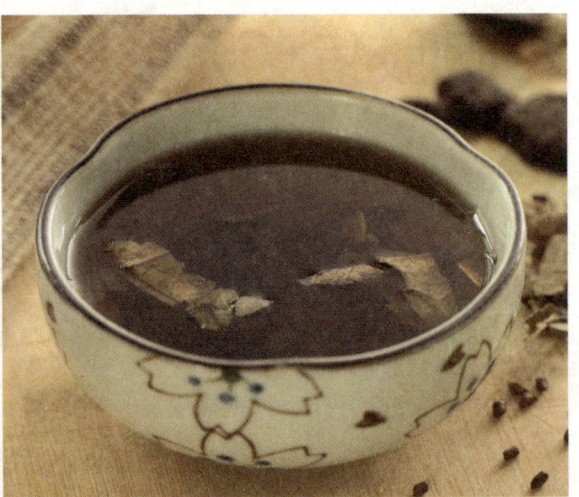

熟地黄 【补血活血】

- **别名** 熟地。
- **性味** 性温，味甘。
- **归经** 归肝、肾经。

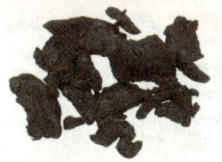

最佳搭配	熟地黄+鸭血 ▶ 有凉血、止血之功效 熟地黄+墨鱼 ▶ 止血，收敛，益胃通气 熟地黄+粳米 ▶ 滋阴补肾，益气养血
食用禁忌	①熟地黄忌与萝卜、蒜、猪血同食。 ②孕妇忌食。
养肝功效	熟地黄有补血活血、保护肝脏的功效。肝病患者服用熟地黄可以促进造血功能的恢复，减轻疲劳、乏力等症状。
养生保健用法	①泡酒。取熟地黄、枸杞子、檀香各适量，洗净研磨为粗粉末，用白布袋盛之，与酒共置入净器中。浸泡14日后，开启即可饮用，可用于阴虚血枯所致的须发早白。 ②煮粥。取熟地黄30克，用纱布包扎，加水300毫升，放入砂锅内浸泡片刻，先用小火煮，经过数次沸腾后，见药汁呈棕黄色时，放入洗净的粳米40克烹煮，可益气补虚。

美味药膳 熟地枸杞子甲鱼汤

- **材料** 甲鱼250克，枸杞子、熟地黄各30克，红枣10枚
- **调料** 盐4克，味精3克
- **做法**
①甲鱼宰杀后洗净。
②枸杞子、熟地黄、红枣去核洗净。
③将以上全部材料一起放入煲内，加适量开水，小火炖2小时，加入盐、味精调味即可。

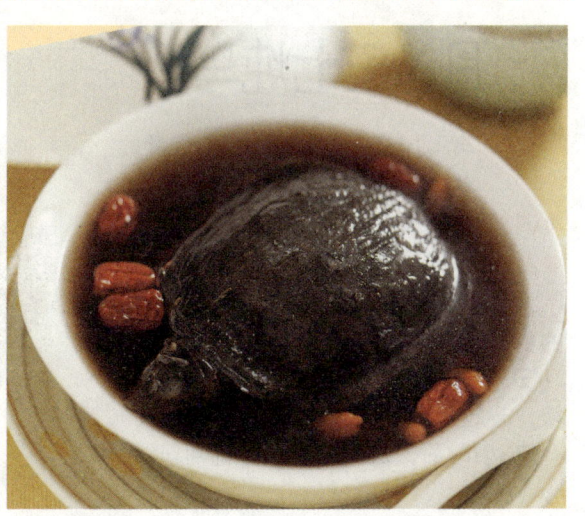

丹参 【补血活血】

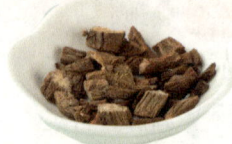

别名 赤参、紫丹参、红根。

性味 性微温，味苦。

归经 归心、肝经。

最佳搭配	丹参+苦瓜 ▶ 有利于抗肿瘤 丹参+鲫鱼 ▶ 补阴血，通血脉，补体虚
食用禁忌	①丹参不宜与藜芦同用。 ②服用抗血小板聚集药物的心脏病人，如同时服用丹参，易引起严重出血。 ③孕妇、无瘀血者慎服。
养肝功效	丹参能抑制或减轻急慢性肝损伤时肝细胞变性、坏死以及炎症反应，还能加速纤维组织重吸收，具有活血补血、改善肝脏血液循环、保护肝脏的功效。
养生保健用法	①泡酒。取丹参、红花、月季花各适量，一起洗净放在白酒中。浸泡15天后，即可饮用，可用于血瘀经闭、痛经。 ②冲茶。取丹参、红糖各适量。丹参洗净与红糖放入杯中，用热水冲泡，有活血祛瘀、养血调经的功效，适用于因阴血不足、血虚所引起的闭经。

美味药膳 丹参三七炖乌鸡

- **材料** 三七10克，乌鸡肉250克，丹参、黄柏、秦皮各10克
- **调料** 盐适量
- **做法**

①将丹参、黄柏、秦皮洗净，加适量的水煎汤取汁，去渣。
②三七洗净切小块，乌鸡肉洗净切块，一起入锅，倒入药汁。
③炖2小时后，加少许盐调味即可。

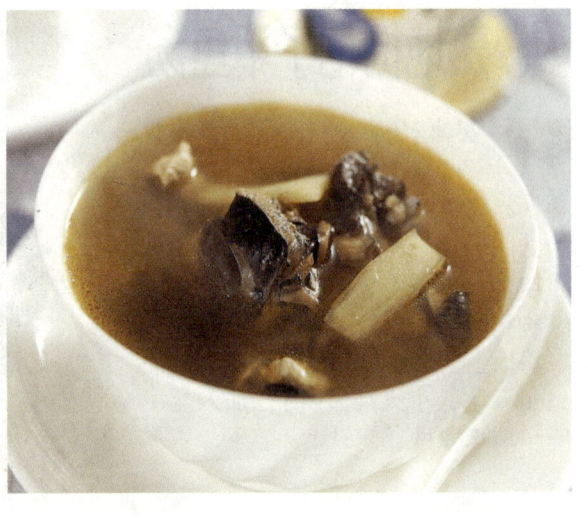

白芍 【补血活血】

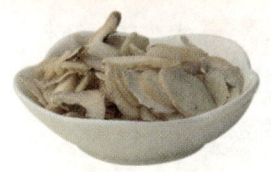

别名 金芍药。

性味 性平,味苦。

归经 归肝、脾经。

最佳搭配	✓白芍+生姜 ✓白芍+当归、黑木耳	▶ 可用于虚寒腹痛 ▶ 可用于慢性肝病、肝肾阴虚型的食疗方
食用禁忌	①小儿麻疹、虚寒性腹痛泄泻者忌食。 ②妇女月经过多者慎用。	
养肝功效	白芍有补血活血、保护肝脏的功效,其含有的芍药苷可抑制四氯化碳所致的乳酸脱氢酶升高,并对肝脏组织嗜酸性变性、坏死起一定的对抗作用。	
养生保健用法	①煮汤。将瘦猪肉250克洗净切块,白芍12克、石斛12克、红枣4枚洗净,与瘦猪肉一起放入锅内,加适量清水煮熟。此汤可养阴止痛。 ②煮粥。将怀山药120克洗净研成粉末,放入用洗净的白芍12克、陈皮6克、防风6克制作的煎液中煮沸成粥,加入适量红糖服食。此粥可泻肝补脾,止痛止泻。	

美味药膳 白芍当归茶

● **材料** 白芍12克,当归10克

● **做法**

①将当归、白芍洗净一起放入砂锅,加入适量清水,煎煮片刻。
②滤取茶汁,即可饮用。

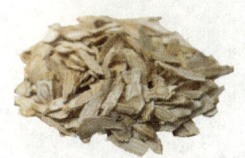
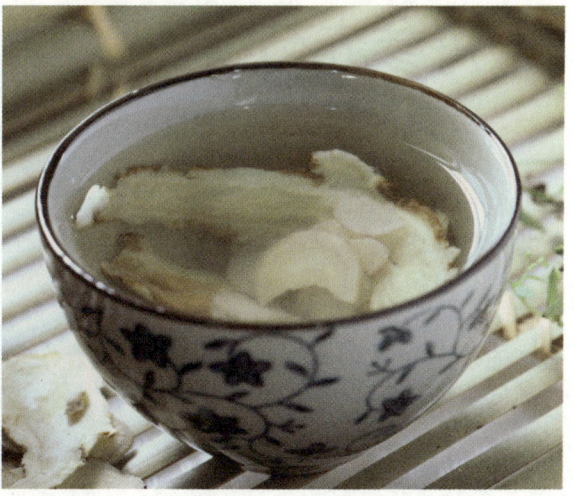

赤芍 【补血活血】

别名 木芍药、红芍药、臭牡丹根。
性味 性微寒，味苦。
归经 归肝经。

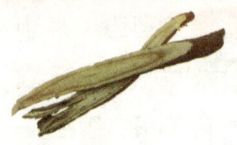

最佳搭配	✓赤芍+槟榔 ▶ 活血化瘀 ✓赤芍+甘草 ▶ 可用于急性乳腺炎的食疗方
食用禁忌	①血虚者慎服；闭经者不能服用。 ②赤芍不能与藜芦同食。
养肝功效	赤芍有补血活血、保护肝脏的功效。肝病患者食用可提高血浆纤维联结蛋白的水平，从而保护肝细胞，防止肝脏免疫损伤并促进肝细胞再生。
养生保健用法	①煮粥。取大米60克、银柴胡10克、马齿苋25克、赤芍10克、延胡索10克、红枣10枚、山楂条10克、白砂糖10克。银柴胡、马齿苋、赤芍、延胡索洗净，加水1000毫升，大火烧开，小火煮30分钟，去渣留汁，以药汁煮洗净的大米、红枣至粥熟，加山楂条、白糖调匀。此粥可化瘀止痛。 ②研末。取赤芍、杏仁、白芷、白僵蚕各适量，洗净一同研末，加水调糊状敷面，有美白祛斑的功效。

美味药膳 丹参赤芍饮

●**材料** 丹参2克，陈皮1克，赤芍1克，何首乌2克

●**做法**
①将丹参、陈皮、赤芍、何首乌先用消毒纱布包起来。
②再把做好的药包放入装有500毫升开水的茶杯内。
③盖好茶杯，约5分钟后即可饮用。

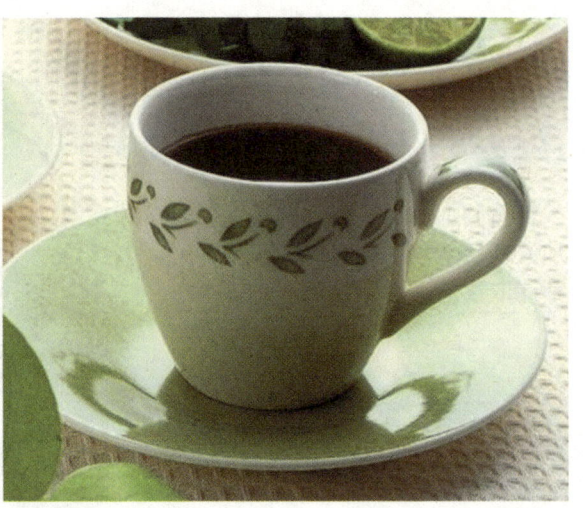

川芎 【补血活血】

别名 芎䓖、香果。
性味 性温，味辛。
归经 归肝、胆、心包经。

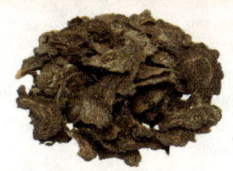

最佳搭配	✓ 川芎+绿茶叶、杭白菊 ▶ 祛风止痛 ✓ 川芎+当归、荆芥穗 ▶ 治疗产后血晕
食用禁忌	①阴虚火旺、上盛下虚、气弱之人忌服。 ②月经过多者、孕妇、出血性疾病患者慎服。
养肝功效	川芎有保护肝脏、补血活血的功效，其中含有的川芎嗪能降低血清转氨酶，维持和提高肝组织中超氧化物歧化酶活性，清除氧自由基，减少其毒性，具有良好的抗脂质过氧化损伤的功效，并且能起到抗肝纤维化的作用。
养生保健用法	①泡茶。将川芎、绿茶叶、杭白菊各3克一起洗净放入杯中，用开水冲泡，即可饮用，可用于风热头痛。 ②研末。将川芎、甘菊、石膏各适量，洗净共研为末，可用于偏头痛。

美味药膳 川芎白芷鱼头汤

● **材料** 川芎5克，白芷1克，生姜5片，鳙鱼头1个
● **调料** 盐适量
● **做法**

①将鱼头洗净，去鳃，起油锅，下鱼头煎至微黄，取出备用；川芎、白芷洗净。
②把鱼头、川芎、白芷、生姜一起放入炖锅内，加适量开水，炖锅加盖，小火隔水炖2小时，加盐调味即可。

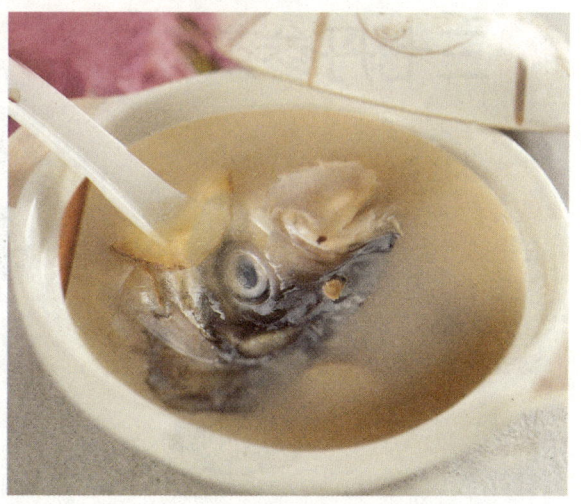

三七 【补血活血】

别名 山漆、金不换、参三七、田七、滇三七。
性味 性温，味甘、微苦。
归经 归肝、胃、心、肺、大肠经。

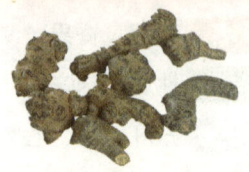

最佳搭配	✓三七+鸡肉 ▶ 增强体质 ✓三七+丹参 ▶ 活血降脂，软化血管 ✓三七+鸡蛋 ▶ 可用于吐血的食疗方
食用禁忌	①孕妇慎用；女性月经期间不宜服用。 ②阴虚火旺体质的人群不宜服用。 ③对三七过敏的人不宜服用。
养肝功效	三七有补血活血、滋养肝脏的功效。肝病患者服用三七可以改善肝脏微循环，有促进肝组织修复、再生和抗肝纤维化的功效。
养生保健用法	①炖汤。三七粉10克，螃蟹1只洗净，处理好，一起用小火炖。待蟹肉炖熟时，药汤与蟹肉同食，可清热散血，舒筋活血。 ②研末。三七、丹参、山楂肉各适量，洗净一起研末，可预防冠心病与心绞痛。 ③泡酒。三七100克，洗净敲碎，放入1000毫升白酒中浸泡30天以上，即可饮用，有消肿定痛、活血散瘀、舒筋止痛的功效。

美味药膳 三七丹参茶

● **材料** 三七、丹参各8克
● **调料** 水适量
● **做法**
①三七、丹参洗净，备用。
②将三七、丹参放入锅中，加适量水，大火煮开后转小火煎煮15分钟。
③滤去药渣后即可饮用。

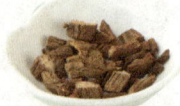
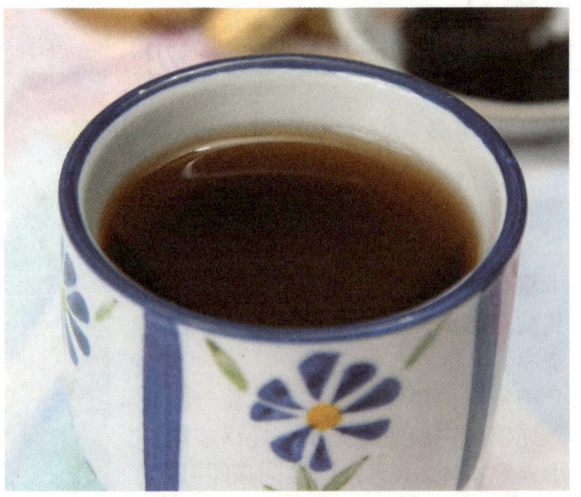

牛膝 【补血活血】

- **别名** 百倍、牛茎、脚斯蹬、铁牛膝、杜牛膝。
- **性味** 性平,味苦、酸。
- **归经** 归肝、肾经。

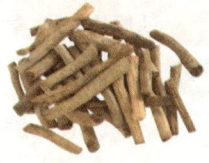

最佳搭配	◎牛膝+玉米 ▶ 延缓衰老,增强记忆力 ◎牛膝+糯米 ▶ 补益肝肾	
食用禁忌	①脾虚泄泻、月经过多者、孕妇忌服。 ②牛膝不能与牛肉同用。	
养肝功效	牛膝中含有的牛膝多糖能恢复免疫系统的创伤,起到保护肝脏、补血活血的作用。肝病患者服用牛膝可增强体质,并能控制病情的发展。	
养生保健用法	①煮粥。将牛膝12克,生地黄、熟地黄各15克,黑豆60克,粳米100克洗净,加适量清水煮成粥。本品可清热凉血。 ②煮汤。取杜仲30克、怀牛膝15克、猪脊骨500克、红枣4个。将杜仲、怀牛膝、红枣洗净,猪脊骨洗净切块,用开水焯去血水,然后一起放入锅内,加适量清水,大火煮沸后,转小火煮2~3小时。此汤可补肾,强筋健骨。	

美味药膳 威灵仙牛膝茶

- **材料** 威灵仙、牛膝各10克,黑芝麻500克,茶适量
- **调料** 白糖适量
- **做法**
① 威灵仙和牛膝洗净,拍碎备用。
② 往杯中放入茶并倒入开水,再将黑芝麻、威灵仙和牛膝一起放进茶水里,加盖闷15分钟左右。
③ 去渣留汁,加入白糖调味即可。

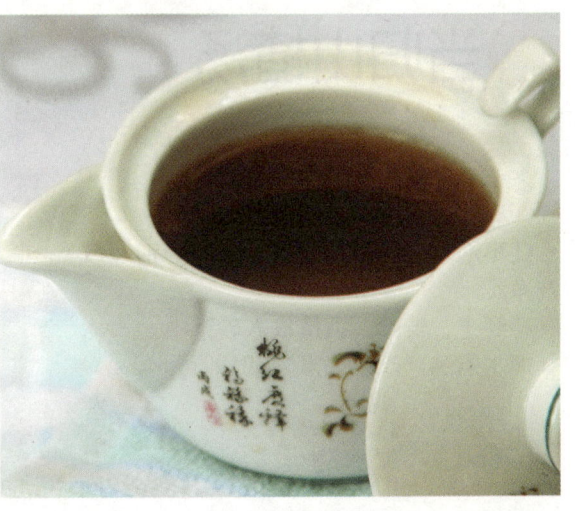

当归 【补血活血】

别名 马尾当归、秦归、西当归。
性味 性温，味甘、辛、苦。
归经 归肝、心、脾经。

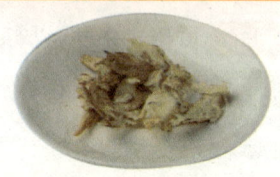

最佳搭配	当归+银耳 ▶ 促进新陈代谢，延缓衰老 当归+猪肾 ▶ 可用于心悸、气短 当归+鸡肉 ▶ 促进人体造血功能，改善贫血状况
食用禁忌	①慢性腹泻、大便溏薄者忌食。 ②湿阻中满者慎服。 ③热盛出血患者禁服，孕妇不宜食用。
养肝功效	当归有补血活血、保护肝脏的功效。肝病患者服用当归能减轻肝细胞变性坏死，促进肝细胞再生，抑制肝纤维化。
养生保健用法	①煎汤。取当归10克、黄芪60克，洗净加水煎煮，本品可补中益气。 ②泡酒。取当归30克、熟地黄50克、红花15克、肉桂6克、甜酒1000毫升。将以上药材洗净，用甜酒浸泡1~2周以上即成。此酒用于血虚或有瘀滞的经闭、不调。

美味药膳 当归山楂汤

● **材料** 当归15克，红枣10克，山楂15克，水1500毫升

● **做法**

①红枣泡发，洗净；山楂、当归分别洗净。
②将红枣、当归、山楂放入砂锅中。
③加水煮沸，改小火煮1小时即可。

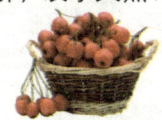

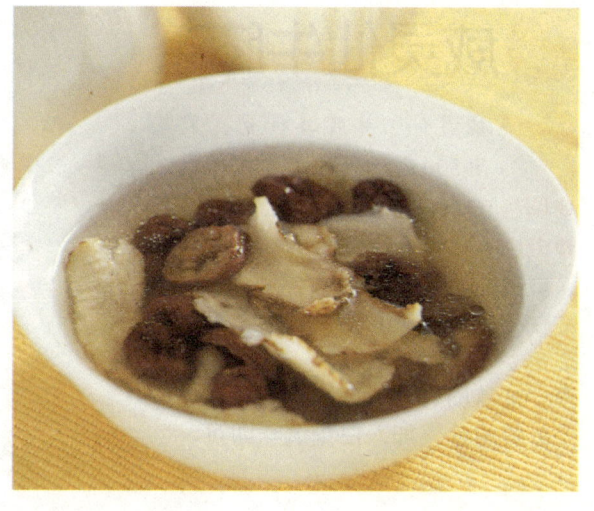

增强肝脏免疫力类

● 这类药有增强肝脏免疫力的功效，适用于免疫力低下者，症见体质虚弱、营养不良、精神萎靡、疲乏无力、食欲降低、睡眠障碍等。

猪苓 【增强肝脏免疫力】

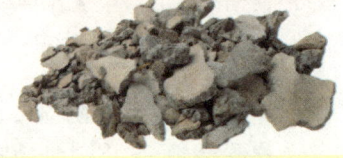

别名	司马彪、豨苓、猪屎苓。
性味	性平，味甘、淡。
归经	归肾、膀胱经。

最佳搭配	◇猪苓+茯苓、黄瓜、豆腐、西红柿 ▶ 清热利尿 ◇猪苓+肉豆蔻、黄柏 ▶ 治疗肠胃寒湿
食用禁忌	①无水湿者忌服。 ②猪苓专司引水，津液易耗，久服多致损目。
养肝功效	猪苓有增强肝脏免疫力的功效，四氯化碳所致肝损伤单核巨噬细胞数和释放过氧化氢能力明显下降，猪苓多糖能使其增加和回升。
养生保健用法	①研末。猪苓250克，洗净研末，开水冲服5克，可治疗水肿。 ②煎汤。猪苓10克研末，温水送服，可治疗水肿。

美味药膳 猪苓垂盆草粥

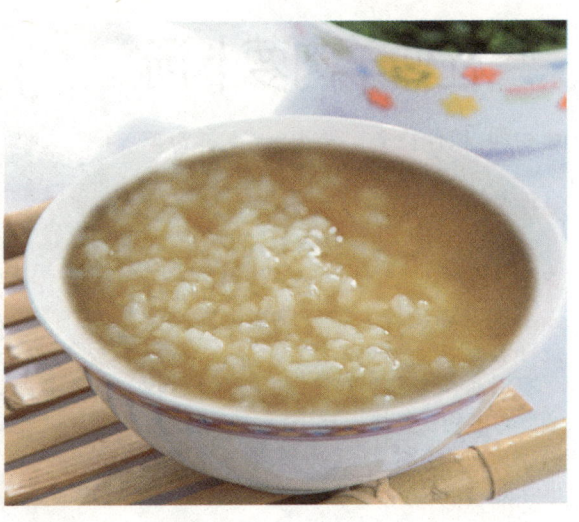

● **材料** 垂盆草30克，猪苓10克，粳米30克

● **调料** 冰糖15克

● **做法**

①将垂盆草、猪苓洗净，加水煎煮10分钟左右，捞出垂盆草、猪苓。

②将药汁与淘洗干净的粳米一同放入锅中煮成粥。

③加入冰糖即可。

杜仲 【增强肝脏免疫力】

别名 丝楝树皮、丝棉皮、棉树皮、胶树。
性味 性温，味甘微辛。
归经 归肝、肾经。

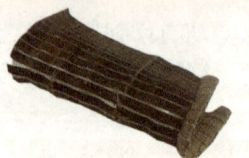

最佳搭配	杜仲+兔肉 ▶ 补肾益精，养血乌发 杜仲+乌鸡 ▶ 补虚损，强筋骨，调经止带 杜仲+猪肾 ▶ 强壮腰膝
食用禁忌	①阴虚火旺者忌服。 ②杜仲不能与蛇皮、元参同用。 ③对杜仲过敏者不宜服用。
养肝功效	杜仲有提高免疫力、帮助肝脏修复受损的肝细胞、清理肝脏中的一些毒素、减轻肝脏负担的功效，特别是对于脂肪肝、中毒性肝炎都有明显的治疗效果。
养生保健用法	①沏茶。杜仲、桑寄生各等份，洗净共研为粗末，每次10克，用沸水冲泡。此茶可用于高血压且有肝肾虚弱、耳鸣眩晕、腰膝酸软症者。 ②煮粥。取杜仲10克、大米100克、白糖适量。将杜仲洗净水煎取汁，加淘净的大米煮粥，待粥熟时加白糖，再煮一、二沸即成。此粥可补益肝肾，强筋健骨。

美味药膳 杜仲羊肉萝卜汤

● **材料** 杜仲15克，羊肉200克，白萝卜50克，羊骨汤400毫升
● **调料** 盐、味精、料酒、胡椒粉、姜片、辣椒油各适量
● **做法**
①羊肉洗净切块，焯去血水；白萝卜洗净，切块。
②将杜仲同羊肉、羊骨汤、白萝卜、料酒、胡椒粉、姜片一起下锅，加水烧沸后小火炖1小时，加盐、味精、辣椒油调味即可。

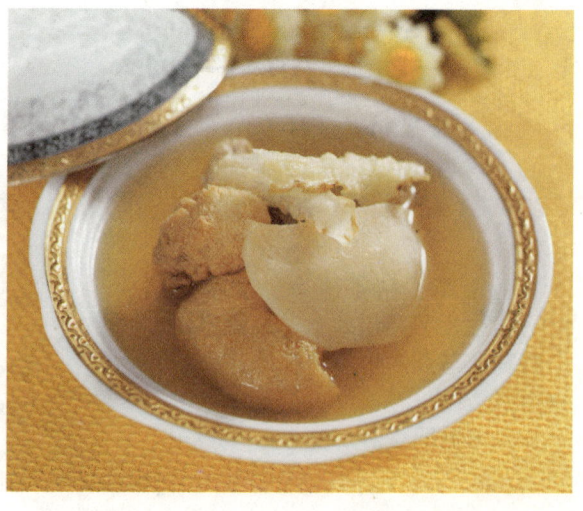